Lebenskrisen als Entwicklungschancen

Rüdiger Dahlke

Lebenskrisen als Entwicklungs-chancen

Zeiten des Umbruchs und ihre Krankheitsbilder

Unter Mitarbeit von
Margit Dahlke und Robert Hößl

Weltbild

Wir danken den nachstehenden Personen
und Verlagen für die freundliche Genehmigung,
aus folgenden Werken Texte abzudrucken:
Hermann Hesse: *Stufen. Ausgewählte Gedichte.*
© Suhrkamp Verlag. Frankfurt a. M. 1976. (S. 11)
Khalil Gibran: *Der Prophet.*
© Walter Verlag AG. 1973. (S. 63, 135, 237, 251, 339)
Rainer Maria Rilke: *Gedichte aus den Jahren 1902 bis 1917.*
© Insel Verlag. Frankfurt a. M. 1983. (S. 93)
C. G. Jung: *Vom Wachsen und Erwachsenwerden.*
© Walter Verlag AG. 1991. (S. 311)
Die schönsten Geschichten von Hellmut Holthaus.
Josef Knecht Verlag. Frankfurt a. M. 1970.
© Angelo Holthaus, Staufen. (S. 165)

Genehmigte Lizenzausgabe für Verlagsgruppe
Weltbild GmbH, Steinerne Furt, 86167 Augsburg

Umschlaggestaltung: coverdesign uhlig gmbh, Augsburg
Gesamtherstellung: Clausen & Bosse GmbH,
Birkstraße 10, 25917 Leck

Printed in Germany

ISBN 3-8289-1981-2

2006 2005 2004 2003
Die letzte Jahreszahl gibt die aktuelle Lizenzausgabe an.

Inhalt

ANHANG

Wie jede Blüte welkt und jede Jugend
Dem Alter weicht, blüht jede Lebensstufe,
Blüht jede Weisheit auch und jede Tugend
Zu ihrer Zeit und darf nicht ewig dauern.
Es muss das Herz bei jedem Lebensrufe
Bereit zum Abschied sein und Neubeginne,
Um sich in Tapferkeit und ohne Trauern
In andre, neue Bindungen zu geben.
Und jedem Anfang wohnt ein Zauber inne,
Der uns beschützt und der uns hilft zu leben.

Wir sollen heiter Raum um Raum durchschreiten
An keinem wie an einer Heimat hängen,
Der Weltgeist will nicht fesseln uns und engen,
Er will uns Stuf' um Stufe heben, weiten.
Kaum sind wir heimisch einem Lebenskreise
Und traulich eingewohnt, so droht Erschlaffen,
Nur wer bereit zu Aufbruch ist und Reise,
Mag lähmender Gewöhnung sich entraffen.
Es wird vielleicht auch noch die Todesstunde
Uns neuen Räumen jung entgegensenden,
Des Lebens Ruf an uns wird niemals enden…
Wohlan denn, Herz, nimm Abschied und gesunde

Hermann Hesse, Stufen

Einleitung

Be-Deutung und Macht der Übergänge

In dem Maße, wie wir immer besser lernen, mit technischen Problemen umzugehen, scheinen wir zunehmend die Fähigkeit zu verlieren, mit natürlichen Phänomenen zurechtzukommen. Insbesondere mit den Übergängen von einer Lebensphase zur nächsten werden wir kaum noch fertig. Wir hetzen durchs Leben, sparen Zeit, wo immer es möglich erscheint, und haben doch keine mehr, um uns den wesentlichen Stationen unserer eigenen Entwicklung zu widmen.

Das Phänomen der Entwicklungsbeschleunigung lässt sich auf den verschiedensten Ebenen verfolgen. Hat der Übergang von der Jagd- zur Agrargesellschaft noch tausende von Jahren in Anspruch genommen, verlief der Übergang zur Industriegesellschaft innerhalb eines Jahrhunderts sehr rasant. Und doch vollzog sich die industrielle Revolution wiederum langsam im Vergleich zum Übergang in die Informationsgesellschaft, der sich so schnell ereignete, dass ihn viele gar nicht registrierten und im gesellschaftlichen Zusammenhang zurückfielen. Der nächste Übergang zur Bewusstseinsgesellschaft verläuft in solch fliegendem Wechsel und so unbemerkt, dass die wenigsten dabei bewusst mitkommen.

Die Übergänge zwischen den Lebensphasen im individuellen Leben, die durch Empfängnis, Geburt, Pubertät, Abnabelung vom Elternhaus, Heirat, Krise der Lebensmitte und Tod markiert sind, erleben auch immer weniger Menschen ganz bewusst. Bei Empfängnis und Geburt wird dem Neuankömmling sowieso noch kein oder jedenfalls »kein richtiges« Bewusstsein zugestanden. Die Pubertät wird mehr oder weniger übergangen. Die Älteren hoffen, durch diese Jugendkrise wenig gestört und gefordert zu werden. Die endgültige Abnabelung von den Eltern mit Ende der Adoleszenz fällt nicht selten aus, oder man versucht, sie aus pragmatischen und anderen Gründen möglichst lange hinauszuschieben. Die Ehe wird zunehmend zu Gunsten des vermeintlich bequemeren Singledaseins verweigert oder gerät zur Fortsetzung einer problematischen Mutter- bzw. Vaterbeziehung. Der Beruf ist von der Berufung zum Job verkommen, der immer mehr Menschen immer weniger befriedigt, was sich unter anderem im häufigen Wechsel niederschlägt. Die Wechseljahre der Lebensmitte überspielt die weibliche Hälfte der Bevölkerung mit Hormongaben, die männliche ignoriert sie, so gut es geht. Nach so viel Verdrängen und Überspielen ist es wenig verwunderlich, wenn auch die letzte große Krise, der Tod, in einer Atmosphäre von Verdrängung und Missachtung unter zumeist erbärmlichen Umständen stattfindet.

Als hätten wir nicht genug Schwierigkeiten mit diesen großen, klassischen Lebenskrisen, treten zudem dauernd neue Herausforderungen dazu, mit denen große Teile der Betroffenen nicht oder nicht befriedigend fertig werden und die ihre Wurzeln in den gescheiterten großen Krisen haben. Fast könnte man sagen, mit dem Ignorieren der großen Übergänge des Lebens handeln wir uns eine Fülle kleinerer Dauerkrisen ein. Wo die Linie fehlt, gerät Sand ins Getriebe des Lebens und lässt auch geringe Anlässe zu ansehnlichen Krisen heranwachsen. Statt das Krisenpotenzial in bestimmten Übergangszeiten konzentriert zu bewältigen, verdienen wir uns kollektiv einen krisenhaften Alltag.

Die Fülle von Verlustkrisen vom Partnerverlust bis zum Verlust eines geliebten Haustieres zeigt, dass wir mit dem Loslassen Probleme haben. Die Rentenkrise verrät, dass auch der große Feierabend nach einem harten Berufsleben nicht wesentlich besser verläuft als der alltägliche kleine nach einem anstrengenden Arbeitstag. Wo anderen Generationen offenbar zum Feiern zu Mute war, schaffen wir uns Elend. Das Leere-Nest-Syndrom beklagt überraschenderweise die von seelisch gesunden Menschen ersehnte Situation, dass die Jungen flügge geworden sind und die Alten wieder frei wären zu fliegen, wohin sie wollen. Viele »Alte« aber haben heutzutage offenbar das Fliegen verlernt oder keine Lust mehr dazu. Sie bleiben im leeren Nest hocken und versuchen, den Gang der Geschichte umzukehren und die »Jungen« wieder zurückzulocken. Oder sie werden, wo das scheitert, depressiv und selbst pflegebedürftig. Aber auch das Gegenteil wird heute gern krisenhaft in so genannten Anforderungskrisen durchlitten. Der Umzug in eine neue Umgebung kann hier ebenso als Auslöser dienen wie ein Arbeitsplatzwechsel. Im Grunde handelt es sich immer um ein Nicht-loslassen-Wollen des alten Vertrauten und dadurch bedingt um ein Nicht-akzeptieren-Können des Neuen. Das Muster dieser Krisen entspricht dem der großen Lebenskrisen. Ob man am alten Beruf festhält oder am alten Thema, zum Beispiel der Pflege und Versorgung der Familie – man ist nicht frei und offen für das anstehende Neue. So gut das alte Muster in der Vergangenheit funktioniert haben mag, in der neuen Situation ist es unangemessen und führt zu Leid.

Wir haben offenbar angefangen, uns so schnell zu entwickeln, dass wir selbst nicht mehr recht mitkommen. Für die Wechselfälle des Lebens fehlt uns zudem ein sicheres Netz von Ritualen, dem wir uns anvertrauen könnten. Daraus ergeben sich massive Probleme auf allen möglichen Ebenen des persönlichen und gesellschaftlichen Lebens. Diese Probleme und Krisen sollen hier auf dem Hintergrund der esoterischen Philosophie beleuchtet sowie die dabei auftretenden Probleme und Krankheitsbilder in entsprechender Weise gedeutet werden. Die Tatsache, dass der Finger mitunter schonungslos auf die Schwachstellen unseres gesellschaftlichen Umgangs mit Übergängen gelegt wird, besagt noch nicht, dass der Autor jeweils bessere Lösungen anzubieten hat, und der (Rück-)Blick auf archaische Gesellschaften, die sich infolge ihrer Passageriten mit den Übergängen leichter taten, beinhaltet nicht den Rat, zu solchen Lebensformen zurückzukehren. Im Gegenteil geht es der esoterischen Philosophie immer um Entwicklung, allerdings in einem ganz anderen Sinn, als es unser moderner Fortschritt vermuten lässt.

Die Benutzung des Wortes »Esoterik« ist heute nicht mehr unproblematisch. Früher bezeichnete der auf Pythagoras zurückgehende Ausdruck »esoteros« den inneren Kreis in dessen Schule. »Exoteros« stand für den größeren äußeren Schülerkreis. Das Wissen des inneren Kreises stand traditionell nur einer kleinen Gruppe von Menschen offen, die es sorgsam hüteten, nicht um es den anderen vorzuenthalten, sondern weil es für rein weltlich gesinnte Menschen keine Vorteile, dafür aber eine Reihe von Gefahren barg. Daran hat sich bis heute kaum etwas geändert. Die Geheimhaltung geschah weniger durch Ausschluss anderer als durch die Tendenz dieses Wissens, sich selbst zu schützen. Es bewahrte sich vor der Profanisierung zum Beispiel durch absichtliche Profanisierung, etwa wenn das geheime ägyptische Tarotwissen auf ganz normalen Spielkarten zwar jedermann zugänglich gemacht wurde, aber dem großen Publikum dennoch unverständlich blieb. Ähnlich ist es mit dem Johannesevangelium. Indem es den allermeisten Menschen unverständlich ist, wird es schlicht ignoriert und ist so vor Missbrauch geschützt. Auch Bücher über Astrophysik bleiben ohne großes Zutun geheim, weil ihre mathematischen Grundlagen zu anspruchsvoll für die Mehrheit der Menschheit sind.

Durch die Esoterikwelle der letzten beiden Jahrzehnte hat sich jedoch einiges grundlegend verändert. Um das Wissen vielen Menschen schmackhaft zu machen, ist es einerseits zum Teil auf grobe Weise vereinfacht und damit auch verfälscht worden. Andererseits wurde es – mehr oder weniger unbeabsichtigt – sogar ins Gegenteil verkehrt und auf lächerliche und häufig peinliche Weise angepriesen. In solchen vieltausendfach verbreiteten Büchern werden die Angstthemen unserer Gesellschaft mit einer Prise Esoterik versetzt und je nach Marktlage vertrieben. Geistige Überlegenheit im Berufs- und Partnerbereich wird ebenso versprochen wie materieller Reichtum durch richtiges Beten, ewige Jugend und Unbesiegbarkeit. Die Folge ist, dass sich Menschen mit ernsthaftem Anspruch an die Thematik zunehmend scheuen, den Begriff »Esoterik« weiter zu benutzen. Allerdings wäre bei dieser verständlichen Reaktion zu bedenken, dass weder die Esoterik für den Missbrauch verantwortlich ist, dem sie momentan unterliegt, noch Medizin und Religion für all das anzuklagen sind, was in ihrem Namen verbrochen wurde und immer noch verbrochen wird. Deshalb sollen diese drei Begriffe hier in ihrer ursprünglichen Bedeutung weiterverwendet werden, so wie sie in dem Buch *Krankheit als Sprache der Seele* eingeführt sind, das in seinem allgemeinen Teil eine verlässliche Grundlage für den Umgang mit dem esoterischen Weltverständnis und seiner Deutung im Speziellen liefert.

Da Krankheitsbilder auch häufig zu Lebenskrisen werden oder diese begleiten und generell eine enge Beziehung zwischen beiden Themenkreisen besteht, ist in den Büchern *Krankheit als Weg, Krankheit als Sprache der Seele* und den entsprechenden Veröffentlichungen zu speziellen Krankheitsbildern[1] generelle Vorarbeit geleistet worden. Umgekehrt bilden nicht bewältigte Lebenskrisen die Grundlage vieler Krankheitssymptome. Bei einigen wird es schon im Namen deutlich, so bei der Pubertätsakne und -magersucht, der Involutionsdepression oder der Todesangst. Andere Gesundheitsstörungen lassen sich nur auf der Basis des Lebensmusters verstehen, wie die Alzheimerkrankheit, die Parkinsonsche Schüttellähmung und andere Krankheitsbilder des Alters.

TEIL I

1. Die Krise

Das griechische Wort »crisis« bedeutet neben Krise auch Entscheidung, Scheidung, Zwiespalt, Trennung, Urteil, Wahl und Erprobung. Das chinesische Schriftzeichen für Krise ist identisch mit dem für Gefahr und Chance. Wenn wir die Krise auf ihren negativen Aspekt begrenzen, wie es im deutschen Sprachgebrauch weitgehend geschieht, bleibt unsere Sicht des Geschehens beschränkt. Allerdings kennen wir in der Medizin den Begriff »Heilungskrise« und bezeichnen allgemein mit »Krisis« den Entscheidungspunkt im Krankheitsgeschehen. Von hier aus geht es im positiven Fall Richtung Genesung, und so ist die Krisis auch der Umkehrpunkt zur Besserung. Indem wir unter dem Begriff auch »Entscheidung« verstehen, wie es im Altgriechischen der Fall ist, haben wir einen Schlüssel zum Wesen aller Krisen. Mit der Anleihe aus dem Chinesischen und dem Einbezug des Begriffes »Chance« erhalten wir den Ausblick auf die Perspektiven. Die Definition von Karl Jaspers geht ebenfalls in diese Richtung: »Im Gang der Entwicklung heißt Krisis der Augenblick, in dem das Ganze einem Umschlag unterliegt, aus dem der Mensch als ein Verwandelter hervorgeht, sei es mit neuem Ursprung eines Entschlusses, sei es im Verfallensein.« Für unseren Zusammenhang wichtig fährt Jaspers fort: »Die Lebensgeschichte geht nicht zeitlich ihren gleichmäßigen Gang, sondern gliedert ihre Zeit qualitativ, treibt die Entwicklung des Erlebens auf die Spitze, an der entschieden werden muss. Nur im Sträuben gegen die Entwicklung kann der Mensch den vergeblichen Versuch machen, sich auf der Spitze der Entscheidung zu halten, ohne zu entscheiden. Dann wird über ihn entschieden durch den faktischen Fortgang des Lebens. Die Krisis hat ihre Zeit; man kann sie nicht vorwegnehmen und sie nicht überspringen. Sie muss wie alles im Leben reif werden. Sie braucht nicht als Katastrophe zu erscheinen, sondern kann, im stillen Gang äußerlich unauffällig, sich für immer entscheidend vollziehen.«

Tatsächlich konfrontiert uns jede Krise zumindest mit der Wahlmöglichkeit, sie bewusst anzunehmen oder sich nach Kräften zu wehren. Hier entscheidet sich bereits, ob sie zur Gefahr oder Chance wird. Das alte chinesische Denken, das um die Polarität von Yin und Yang kreist, kann noch die Einheit hinter diesen beiden gegenläufigen Möglichkeiten sehen.

Dieselbe Entscheidung erzwingt auch jedes Krankheitsbild. Es wird entweder in seiner Botschaft angenommen und so in eine Chance verwandelt, oder es wird abgewehrt und damit zur Gefahr. Schon die Entstehung von Krankheitsbildern läuft über diesen Weg der Entscheidung. Sobald eine Herausforderung im Bewusstsein nicht angenommen wird, muss die Energie ins Unbewusste ausweichen. Häufig verkörpert sie sich später als Krankheitsbild. Die ursprüngliche Thematik wird dann von den einzelnen Symptomen symbolisch dargestellt. Wir entscheiden uns also ständig zwischen bewusster Auseinandersetzung oder Aufschub und späterer Bearbeitung unter erschwerten, weil verschlüsselten Bedingungen. Auch wenn wir diese Entscheidung kaum mehr bewusst registrieren, weil wir schon aus Gewohnheit den vermeintlich einfacheren Weg des Verdrängens wählen, werden sie doch ständig getroffen.

Sobald wir ein Thema aus dem Bewusstsein drängen und damit dem Körper allein überlassen, entsteht automatisch eine Kluft zwischen Körper und Seele. Wird diese unerträglich, weil sich beide zu weit voneinander entfernen, kommt es zu einem Selbsthilfeversuch des Organismus. Entweder der Mensch erkrankt, oder er gerät in eine anders geartete Krise mit der Chance einer neuen Entscheidung bezüglich des anstehenden Themas. Beides sind Versuche, über das verkörperte oder im sozialen Umfeld inszenierte Geschehen Körper und Seele wieder zusammenzubringen. Das aber geschieht am einfachsten durch bewusstes Verstehen des auf der Gesellschafts- oder Körperbühne aufgeführten Dramas. Aus der Nähe von körperlichen, seelischen und sozialen Krisen ergibt sich die Möglichkeit, alle drei unter denselben Gesichtspunkten ihrer Bedeutung auf dem Boden der esoterischen Philosophie zu betrachten. Um die Krisen im zeitlichen Zusammenhang einzuordnen – Jaspers sprach davon, dass jede Krisis ihre Zeit hat –, ist es notwendig, sich vorher mit dem Grundmuster des Lebens schlechthin, dem Mandala, zu beschäftigen.

2. *Das Mandala als Lebensmuster*

Ein Mandala ist eine kreisrunde Struktur, die in ihrem Aufbau überall auf den Mittelpunkt bezogen ist. Wissenschaftler würden sie als rotationssymmetrisch bezeichnen. Die östliche Vorstellung geht davon aus, dass das Mandala aus der Mitte entstanden ist und das Ganze in seinem Mittelpunkt enthält. Tatsächlich kann man sich vorstellen, dass ein Mandala dadurch entsteht, dass man einen Punkt gleichsam aufbläst und damit Raum und Zeit in ihn hineinfließen lässt.

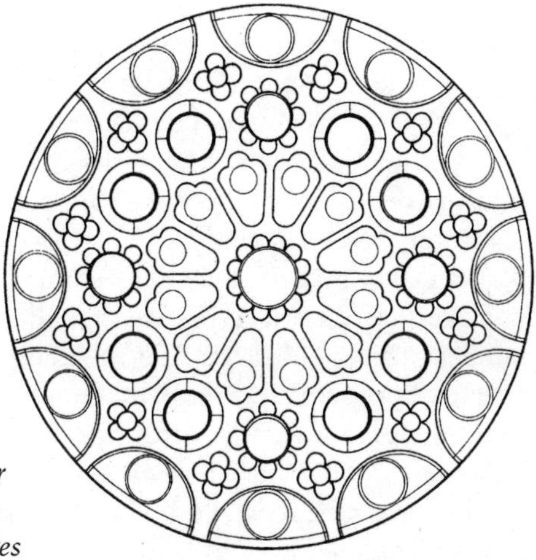

Die Abbildung zeigt die Südrose der Kathedrale von Chartres

Unter den Symbolen und Bildern hat das Mandala insofern eine Sonderstellung, als es alle anderen Symbole und letztlich alles Geschaffene in sich integriert. Von den kleinsten bis zu den größten Strukturen finden wir überall Mandalas. Jedes Atom, gleichgültig ob wir das alte Atommodell von Niels Bohr oder das neue der Quantenphysik wählen, bildet mit seinem wirbelnden Tanz der Elektronen um den ruhenden Kern ein Mandala. Da aber alles in dieser Schöpfung aus Atomen besteht, bilden Mandalas die Grundstruktur aller Materie. Das Prinzip des Tanzes um die Mitte ist verbindlich für alle Atome, wobei sich die Mitte dadurch auszeichnet, dass sie sich unserem Verständnis weitgehend entzieht. Selbst nach der Vorstellung der Mathematik ist die Mitte nicht von dieser Welt; der *Mittel*punkt hat keine Ausdehnung im Raum und darf per Definition keine haben. Wenn wir ihn als Punkt zeichnen würden, wäre dies schon zu viel, denn unsere Darstellung geht in den Raum und damit über den Punkt hinaus. Der Punkt ist eindimensional und damit auch, geometrisch betrachtet, der Einheit zugehörig. Das *Tao Te King* beschreibt die Nabe des Rades bzw. die in ihr herrschende Leere als das entscheidende Zentrum, um das sich alles dreht. Der mythologische Tanz um das Nichts wird durch unser Wissen um das Innere atomarer Strukturen bestätigt. Der Kern ist von seiner Ausdehnung winzig im Vergleich zur Elektronenhülle. Hätte diese das Ausmaß des Petersdomes in Rom, der größten Kirche der Christenheit, käme der Kern im Verhältnis dazu auf die Größe eines Staubkornes. Und doch dreht sich alles um diesen Kern, dieses Nichts.

Bei der Zelle, dem Grundbaustein des organischen Lebens, stoßen wir wieder auf die Mandalastruktur. Alles dreht sich auch hier um den zumeist ruhenden Kern; alle Information für das Leben der vielfältigen Zellstrukturen kommt aus ihm. Da alles organische Leben auf Zellen aufbaut, ist auch auf dieser Ebene das Mandala die Basis des Lebens. Selbst im anorganischen Bereich beruhen viele Kristalle auf der Mandalastruktur, um deren Zentrum sich der Kristall aufbaut.

Wechseln wir zu den größten Strukturen, die wir erkennen können, treffen wir wieder auf Mandalas. Die Erde selbst, aber auch alle anderen Planeten und Himmelskörper entsprechen dem Mandalamuster, indem sie sich um ihre ruhende Mitte drehen, in der die Schwerkraft wirkt. Das gesamte Sonnensystem stellt ebenso ein Mandala dar wie auch jeder Spiralnebel und das Universum als Ganzes.

Die Spirale, selbst Mandala, bringt noch eine spezielle Betonung der Mandalaform, indem sie das ihr innewohnende Bewegungselement betont. Alles kommt aus der Mitte, bleibt darauf bezogen und tendiert dorthin zurück. Das Universum ist aus der Mitte der Spirale entstanden und wird irgendwann dorthin zurückkehren, wie uns der indische Schöpfungsmythos verrät und seit neuestem auch einige Astrophysiker behaupten. Das Leben spendende Licht der Sonne erreicht uns nicht etwa auf geradem Weg, sondern auf einer Spiralbahn. Auch im Mikrokosmos, wo Materie entsteht, ist die Spirale gegenwärtig. Subatomare Teilchen, wie sie Physiker in ihren Blasenkammern beobachten, folgen oft Spiralbahnen. Und dort, wo das organische Leben seine Grundlage hat, im Erbgut im Innern der Zellkerne, steht die Doppelspirale der DNS im Zentrum. An allen entscheidenden Punkten des Lebens wird das Spiralmuster erkennbar. So ist es nicht verwunderlich, dass es auch bei Empfängnis und Tod eine tragende Rolle spielt. Wenn die Seele sich in den Körper senkt, wird das oft als spiralige Wirbelbewegung erlebt, und auf dieselbe Art verlässt sie ihn beim Sterben wieder, wie wir aus der Reinkarnationstherapie wissen.

Von der größten Dimension des Makrokosmos bis in die kleinste des Mikrokosmos treffen wir auf das Mandala. Aber auch in den Zwischenbereichen, in denen sich unser Leben abspielt, ist das Mandala immer nah. Aus Blütenkelchen blickt es uns ebenso entgegen wie aus den Augen der Tiere und Menschen. In jedem Wasserstrudel dreht es sich mit, aber auch in Wirbelstürmen und Taifunen. Es findet sich in Muschelschalen und Schneckenhäusern und in jeder Schneeflocke. Bedenkt man, dass es keine zwei gleichen Schneeflocken oder Eiskristalle gibt, alle aber nach dem Sechssternmuster eines Mandalas geformt sind, kann man seine vielfältigen Möglichkeiten und seine Rolle im Rahmen der Schöpfung ermessen. Alles kommt aus dem Mandala oder ist auf dem Weg zu ihm, denn auch der Urknall, wie ihn uns die Wissenschaft beschreibt, bildet ein Mandala. Und selbst das gewaltigste Felsmassiv zerfällt mit der Zeit in Sandkörner und damit in Mandalas. Aus den Mandalas der Atome entsteht alles, und zu ebendiesen Mandalas wird alles zurückkehren. Es ist immer nur die große Täuscherin Zeit, die uns vom Mandala trennt.

Wenn sich alles auf dem Weg des Mandalas befindet, so ist es nicht verwunderlich, dass auch wir Menschen diesem universellen Muster folgen. Das Leben in der polaren Welt nimmt in der Mitte des Mandalas im befruchteten Ei, wiederum einem Mandala, erste Form an. Aus der Ungebundenheit des freien Raumes wird die Seele in die Enge des Körpers gesogen, der sich zuerst wie ein Gefängnis anfühlt. Der Mittel*punkt* des Mandalas entspricht der Einheit, dem Paradies, wo noch keine Gegensätze bestehen. Dem biblischen Auftrag gemäß, sich die Erde untertan zu machen, wird das Kind nun immer weiter hinaus aus der Mitte streben. Im Mutterleib ist es der Mitte und damit der Einheit noch sehr nahe. Über die Nabelschnur mit der Mutter aufs Engste verbunden, ist die Versorgung in dieser Schlaraffenlandsituation jederzeit gewährleistet. Durch sein stetiges Wachsen entrückt das Kind unwiderruflich und Schritt für Schritt diesem Paradies und gerät mit jeder Entwicklungsstufe tiefer in die Polarität. Bald wird sein Nest zu eng. Unter Schmerzen und ob es will oder nicht, wird die Mutter das Kind mit mächtigem Wehendruck hinaustreiben. Mit dem ersten Atemzug bindet es sich an die Polarität des Ein- und Ausatmens. Das eine Herz teilt sich in der Mitte, und linke und rechte Kammer entstehen. Ist das Kind bisher von der Mutter mitbeatmet worden, muss es nun selbst Luft holen. Ist ihm bisher die Nahrung zugeflossen, muss es nun selbst saugen. Zwar wird es noch gestillt, aber auch das hört bald auf. Mit dem Abgestilltwerden vollzieht sich noch ein weiterer Schritt nach draußen in Richtung Polarität. Noch wird es gefüttert, aber schon bald muss es selbst essen und schließlich sich selbst ernähren. Es wird die sichere Mutter Erde, die es bisher vor allem bäuchlings kennen gelernt hat, verlassen müssen, um sich auf die Hinterbeine zu stellen. Dadurch gerät es in ein labiles Gleichgewicht und noch weiter in die Unsicherheit der Polarität. Mit seinem ersten »Nein!« fährt es auf diesem Weg fort und beginnt Dinge auszuschließen, wodurch letztlich Schatten entsteht und die Gegensätze der Polarität noch schroffer hervortreten.

Mit der Pubertät ist es schon ein gutes Stück aus der Mandalamitte hinausgeraten und beendet die immer noch relativ neutrale Kinderexistenz. *Das* Kind muss sterben, damit *die* Frau oder *der* Mann leben kann. Mit der Abnabelung von den Eltern nach geglückter Adoleszenz ist ein weiterer Schritt in die Eigenständigkeit getan, und die Spannung des Lebens nimmt laufend zu. Mit der Suche nach der besseren Hälfte, wie der Partner im Volksmund so ehrlich heißt, werden die Spannungen oft noch größer, und mit der Heirat und der Gründung einer eigenen Familie wachsen Verantwortung und Belastung, aber auch Chancen. Die Polarität ist nun sehr deutlich spürbar. Es geht lange nicht mehr alles so, wie man will, und immer häufiger kommt der Schatten bei noch so gut gemeinten Unternehmungen ins Spiel. Alle weiteren Anstrengungen, das Leben in den Griff zu bekommen und sich die Erde untertan zu machen, erhöhen Spannung und Verantwortung. Gelingt es, große Reichtümer aufzuhäufen, müssen diese verwaltet und letztlich bewacht werden, was wiederum die Anspannung noch verstärkt.

Schließlich kommt in der Peripherie des Mandalas der Punkt der unwiderruflichen Umkehr. Der einzig mögliche Fortschritt ist hier der Rückschritt. Auch wenn wir sie heute zu ignorieren und manchmal sogar zu überschreiten suchen, bleibt diese äußere Grenze des Lebensmusters unüberwindbar. Noch nie ist ein Mensch oder Wesen anders aus diesem Muster herausgekommen als durch den Mittelpunkt. Alle Versuche, sich in der Peripherie festzuklammern und sich dem Muster des Lebensweges zu verweigern, scheitern auf die eine oder andere spektakuläre bis simple Art. Ab diesem Punkt gilt der Christussatz: »Wenn ihr nicht umkehrt und wie die Kinder werdet, könnt ihr nicht in das Himmelreich kommen« (Mt 18,3). Alle Wege führen jetzt nur noch zurück, heim in Richtung Mittelpunkt des Mandalas und zum Abschied von der Polarität im Tod. Alles

Festhalten in der Lebensmitte am Mandalarand ist ein hoffnungsloses Gegen-das-Leben-Arbeiten und verbraucht sinnlos Energie in ebenso krampfhaften wie chancenlosen Aktionen.

Da das Ziel des Weges die Mitte und damit das Sterben ist, haben Menschen, die nicht an den Rhythmus von Leben und Sterben und Leben glauben, davor die größte Angst und tun alles, um diesen Punkt zu vermeiden. Da das offensichtlich nicht möglich ist, vermeiden sie wenigstens die Erkenntnis dieser Tatsache, und so geschieht es, dass bei uns der Tod zu einem unwürdigen Schauspiel verkommt. Kulturen, die das Mandala in den Mittelpunkt ihrer Existenz stellen wie etwa die tibetische, erkennen in Tod und Empfängnis dieselbe Tür, die lediglich von zwei verschiedenen Seiten benutzt wird.

Dieses Grundmuster allen Lebens wird von den großen Religionen zur Veranschaulichung des Weges benutzt. Auch die christliche Religion kennt es und hat es in den Rosenfenstern der Gotik verewigt. Das Gleichnis vom verlorenen Sohn bezieht sich darauf. Der Vater, Symbol Gottes und der Einheit, lebt mit seinen beiden Söhnen auf seinem Hof. Als einer der beiden aufbegehrt, sein Erbe verlangt und sich von ihm lossagt, lässt er ihn widerwillig in die Welt hinausziehen. Der Sohn verlässt die Mitte des Mandalas und wendet sich zielstrebig nach draußen. Er gerät in alle denkbaren Schwierigkeiten, verspielt und verprasst das Erbe, und als er schließlich zum Schweinehirten herabgesunken ist, erinnert er sich an den Vater und die Einheit, kehrt um und wird vom Vater mit offenen Armen empfangen. Der Vater richtet für den verlorenen Sohn jenes große Fest aus, das den zu Hause gebliebenen, vermeintlich braven Sohn so erregt. Dieser hatte nie ein Fest bekommen. Aus der Perspektive des Mandalas ist das verständlich: Warum sollte ein Nesthocker für seinen Mangel an Mut auch noch belohnt werden? Es gilt, hinauszugehen und das Leben zu wagen. Das Beruhigende an diesem Gleichnis ist, dass wir es offenbar nur versuchen müssen und dabei auch scheitern dürfen – Hauptsache, wir erinnern den Weg und kehren irgendwann in die Einheit zum Vater zurück.

Buddhismus und Hinduismus verehren das Mandala noch viel ausdrücklicher. Sie bauen ihre Tempel auf Mandalagrundrissen und beschreiben den Lebensweg bewusst als Mandala. In der klassischen Gestalt stellen sie es mit vier Eingangstoren in den vier Himmelsrichtungen dar und mit einem Symbol der Einheit in der Mitte. Damit drücken sie aus, dass es viele Wege zu dem einen Ziel in dem einen Muster gibt. Die östliche Wegbeschreibung »von hier nach hier«, die für viele Missverständnisse sorgt, weil manche sie für einen Freibrief halten, sich nicht zu entwickeln und stehen zu bleiben, findet im Mandala Sinn und Erklärung. Der Weg führt aus der Mitte in die Mitte oder, noch deutlicher, aus der unbewusst erlebten Mitte in die bewusst gesuchte Mitte.

Mythos und Märchen wissen ebenfalls um dieses Muster und illustrieren es auf ihre Weise. Das Leben des Helden Odysseus beschreibt eine komplette Reise durch das Mandala. Odysseus' Fahrt nach Troja steht für den Hinweg, sein dortiger Sieg fällt in die Lebensmitte, und all die Abenteuer der eigentlichen Odyssee illustrieren den Heimweg des Helden zu seiner besseren Hälfte Penelope.

Der Gralsheld Parzival wird von seiner Mutter Herzeloide über die Zeit hinaus zu Hause, im Nest, festgehalten. Sie hat bereits schlechte Erfahrungen mit der Welt gemacht, an die sie ihren Mann, Parzivals Vater Gahmuret, verloren hat. So steckt sie ihren einzigen Sohn in Mädchenkleider und gibt ihm eine für die äußere Welt untaugliche Erziehung. Kaum aber sieht Parzival die ersten Ritter, ist er auch schon auf und davon. Allerdings muss er viel Lehrgeld zahlen und macht Fehler um Fehler: Grundlos erschlägt er den roten Ritter Itter, und als er in die Gralsburg kommt, kann er die erlösende, auf den Schatten zielende Frage »Was fehlt dir, Oheim?« nicht stellen, denn seine Mutter hatte ihm eingeschärft, nicht zu fragen. Erst am tiefsten Punkt, in hoffnungsloser Verzweiflung, tut sich der Rückweg vor ihm auf. In John Boormans Verfilmung *Excalibur* lautet die erlösende Antwort für das in Agonie versunkene Reich: »Der König und das Land sind eins.« Der König als Symbol der Einheit steht für die Mitte des Mandalas und ist identisch mit seinem Reich, dem Mandalafeld, das sich nur aus der Mitte entwickelt und ohne sie undenkbar ist.

Der typische Märchenheld muss sein Zuhause und damit die Mitte des Mandalas verlassen, was ihm häufig durch eine garstige Stiefmutter oder lieblose Eltern erleichtert wird. Er muss seine Aufgaben in der Welt bewältigen, um sich seine Anima, seine weibliche Seite, zu verdienen. Ist sie gefunden und erobert, kehrt der Held vereint mit ihr ins Reich des Vaters zurück, und wenn sie nicht gestorben sind, dann leben sie noch heute. Dieser typische Schluss weist darauf hin, dass es sich hier nicht um historisches, sondern um zeitloses Geschehen handelt.

Zusammenfassend lässt sich feststellen, dass die Geschichten des Mythos, die Märchen und Gleichnisse Hilfsmittel sind, das Lebensmuster zu verdeutlichen und sich an ihm auszurichten. Unsere Missachtung all dieser Hilfsmittel und das Vergessen des Mandalas als grundlegender Seelenlandkarte machen es uns Modernen schwer, unseren Weg zu finden und vor allem die Übergangsstufen, die sich auf ihm ergeben, zu nehmen.

Alle Entwicklung vollzieht sich in solchen Stufen und nicht kontinuierlich, wie Evolutionsforscher in Darwins Schatten immer noch glauben. Es ist kein Zufall, sondern hat Methode, dass ihnen so viele Zwischenglieder für ihre Evolutionstheorie fehlen. Entwicklung vollzieht sich in Sprüngen. Für diese hatten die Alten Übergangsrituale.

3. *Rituale als Schlüssel zu neuen Lebensabschnitten*

Der aufgeklärte westliche Mensch empfindet keinerlei Mangel an Ritualen, sondern ist im Gegenteil froh, von solchem »Aberglauben« befreit zu sein. Für ihn mag es besonders verblüffend sein, dass bei genauerer Betrachtung das moderne Leben noch ähnlich viele Rituale enthält wie das archaische. Der wesentliche Unterschied liegt in der Bewusstheit. Wir vollziehen nach wie vor verschiedenste Rituale, nur machen wir es uns nicht mehr bewusst. Wer Menschen auf einem großen Parkplatz beim Verlassen ihrer Autos zuschaut, kann eine erstaunliche Fülle von Sicherheits- und Schließritualen studieren. Auch Besitzer von Autos mit Zentralverriegelung prüfen gewissenhaft alle vier Türen, andere kehren mehrfach zurück an den Ort ihres Schließzwanges. Noch andere umkreisen ihr Gefährt, und wieder andere schauen sich zehnmal nach ihm um, um auch ja *sicherzugehen*. Nicht viel anderes spielt sich beim Verlassen des Hauses vor der Urlaubsreise ab. Es wird kontrolliert und geprüft nach dem Motto: »Doppelt und dreifach hält besser«. Wer »erwachsene« Menschen in Fußgängerzonen beobachtet, kann einige erleben, die nur auf die Kreuzungsstellen der Steinplatten treten, während andere das gerade vermeiden und nur die Mitte der Platten berühren. In Zügen sieht man Menschen, die ganz verbissen die vorbeihuschenden Pfosten zählen. Andere Zeitgenossen lesen zwanghaft die Schrift auf den Reklametafeln von vorne und hinten. Wieder andere haben ihre besonderen Waschrituale, und manche machen ihren Toilettensitz zu einem Thron, um den herum sie ein beeindruckendes Loslassritual zelebrieren. Und wehe, eine Reise beschränkt die Möglichkeiten dieses Rituals, schon verweigern sie jedes weitere Loslassen. Manche haben ein besonders ausgefeiltes Säuberungsritual für sich selbst entwickelt, andere für ihr Auto. Wieder andere markieren unbewusst ihr Revier, indem sie bestimmte Ecken und Kanten mehrfach anfassen und so weiter und so fort.

Neben solch harmlosen, in ihrer Unbewusstheit aber oft schon lästigen Handlungen gibt es eine Fülle von Ritualen, die Krankheitswert erreichen. Mit etwas geschultem Blick kann man in unserer Gesellschaft durchaus einen zwanghaften Grundcharakter diagnostizieren. Eine Fülle von Zwangskrankheiten macht einigen Menschen das Leben zur zwanghaft geordneten und x-fach kontrollierten Hölle. Wer sich über hundertmal am Tag die Hände waschen muss und massive Ängste erlebt, wenn er es unterlässt, ist bereits ziemlich schwer behindert. Er unterliegt einem zwanghaften Waschritual, bei dem es offenbar um mehr als äußerlichen Schmutz geht, der nach den ersten Waschungen bereits ausreichend bearbeitet wäre. Schmutz und vielleicht auch Blut, die im übertragenen Sinn an den Händen kleben, sind hier das Thema. Im Rahmen der Reinkarnationstherapie lässt sich die Quelle solcher Reinigungsrituale zumeist recht bald in alten verpfuschten Ritualen finden, die es wieder aus der Versenkung zu heben gilt, um sie dann endgültig loslassen zu können. Durch äußerliches Waschen mit noch so effektiven Mitteln ist bei diesen Krankheitsbildern niemals Besserung zu erreichen. Ebenso verhält es sich mit den verschiedenen Formen von Putzzwängen, die manchmal bis zur Lebensverhinderung gehen. Ähnlich bedrängend und in der Folge auch bedrückend können Kontrollzwänge werden. Hinter ihnen verbergen sich oft in grauer Vorzeit gebrochene Sicherheitsrituale. Die unbewussten Wiedergutmachungsversuche durch völlig überzogenes Kontrollieren unsinniger Dinge können so lange keine Besserung bringen, wie die Wurzeln der Thematik im Dunkeln bleiben. Zählzwänge weisen häufig auf Ordnungsrituale hin, die schief gegangen sind, und zwanghafte Religionsausübung lässt an gescheiterte Rituale in diesem Zusammenhang und gebrochene Ordensregeln denken.

Typisch für zwanghaftes Geschehen ist die Angst, die bei Unterlassung sofort auftritt. Heute bestrafen sich die Betroffenen mit dieser Angst selbst, in der ursprünglichen Situation haben sie sich häufig der auf Unterlassung oder Behinderung des Rituals stehenden Strafe entzogen. Die Betroffenen legen Wert darauf, ihre Rituale heimlich durchzuführen, so wie sie ursprünglich wohl auch gedacht waren. Unter diesem Blickwinkel lassen sich hinter vielen neurotischen Symptomen verpfuschte Rituale finden. Wenn wir uns eingestehen, dass wir fast ausnahmslos gewisse neurotische Züge aufweisen, liegt es nahe, in unserer aufgeklärten, modernen Gesellschaft eine neue, kränkere Form der alten ritualisierten Gemeinschaft zu sehen.

Dazu brauchen wir uns gar nicht allein auf die psychiatrische Betrachtungsebene zu verlassen. Wir finden heute noch genug Rituale von gesellschaftlicher Bedeutung. Das ganze Rechtswesen wäre hier zu nennen. Seit Beginn der Rechtsprechung werden Rituale verwendet. Warum sollten die zumeist männlichen Richter Kleider als Ritualroben tragen und manchmal sogar Perücken, wenn sie nicht in die symbolische Rolle der Justitia schlüpfen wollten? Warum muss man sich erheben, wenn das hochverehrte Gericht einzieht? Warum werden all die Regeln so streng und ritualisiert durchgeführt? Warum kann der Richter es nicht erlauben, dass ein Angeklagter sitzen bleibt?

In der Medizin gibt es eine Fülle ähnlich unlogischer Strukturen und Regeln, die sich nur unter dem Ritualgesichtspunkt verstehen lassen. Sie werden mit oft eigenartigen und manchmal sogar falschen Argumenten verteidigt. Aus einer dunklen Ahnung heraus, die den Naturwissenschaftlern selbst am wenigsten durchschaubar ist, werden sie jedoch hartnäckig bewahrt.[2]

Ritualisierte Strukturen zeigen sich ebenfalls in Firmen und Regierungspalästen, bei Staatsbesuchen und allen Repräsentationsveranstaltungen, bei Verhandlungen und dem morgendlichen Toilettenritual, beim Essen und Schlafengehen. Warum sonst sollte man ein Abkommen mit Handschlag besiegeln, einen Vertrag unterschreiben? Das Rückgrat unserer Gesellschaft, der Geldverkehr, ist letztlich ein magisches Spiel mit Zahlen, das weitgehend rituellen Charakter hat. Der Straßenverkehr, Lieblings- und Sorgenkind moderner Industriegesellschaften, gehorcht ganz streng ritualisierten Regeln. Wir halten uns daran, nicht weil sie logisch sind, sondern weil sie so sind, wie sie sind. Es ist kein bisschen logischer, rechts statt links zu fahren, aber es ist gefährlich, das Ritual zu verletzen und sich seinen Regeln zu widersetzen.

Ganz offenbar benutzen und brauchen wir in den meisten wichtigen und weniger wichtigen Bereichen unseres Lebens Rituale. Die wenigsten davon sind uns bewusst, selbst wenn sie so offensichtlich sind wie die Rituale Justitias. Offenbar wirken sie auch, wenn sie kaum bewusst sind. Scheinbar gibt es eine Instanz in uns, die uns unbewusste Ersatzrituale suchen und finden lässt, wenn wir die offiziellen Rituale abgeschafft oder heruntergewirtschaftet haben.

Dabei könnten wir in den alten Ritualen unseres Kulturkreises noch sehr genau erkennen, worum es eigentlich geht: Die sieben Sakramente der katholischen Kirche sind Rituale für die großen Krisen des Lebens und, wie ihr Name schon sagt, heilige Handlungen mit dem Ziel, den Menschen heil und ganz und letztlich heilig werden zu lassen. Das **Taufsakrament** weiht mit Wasser ins (christliche) Leben ein, die **Erstkommunion** gewährt als Begegnung mit Christus über sein Fleisch (Hostie) und Blut (Wein) vollen Zugang zur Gemeinschaft der Gläubigen, ausgedrückt durch die Zulassung zum Abendmahl bzw. zur Kommunion. Die **Firmung** bestärkt im Kontakt mit dem Heiligen Geist. Das **Ehesakrament** weiht unter Gottes Segen in die Partnerschaft mit einem anderen Menschen, die **Priesterweihe** in die mit Gott ein. Die **Letzte Ölung** bereitet – jedenfalls inoffiziell – den Übertritt in die Anderwelt rituell vor. Bei Krisen zwischen den Umbruchsituationen bringt das Sakrament der **Beichte** seelische Erleichterung, indem es von Schuld entlastet und so einem klassischen Reinigungsritual entspricht. Jedenfalls war die Beichte ursprünglich so gedacht, bevor sie vielfach zu einem Instrument der Disziplinierung und Bestrafung verkam.[3] Doch davon abgesehen hat die Möglichkeit, für Verfehlungen auf dem Lebensweg Absolution zu erhalten, für die Seele etwas Erleichterndes. Die Beichte ist eigentlich sogar das christliche Umkehrritual. Man zieht Bilanz, legt Rechenschaft ab und erlebt die Metanoia, was so viel wie Umkehr der Gesinnung heißt und im katholischen Bereich als Reue interpretiert wird. Die sieben Sakramente gaben auch hier zu Lande dem Leben einen rituellen Rahmen bis zu jener Zeit, wo die christliche Kultur aufhörte, die Menschen zu verbinden, und wir mangels verbindlichen Kultes aufhörten, eine *Kultur* zu sein.

Da wir diese Übergangsrituale entwertet oder zumindest vernachlässigt haben, ist damit zu rechnen, dass sich diesbezüglich eine Fülle von Ersatzritualen ergeben hat. Wie sich aber an den Zwangsritualen zeigt, erfüllen die Ersatzrituale ihre Funktion nicht mehr befriedigend. Trotz dauernder Wiederholung kommen sie in ihrer befreienden Wirkung offenbar nicht an die bewussten Vorbilder heran. Das Phänomen wird noch deutlicher, wenn wir moderne Pubertätsersatzrituale betrachten. Wurde ein Jugendlicher in einer Stammeskultur durch eine einzige rituelle Mutprobe erwachsen, reichen bei uns oft hunderte von Mutproben nicht aus. Um diesem Geheimnis näher zu kommen, ist es nötig, sich intensiver mit Hintergrund und Aufbau von Ritualen zu beschäftigen.

Rituale und ihr Wirken

Den einfachsten Zugang zum Ritual eröffnet das Erlebnis. Für Menschen unserer wissenschaftsgläubigen Zeit ist das jedoch schwierig geworden, denn die Wissenschaft ist bisher nicht in der Lage, die Wirksamkeit von Ritualen zu erklären. Die offizielle Naturwissenschaft hat diesbezüglich nicht einmal einen Erfolg versprechenden Denkansatz zu bieten. Jürg von Ins, der sich in seiner Dissertation wissenschaftlich mit Ritualen befasst, sagt dazu: »Derjenige aber, der in die rituelle Wirklichkeit einsteigt, steigt gleichzeitig auch herunter vom Thron wissenschaftlicher Sachlichkeit.«[4] Auch wenn die Wissenschaft von ihrem »Thron« herab keinen Zugang findet, kann es keinen vernünftigen Zweifel mehr geben, dass sich mittels Ritualen tief greifende Wirkungen erzielen lassen. So können etwa durch rituelles Ausstoßen aus dem Stamm Schamanen Stammesangehörige, die ein Tabu verletzt haben, zum Tode verurteilen. Eben noch bei bester körperlicher Gesundheit, sterben die Betroffenen innerhalb von Stunden. Ähnliches ist von Voodoo- und vergleichbaren Ritualen belegt. Auf dem Gegenpol sind Heilungen durch Rituale durch alle Zeiten so zahlreich dokumentiert worden, dass sie sich auch von Wissenschaftlern nicht mehr ernsthaft bestreiten lassen. Selbst unter strengster wissenschaftlicher Überprüfung kommen auch vor christlichem Hintergrund, wie etwa in Lourdes, häufig rituelle Heilungen vor.

Die naturwissenschaftlichem Denken am nächsten kommende Erklärung ergibt sich aus Rupert Sheldrakes Entdeckung der morphogenetischen Felder.[5] Sheldrake hatte sein Fachgebiet, die Biologie, bei ihrem eigenen Wissenschaftsanspruch genommen und war den bei Versuchen immer wieder aufgetretenen unverständlichen Phänomenen nachgegangen. Dabei hatte er eine Reihe eigenartig unerklärlicher, aber in sich zusammenpassender Phänomene festgestellt. Bei einem Experiment zur Klärung der Frage, ob erlerntes Wissen vererbbar ist, hatten Wissenschaftler Ratten trainiert, in kurzer Zeit aus einem Labyrinth herauszufinden. Man kreuzte diese Ratten untereinander und stellte bei den Jungen fest, dass sie die Aufgabe in derselben Zeit wie ihre Eltern lösen konnten. Damit schien die Vererbung von Erlerntem bewiesen. Andere Wissenschaftler in einem ganz anderen Teil der Welt glaubten jedoch nicht daran und wiederholten das Experiment. Bei den gleichen Abmessungen des Labyrinths schafften es ihre Ratten allerdings von Anfang an in derselben Zeit. Sooft man das Experiment wiederholte und den Ratten noch bessere Zeiten antrainierte, das Ergebnis blieb gleich verblüffend: Die Ratten dieser Welt waren immer auf demselben Stand der Fähigkeiten, und das offenbar ohne irgendeine herkömmliche Kommunikationsmöglichkeit. Sie mussten in einer logisch und kausal nicht verständlichen, aber eben doch in einer Kommunikation (von lateinisch *com-*

munis – gemeinsam) miteinander stehen, denn ihre Gemeinsamkeit war unübersehbar. Nachdem er noch mehr solch verblüffende Ergebnisse zusammengetragen hatte, formulierte Sheldrake seine Theorie der formgebenden Felder, die Verbindungen über beliebige Entfernungen vermitteln, ohne sich dazu auf materielle Strukturen zu stützen oder dem Gesetz der Zeit unterworfen zu sein.

Aus russischer Militärforschung stammt ein ähnlich verblüffendes Ergebnis. Um störungssichere Nachrichtenübermittlung zu testen, machte man folgendes brutales Experiment. Einer Kaninchenmutter wurden ihre Jungen kurz nach der Geburt weggenommen und auf U-Booten in weit entfernte Teile der Welt gebracht. Zu bestimmten festgesetzten Zeiten wurden die Jungen geschlachtet, während bei dem Muttertier physiologische Messungen erhoben wurden. Aus diesen Daten konnte man eindeutig erkennen, dass die Mutter im selben Moment spürte, wenn eines ihrer Jungen umgebracht wurde. Auch hier muss von einer Verbindung ausgegangen werden, die sich weder auf Materie stützt, noch Zeit für ihre Informationsübermittlung braucht. So etwas war aber bisher im wissenschaftlichen Weltbild der Biologie nicht vorgesehen.

Beim Mensch stellt die so genannte coenästhetische Wahrnehmung zwischen Müttern und ihren neugeborenen Kindern ein ähnliches Phänomen dar. Die Mütter reagieren auch im Schlaf auf die geringsten akustischen Signale ihrer Babys, wohingegen sie viel lautere Töne aus anderen Quellen überhören. Der Amerikaner Conden konnte mittels hoch empfindlicher Zeitlupenaufnahmen belegen, dass miteinander kommunizierende Menschen über so genannte Mikrobewegungen verbunden sind. Diese winzigen Bewegungen werden, obwohl im Film sichtbar, von den Betroffenen nicht wahrgenommen. Es handelt sich dabei nicht um Reaktionen auf das Gehörte, sondern um ein gleichzeitiges Mitschwingen, das lediglich bei autistischen Kindern nicht festgestellt werden konnte, sonst aber bei allen Menschen auftritt.

All diese Phänomene kann es laut bisheriger Wissenschaftserkenntnis gar nicht geben, und doch sind sie nachgewiesen. Mit seiner Idee immaterieller Felder, die Informationen und Muster vermitteln, liefert zwar auch Sheldrake keine logische Erklärung, aber immerhin eine Beschreibung und einen Rahmen.

Die Vorstellung, dass Felder oder Bilder unsere Wirklichkeit strukturieren, hilft, eine Reihe anderer bisher unerklärlicher Phänomene einzuordnen. In der Embryologie lässt sich damit vieles besser verstehen. Auch dass Zellen in künstlichen Kulturen unbegrenzt wuchern, in entsprechenden Geweben und Organen aber nicht, findet hier eine Erklärung, fehlt ihnen doch offenbar in den Kulturen das Bild, der Plan der fertigen Struktur. Die Tatsache, dass gesättigte chemische Lösungen oft nicht auskristallisieren können, sobald sie aber ein einziges Kristall als Vorlage bekommen, geradezu explosionsartig damit beginnen, wird so ebenfalls erklärlich. Auch die Wirkung von homöopathischen Hochpotenzen lässt sich mit den Informationsfeldern verstehen, ebenso wie die Wirkung von Impfungen noch nach Jahren, wenn kaum noch Antikörper gefunden werden können. Wie bei der Homöopathie reicht hier offenbar ein einziges noch vorhandenes Abwehrmolekül als Vorlage oder Information. Einmal in die Welt gesetzte Bilder können offenbar bis in die materielle Ebene hineinwirken – auf eine uns bisher logisch noch nicht erklärliche Weise und unter Umgehung der Zeit, weil sie überall zugleich wirksam sein können. Das Geheimnis dürfte bei der In*form*ation liegen. Sie transportiert Inhalt über die Raum-Form. Eine Analogie wäre der Bauplan für ein Haus, der unter Umständen nur im Kopf des Bauherrn existiert. Ohne ihn kann nicht gebaut werden, obwohl er gänzlich immateriell ist und nicht direkt in den Bau eingeht. Er existiert vom Anfang bis zum Schluss und ist in allen Bereichen des Hauses gleichzeitig wirksam.

Sheldrake dürfte mit seiner Theorie der Biologie jenen Schritt aufzwingen, den die neue Physik Anfang dieses Jahrhunderts machte, als sie die Kausalität zu Gunsten der Synchronizität überwand. Damals fanden Physiker heraus, dass winzige so genannte phasenverriegelte Teilchen, das sind Teilchen, die aus demselben Ereignis und aus derselben Quelle stammen, immer paarweise auftreten und sich spiegelbildlich zueinander verhalten. Beeinflusste man eines in seinen Eigenschaften, änderte sich das andere im selben Moment mit, ohne dass an ihm irgendetwas gemacht worden war. Beide taten alles, um zueinander spiegelbildlich zu bleiben. War das schon unerklärlich genug, sprengte die Entdeckung, dass zwischen den parallelen Veränderungen nicht die geringste Zeit verging, endgültig das bisherige Weltverständnis der Physik. Herkömmliche Informationsübermittlung kam als Erklärung nicht in Frage. An diesem Punkt gaben viele Physiker ihren Widerstand gegen das heraufdämmernde neue Weltbild auf und erkannten die Synchronizität als das bestimmende und der Kausalität überlegene Prinzip an. Der Engländer John Bell bewies, dass das nicht nur für den subatomaren Bereich, sondern generell für die ganze Schöpfung gilt. Falls diese, wie Astrophysiker behaupten, aus einer einzigen Explosion, dem Urknall, stammt, müssten all ihre Teilchen in diesem synchronen Zusammenhang stehen. Das aber bringt uns zu der Erkenntnis der hinduistischen Veden und der Sutren des Buddhismus, dass nämlich alles in dieser Schöpfung mit allem zusammenhängt, aber eben nicht kausal, sondern synchron.

Auf dieser Grundlage kann auch das Wirken von Mustern zwanglos eingeordnet werden. Rituale würden demnach Felder aufbauen, die ohne materielle Vermittlung und unabhängig von Zeit existieren und wirken. Ganz offensichtlich wird das Feld durch den wiederholten und genauen Nachvollzug des Ritualmusters aufgebaut, und ebenso sicher spielt die energetische Ladung, wie sie durch Bewusstheit entsteht, eine wichtige Rolle. Durch das Bewusstsein wird das Ritual im vorgegebenen Rahmen ständig neu erschaffen, wobei jede bewusste *Wahr*nehmung das Wahrgenommene beeinflusst, wie inzwischen auch die moderne Physik bestätigt. Hier liegt die Erklärung, warum aus fremden Kulturkreisen entlehnte Rituale bei uns häufig kaum wirken. Wir können sie einfach gar nicht *wahr*nehmen, weil sie für uns noch nicht wahr sind. Auch fehlt am Anfang oft die Fähigkeit des genauen Nachvollzugs, der Schlüssel passt nicht exakt zum Schloss, und so öffnet sich die Tür zur wirksamen Ebene nicht. Dadurch wiederum kommt der Verstärkungsfaktor durch Wiederholung nicht zum Tragen. Schließlich ist die bewusste Ladung oft gar nicht möglich, weil die Symbole des Rituals in den Teilnehmern keine Resonanz finden. Offenbar haben wir einen natürlichen Zugang zu den Grundsymbolen der Kultur, in die wir hineingeboren werden. Sie zu erkennen fällt uns leichter, und nur sie lösen jenes innere Mitschwingen aus, das für Rituale wesentlich ist. Zu fremden Symbolen und Mustern müssten wir erst in einem langen Prozess innere Beziehungen aufbauen. Meist bleiben wir aber gar nicht lange genug bei fremden Ritualen, weil sie eben anfangs nicht besonders wirken.

Der *erste Schritt* beim Aufbau eines neuen Feldes *ist* immer *der schwerste*, wie der Volksmund (»Aller Anfang ist schwer«) und jeder aus Erfahrung weiß. Ist das Feld dagegen aufgebaut, hat es eine beeindruckende Stabilität. Die ersten Schwimmzüge im neuen Element Wasser fallen furchtbar schwer. Hat man aber schwimmen gelernt, kann man es für alle Zeiten. Selbst wenn man zehn Jahre nicht mehr geschwommen ist, bleibt irgendwie und irgendwo die Fähigkeit dazu in einem erhalten. Die Frage wäre, wo diese Fähigkeit gespeichert bleibt. Keine einzige Zelle von vor zehn Jahren ist mehr da; die Körperzellen sind ausgetauscht, und selbst bei den Nervenzellen sind durch den Stoffwechsel alle Bausteine erneuert. Das Muster »Schwimmen« aber bleibt erhalten, ohne materielle Basis und relativ unabhängig von der verstrichenen Zeit. Der Zeitfaktor spielt zwar eine gewisse, aber letztlich doch nur untergeordnete Rolle. Wenn man über viele Jahrzehnte nie mehr schwimmt, wird sich eine gewisse Verblassung des Musters ergeben. Ein vergleichbares Verblassen findet sich auch bei Ritualen, die lange nicht mehr oder jedenfalls nicht mehr bewusst vollzogen wurden.

Bewusstheit ist die Energie des Ritualmotors. Auch das entspricht der Alltagserfahrung. Ein sehr bewusst vollzogener Handlungsablauf prägt sich wesentlich schneller ein als ein nur mechanisch nachgeahmter. Aber selbst einfaches Nachäffen lässt nicht nur bei kleinen Affen verlässliche Muster entstehen. Durch unsere Handlungen beeinflussen wir ganz offenbar unsere eigene innere und die äußere Wirklichkeit. Die Beeinflussung der Innenwelt wird bei allen erlernten Fähigkeiten deutlich, die der Außenwelt bei vielen anderen Gelegenheiten. Dass in diesem Land die Mehrheit am besten Brustschwimmen beherrscht und eigentlich nur diese Art beim Stichwort »Schwimmen« assoziiert, obwohl zum Beispiel Kraulen der viel effektivere Schwimmstil ist, hat mit dem kollektiven Feld zu tun. Das in einem Tempel oder einer Kathedrale entstandene Feld, in dem über lange Zeiten viele Menschen ausschließlich meditiert und gebetet haben, spüren auch diesbezüglich Unerfahrene und sogar Ungläubige.

Je koordinierter und gleichförmiger unsere Handlungen ausfallen, desto stärker prägen sie sich ein, und desto deutlichere Felder bilden sie. Bleibende Felder entstehen, wie das Schwimmbeispiel zeigt, erst ab einem gewissen Grad von Bewusstheit und nach einer bestimmten Zahl von Wiederholungen. Diesen Punkt genau zu definieren fällt uns so schwer, weil wir in diesen seelischen und energetischen Bereichen weniger Bescheid wissen als jeder »primitive« Medizinmann. Offenbar ist der Punkt bleibender Stabilität erst erreicht, wenn uns das Muster *in Fleisch und Blut übergegangen* ist, wie wir so anschaulich sagen. Felder bekommen ihre selbstverständliche Beständigkeit, wenn wir uns nicht mehr intellektuell um sie bemühen müssen, also wenn es schwimmt oder Auto fährt, ohne besondere Konzentration, gleichsam aus sich heraus. Weder dieses »es« noch das »aus sich heraus« können räumlich eingegrenzt werden. Felder sind genauso in uns wie wir in ihnen. Da sie räumlich und zeitlich unbestimmbar bleiben, sind sie überall und nirgends zugleich.[6] Und trotzdem kann man in sie wie in einen Raum eintreten, sich jederzeit in sie einklinken. Wo eine Affinität zu ihnen besteht, wo Kontakt aufgenommen wird, wirken sie; wo sich niemand um sie kümmert, bleiben sie oft unbemerkt. Deshalb zu behaupten, sie existierten nicht, wäre naiv. Das entspräche einem Menschen, der kein Radio besitzt und deshalb die Existenz von Radioprogrammen leugnet. Richtiger wäre zu sagen: *Für ihn* existieren sie nicht, weil er *keine Antenne dafür hat.*

So kommt es, dass jeder in der Wirklichkeit seiner eigenen Felder lebt. Auf den Eingeborenen, der glaubt, nur in der Gemeinschaft überleben zu können, wirkt der Ausschluss tödlich. Vielleicht sterben auch wir am Ende unseres Lebens nur, weil das zu unserem Wirklichkeitsfeld gehört. Dass die Zellen altern, ist ein Argument einer ganz anderen, offenbar untergeordneten Wirklichkeitsebene. Die Zellen ordnen sich ja auch dem Sterben des jungen, gerade noch vitalen Eingeborenen unter. Sicherlich fühlen auch wir uns nach einer Missetat schlecht, weil wir in Konflikt mit unseren Feldern geraten. Diese sind aber offensichtlich in verschiedenen Menschen unterschiedlich stark ausgeprägt. Das Gewissen wird hier wirksam und tritt immer dann in Aktion, wenn wir ein Muster unseres Feldes brechen.

In der Erziehung kreieren wir teilweise ganz bewusst Felder oder versuchen, so etwas wie Gewissen zu verankern. Wenn ein Jugendlicher in einer Familie, in der alle Akademiker sind, immer wieder gefragt wird, was, aber nie, *ob* er studieren will, existiert nach einer gewissen Zeit nur noch das Feld »Studium« für ihn. Letztlich ist es ja auch oft unbewusste Absicht der Eltern, ihre Sprösslinge gar nicht erst auf unbequeme Gedanken kommen zu lassen. Zum Teil wissen wir also, wie sehr wir mit unseren Erwartungen die Wirklichkeit bestimmen. Die Psychologie kennt den Ausdruck »self-fulfilling prophecy«, der besagt, dass manche Menschen sich unbewusst so verhalten, dass Prophezeiungen sich in ihrem Leben verwirklichen. Auch hier dürfte es sich um das Wirken eines Feldes handeln, das eine stärkere Persönlichkeit mithilfe ihrer Suggestivkraft ins fremde Bewusstsein drückt. Jede Form von Be*ein*druckung ist andererseits schon der erste Schritt zu solch einer Feldbildung.

Be*einfluss*ung ist in der Therapie ein bekanntes und gefürchtetes Thema. An der Schulpsychologie orientierte Verfahren versuchen, so wenig wie möglich zu beeinflussen bis hin zu dem krampfhaften Versuch so genannter nondirektiver Verfahren. Letztlich ist aber jede wirksame Form von Psychotherapie auch Beeinflussung, und zwar von beiden Seiten her. Es ist eigentlich ein Zusammenfluss der Energien. Die Frage besteht lediglich darin, wie bewusst das dem Therapeuten ist. Durch Therapie entsteht ein Feld, in dem im Idealfall ein Schritt in Richtung Heilung möglich wird. Therapeuten wissen aus Erfahrung, wie wichtig dabei die richtige »Schwingung« ist, wie viel leichter es in einem Raum geht, in dem bereits viele gute Therapien stattgefunden haben, und welche Rolle die richtige Zeit im Leben des Patienten, im eigenen und sogar die Tageszeit spielen. All das trägt offenbar zum Aufbau des Therapiefeldes bei, so auch Kleinigkeiten wie passender Duft und entspannende Musik: In einem stimmigen Rahmen lassen sich besser Zugänge zu tieferen Seelenebenen finden, und so werden Entwicklungsschritte leichter und sicherer.

Intakte Ritualwelten

In den Ritualen archaischer Kulturen ist eine gute Vorbereitung gewährleistet. Auf die Errichtung eines entsprechenden Rahmens wird größter Wert gelegt. Was wir mit Feierlichkeit umschreiben, findet selbstverständlichen Ausdruck in äußeren Handlungen und inneren Einstellungen. Äußere und innere Vorbereitungen nehmen breiten Raum ein und schaffen den sicheren Rahmen. Durch zum Teil lang dauernde Tänze und Gesänge wird die innere Sammlung oft bis zur Trance gesteigert. Mit Körper- und Gesichtsbemalungen, Masken und besonderer Kleidung legen Priester und Ritualteilnehmer auch äußerlich Zeugnis ab für die besondere Zeitqualität und das zu erwartende innere Ereignis. Alles geschieht letztlich im Dienst des Rituals, jenes Musters, dem es lebendigen Ausdruck zu verleihen gilt.

So genannte Primitive haben dabei niemals den Anspruch, etwas Neues oder gar Einmaliges im Sinne von Kunst zu schaffen, sondern ihr einziges Ziel sind der Nachvollzug bereits bestehender Felder und die Belebung lebendiger, wenn auch unsichtbarer Strukturen. Im tiefsten Sinne erleben sie eine Wiederholung der ursprünglichen Situation im selben Moment, sozusagen eine Neuschöpfung. Ohne sich dabei allerdings als Schöpfer zu fühlen, sind sie viel eher Zeugen der Schöpfung. Für sie ist alles belebt und vorgegeben, und sie sind vollauf beschäftigt und zufrieden mit dem Nachvollzug dieser lebendigen Muster im jeweiligen Augenblick. Da sie wirklich in diesem Moment das ursprüngliche Geschehen authentisch erleben, kann für sie auch niemals Langeweile auftreten, die bei uns Wiederholungen so leicht anhaftet. Sie brauchen dabei keine schriftlichen Unterlagen und kennen keine Geschichtsschreibung. Es geht ihnen nicht darum, irgendwelche einmaligen historischen Ereignisse festzuhalten, sondern dem ewigen Wandel lebendigen Ausdruck zu verleihen. Rituale sind dabei die wesentliche Möglichkeit, besondere Zeitpunkte – wie Übergänge von einer Ebene auf die nächste – zu betonen und zu erleichtern. Sowohl bei alltäglichen als auch bei wichtigen Geschehnissen bietet ihnen das Ritual eine Möglichkeit, dem Ereignis einen entsprechenden Rahmen zu geben und es in ihre (Muster-)Welt zu integrieren.

Der enorme Vorteil für jedes einzelne Stammesmitglied liegt darin, dass es die Übergangsprobleme nicht für persönliche Schwierigkeiten hält, sondern für notwendige Schritte, die auf jeden zukommen. Ihm hilft das Ritual, die individuelle Erfahrung zu verallgemeinern und sie so in die kosmische Ordnung einzugliedern. Während bei uns Jugendliche in der Pubertät oder Erwachsene in den Wechseljahren oft glauben, sie seien die Einzigen mit solch bedrängenden Problemen, die jeden Rahmen sprengen, wissen Eingeborene, dass all das dazugehört und deshalb in (der) Ordnung ist.

Ein weiterer Vorteil des bewussten Umgangs mit Ritualen liegt darin, dass sie, gezielt eingesetzt, auch die Eltern und die Gemeinschaft erheblich entlasten. Während sich bei uns Jugendliche in der Pubertät selbst die Monster für die anstehenden Drachenkämpfe schaffen müssen und nicht selten die Eltern dazu machen, bekommen Eingeborene die notwendigen Dämonen in stimmiger und überlieferter Form angeboten. Sie brauchen ihren Tod auf der einen und die Auferstehung auf der nächsten Ebene auch nicht mithilfe von Drogen zu inszenieren. Sofern solche überhaupt nötig sind, bekommen Eingeborene entsprechende psychedelische Substanzen im sicheren Rahmen ihres Kultes nach entsprechender seelischer und körperlicher Vorbereitung aus der kompetenten Hand ihres Schamanen verabreicht. So sind sie in keinerlei Gefahr, süchtig zu werden, sondern haben die Chance, auf die nächste Entwicklungsstufe zu wechseln.

Was die Wirklichkeit von Ritualen mit und ohne psychoaktive Substanzen angeht, kann uns ein Beispiel aus der eigenen Kindheit weiterhelfen. Viele Kinder erleben vor Weihnachten den Besuch von Sankt Nikolaus in einer eindrucksvollen elterlichen Inszenierung, die nicht selten nachhaltige Wirkungen auf die Seele der Kleinen hat. Wenn dieses Ritual nicht aufgeführt wird und Kinder anfangen, sich – Rollen spielend – selbst eines zu basteln, wird es nicht mehr dieselbe Wirksamkeit haben, sondern nur noch das Bedürfnis nach Besuch aus dem Himmel verraten.

Bezüglich der Übergangsrituale sind wir längst in die Rolle dieser bedürftigen Kinder gerutscht. Moderne Menschen erleben die Umbrüche in ihrem Leben ohne Hilfe der Gemeinschaft in oft bedrückender Vereinsamung. Der Verarbeitung von Übergangssituationen am nächsten kommen noch Versuche der Therapieszene. Hier werden die unverarbeiteten Wechselfälle des Lebens oft viel später nachbearbeitet. Im Rahmen der Reinkarnationstherapie ist es zum Beispiel möglich, an alten, mit wirksamen Feldern arbeitenden Ritualen direkt zu partizipieren und so die dazugehörigen Emotionen und Gefühle zu erleben und zugleich zu entlassen. Der amerikanische Psychologe Paul Rebillot[7] hat sich in diesem Zusammenhang auf die Thematik der modernen Heldenreise und ihrer Rituale spezialisiert.

Heilungsrituale

Ist ein Stammesmitglied aus der Ordnung gefallen und Opfer eines Unfall- oder Krankheitsgeschehens geworden, bedarf es eines Heilungsrituals. Das ist nichts anderes als der Versuch, die durch das Ereignis offenbar gewordene Kluft zwischen diesem Menschen und der bestehenden Ordnung zu schließen. Ganz ähnlich wie eine Wunde geschlossen wird, indem man die beiden Wundränder wieder zusammenfügt und so die entstandene Kluft schließt, wird hier dasselbe im Übertragenen gemacht. Selbstverständlich verlässt sich die Medizinfrau oder der Schamane dabei nicht einfach auf die eigene Erfahrung, sondern ruft alle möglichen höheren Ebenen um Hilfe für den Akt der Wiedereinordnung bzw. Wiedervereinigung an. In dem Maße, wie der jeweilige Heiler die für seine Stammeswelt wichtigen Felder spüren und wahrnehmen kann, ist er auch in der Lage, hier regulierend einzugreifen. Er tut es durch symbolische Handlungen, die das adäquate Mittel der übertragenen Ebene sind und im Prinzip dem Schließen einer Wunde im Körper entsprechen. Gute Heiler haben dabei ein Gespür, wie weit sie überhaupt eingreifen dürfen. Die Entscheidung überlassen sie den Göttern, wie sie sagen – sie geschieht aus ihrer Intuition oder ihren Eingebungen, würden wir sagen. Auch bei einer Wunde kann es gefährlich sein, sie einfach zu schließen, weil das die Entzündungsneigung unter Umständen verstärkt. Nur eine saubere Wunde darf zugenäht werden. So können auch nur bestimmte Probleme wieder geglättet werden, andere bedürfen weiterer Aufmerksamkeit und Zuwendung.

Auch wenn bei solchen Ritualen nicht in unserem intellektuellen Sinn gedeutet wird, kommt den Betroffenen doch zu Bewusstsein, wie das Ereignis in ihr Leben passt und was es ihnen sagen will. Es ist kaum vorstellbar, dass ein wichtiges Ereignis ohne Be-Deutung für den archaischen Menschen bleibt. Die Frage ist lediglich, ob wir seine Deutung nachvollziehen können. Da er sich immer unter den Fittichen des großen Geistes oder einer vergleichbaren göttlichen Instanz fühlt, kann es für ihn keinen blinden Zufall geben. Er empfindet das Schicksal spontan als sinnvoll *geschickt* und zu seinem Wachstum bestimmt. Diesem ganzen Aufbau und dem damit einhergehenden Vertrauen entspringen eindrucksvolle Heilungen.

Für die archaische Gesellschaft ist es zudem selbstverständlich, dass der Hierarchie des Stammes auf einer höheren Ebene die der Götter entspricht. So wie der Häuptling in weltlichen und der Schamane in religiösen Dingen die oberste Instanz ist, kommt dem obersten Gott allumfassende Kompetenz zu. Hierarchie wird hier noch wörtlich als die Herrschaft des Heiligen verstanden. Wenn auf Erden etwas aus der Ordnung gefallen ist, setzt sich der Schamane auch deshalb mit einer möglichst hohen Instanz in der göttlichen Hierarchie in Verbindung, weil auf dieser Ebene die Dinge noch in Ordnung sind. Sich an dieser Vorlage orientierend, muss er versuchen, oben und unten wieder in Einklang zu bringen. Christen ist diese Auffassung, dass das Oben dem Unten entspricht, gar nicht so fern, beten sie doch im Vaterunser »Dein Wille geschehe, wie im Himmel so auf Erden«. Das entspricht nicht nur der Auffassung jener bewusst auf Ritualen gründenden alten Kulturen, sondern auch dem esoterischen Grundsatz »Wie oben, so unten«. In letzter Zeit finden solche Weltbilder auch vor dem strengen Auge der Naturwissenschaft Beachtung, weil die Physik als am weitesten fortgeschrittene Disziplin herausgefunden hat, dass die höchsten Gesetze, die wir heute erkennen können, jene der Symmetrie sind. Sich symmetrisch spiegelnde Ebenen (von oben und unten) sind aber die Basis archaischer und religiöser Weltbilder.

Psychologisierend könnte man das ganze Geschehen auch nach innen verlegen und es dem westlichen Menschen damit noch zugänglicher machen. Wenn, christlich gesprochen, das Himmelreich Gottes in uns liegt oder, wie die Buddhisten sagen, die Außenwelt eine Spiegelung der Innenwelt ist, spielt sich alles in uns ab. Der Schamane nimmt dann Kontakt mit den höheren Ebenen in sich auf und holt sich von hier die richtigen Eingebungen. Letztlich müssen nach dem Polaritätsgesetz[8] beide Vorstellungen stimmen. Was man auf Grund des eigenen Betrachtungswinkels erwartet, wird sich in der Wirklichkeit der eigenen Felder bestätigen.

Für die Heilungsrituale ist es sehr förderlich, dass der Heiler den Bereich von Krankheit gut kennt, wenn auch auf ganz andere Weise, als wir es fordern würden. Während wir davon ausgehen, dass moderne Medizinmänner theoretisch möglichst alles über alle Krankheitsbilder wissen sollten, halten es archaische Kulturen für entscheidender, dass der Heiler das Reich der Krankheit persönlich bereist und gründlich kennen gelernt hat. Was uns ungewohnt erscheint, ist eigentlich sehr logisch. Würden wir eine Ägyptenreise planen, wäre uns der Reiseleiter, der selbst schon dort war und uns aus lebendiger Erfahrung führen kann, verlässlicher als jener, der nur viel über das Land gelesen hat und sich durch solch totes Wissen berufen fühlt, uns durch fremdes Land zu führen.

Krankheit als ein Bewusstseinsfeld zu betrachten macht nicht nur im Denken archaischer Kulturen Sinn. Wer von uns hätte ernsthafte Zweifel, dass Krankheit bewusstseinsverändernde Qualität hat, oder daran, dass sie das Lebensgefühl völlig verändern kann. Manche Patienten spüren sehr deutlich, wie sehr sie ihrer überstandenen Krankheit eine neue Weltsicht verdanken. Geht man davon aus, dass Krankheit ein eigenes Bewusstseinsreich darstellt, wird es verständlich, wenn angehende Schamanen manchmal geradezu auf ihre Einweihungskrankheit warten, die ihnen Zugang zu ihrem Aufgabenfeld verschafft und zugleich Lehre ist.

Ganz offensichtlich bekommt Krankheit durch eine solche Haltung eine für uns ungewohnt positive Dimension. Wenn man Krankheit neben ihrer Rolle als Ausdruck von Unbewusstheit generell auch Einweihungscharakter in eine neue Lebensaufgabe zugesteht, wie es viele alte Kulturen taten und wie es auch dem Ansatz von *Krankheit als Sprache der Seele* zu Grunde liegt, verändert sich nicht nur die persönliche Haltung zu diesem Thema, sondern die der ganzen Gemeinschaft. Kranke werden dann nicht mehr isoliert und an den Rand der Gesellschaft abgeschoben, sondern im Gegenteil mit Achtung und Aufmerksamkeit bedacht, sind sie es doch, mit denen das Schicksal in besonderen Kontakt tritt, ja denen es sich auf auffällige Weise zuwendet. Hier liegt die Erklärung für uns unverständliche Phänomene wie die besondere Hochachtung, die in manchen Kulturen Epileptiker, Geisteskranke oder Behinderte genießen.

Einweihungsrituale

Der wesentliche Unterschied zu den Heilungsritualen liegt darin, dass in Einweihungsritualen der Hinweis des Schicksals nicht von oben kommt, sondern aus dem Stamm und vom Medizinmann selbst. Die Verantwortung für Verletzungen bzw. Krankheitssymptome liegt beim Einweihungsritual in Händen der Schamanen. Zwar trägt auch das Schicksal durch körperliche und seelische Reifezeichen seinen Teil dazu bei, deutlich zu machen, dass eine Veränderung ansteht, aber wesentlich ist es Aufgabe berufener Menschen, hier für die notwendige Zäsur zu sorgen.

Auf diesem Hintergrund lässt sich verstehen, warum der Heiler, Schamane oder Medizinmann nun sogar zum Verletzenden wird. Bei der Einweihung ins Erwachsenenleben wird die Härte, die die Einzuweihenden in diesem Bewusstseinsfeld erwartet, durch die rituellen Maßnahmen vorweggenommen. Manchmal werden die Einzuweihenden körperlich verletzt, wobei etwa die Beschneidung auch in uns nahen Kulturen wie der jüdischen eine Rolle spielt. In diesen Bereich gehören absichtlich beigebrachte Wunden, haarsträubende Mutproben, wie etwa gefesselt auf einem Ameisenhaufen stehen zu müssen, bis zum Hals eingegraben allen möglichen Insekten hilflos ausgeliefert zu sein oder zeitweilige Verstoßung aus dem Stammesgefüge mit zum Teil langen beängstigenden Zeiten in der Wildnis, auf Bäumen oder in einsamen Höhlen sowie bewusst ausgelöste Todesangst durch simulierte nächtliche Geisterüberfälle und dergleichen Scheußlichkeiten mehr.

Diese Verletzungen im Konkreten oder Übertragenen schaffen die notwendige Zäsur im Leben und bringen in Kontakt mit der neuen, durch die körperlichen Reifungsprozesse schon vorbereiteten Bewusstseinsebene, mit der der zu Hilfe eilende Schamane die jungen Leute nun durch aktive und passive Symbolarbeit versöhnt. Insofern gleicht das Einweihungsritual in seiner zweiten Phase weitgehend dem Heilungsritual. Statt vom Schicksal stammt die Unterbrechung der Kontinuität, die Zäsur, jetzt vom Schamanen, das anschließende Ritual zur Aussöhnung mit der neuen Ebene entspricht vom Rahmen her aber ganz dem Heilungsritual. Die durch natürliche Reifungs- und Wachstumsprozesse aufgetretene Kluft zwischen dem alten Kinder- und dem anstehenden Erwachsenenbewusstsein gilt es zu schließen. Beigebrachte Verletzungen symbolisieren darüber hinaus das Unheile, Polare, das nun erfahren wird. Die heile Kinderwelt, das Paradies, ist verloren und muss verlassen werden. Dabei sind gewisse Schmerzen und Ängste normal und bekommen ihren Platz und ihre Zeit zugewiesen.

Die enorme Wirkung der von allen Stammesmitgliedern getragenen Bewusstseinsfelder wird nach dem vollzogenen Ritual deutlich. Die Jugendlichen sind tatsächlich der Einweihung teilhaftig, das heißt, sie sind Teil der Erwachsenenwelt geworden, ohne deren Regeln oder Verhaltensnormen lernen zu müssen oder sich irgendwelchem weiteren Training zu unterziehen. Der Prozess verläuft mit großer Sicherheit jenseits der intellektuellen Ebene und damit auch jenseits unseres Verständnisses. Das morphogenetische Feld nimmt den Erwachsenen auf und prägt ihn von nun an. Es setzt aus sich heraus die neuen Grenzen und Werte. Für die solcherart Eingeweihten ist es undenkbar, in kindliche Muster zurückzufallen.

So wenig wir uns die Wirksamkeit derartiger Übergangsrituale vorstellen können, so wenig Verständnis haben Eingeborene für unsere Probleme mit den Lebensübergängen. Grundsätzlich ist das Leben für sie leichter und stressfreier. Die Entscheidung bei jeder Krise wird für sie praktisch vom Stamm getroffen, und die Weiche wird unbewusst in die richtige Richtung gestellt. Erwachsen zu werden ist hier kein persönliches Verdienst, sondern so selbstverständlich wie für uns die körperlichen Vorgänge der Pubertät.

Alle Stammesangehörigen *stammen* wie Äste eines Baumes vom selben Stamm ab und sind in allem aufeinander angewiesen. Der Stamm sorgt auf der Ebene des Feldes für alle seine Mitglieder. Krisen im Sinne von schwierigen individuellen Entscheidungen sind kaum denkbar, eigenständige Entwicklungen und Fortschritt allerdings auch nicht. Alle gehen zusammen den Weg der Tradition ihres Stammes. Ein eigenständiger Weg wäre unmöglich, weil ein abgetrenntes Glied ohne den gemeinsamen Stamm überhaupt nicht lebensfähig ist. Wer ausschert und gegen ein Tabu verstößt, ist damit zugleich von seinem Stamm und seinem Leben abgeschnitten. Allein auf sich gestellt zu existieren, was uns zwar schwer fällt, aber doch möglich ist, erscheint archaischen Menschen unvorstellbar, da es dafür keinen Raum in ihrem Feld gibt. Hier liegt die Wurzel für ihre starke Fortschrittsfeindlichkeit. Jede Neuerung ist zugleich ein Brechen mit der Tradition und richtet sich damit gegen den Stamm und das Leben. So zielsicher sich ursprüngliche Menschen im Kreis ihres vorgegebenen Feldes entwickeln, so wenig Entwicklung und Fortschritt in unserem Sinne ist ihnen möglich. Insofern können sie uns auch nicht wirklich Vorbild sein.

Wir können aber sehr viel von ihnen lernen auf unserem Weg und bei unserer Aufgabe, wieder zu werden wie die Kinder. Es liegt allerdings ein deutlicher Unterschied zwischen »wieder werden *wie* Kinder« und »Kinder bleiben«. Die Naivität und egolose Gruppenbezogenheit archaischer Kulturen können für uns nur auf einer höheren Entwicklungsstufe Modellcharakter haben. Nachdem wir keinen Versuch unterlassen haben, tiefer in die Polarität vorzudringen, ist die Unschuld verloren. Wir können nur mehr als verlorene Söhne und Töchter heimkehren in die Einheit. Dabei kann es helfen, die Zuhausegebliebenen im Auge zu behalten, um die Richtung zu finden.

Zeitqualität für Rituale und Feste

Unsere Verständnisschwierigkeiten bezüglich der selbstverständlichen Rituale archaischer Völker hängen ganz wesentlich mit den unterschiedlichen Zeitbegriffen zusammen. Während wir Zeit praktisch nur mehr unter ihrem quantitativen Gesichtspunkt betrachten, ist für ursprüngliche Menschen vor allem deren Qualität wichtig. In der Antike bezeichnete man die beiden gegensätzlichen Bereiche der Zeit noch mit getrennten Namen. Kronos stand mit seiner Sanduhr für die Quantität, Kairos für die Qualität. Wo wir heute der Meinung sind, Zeit ist Geld, steht nur das quantitative Maß im Vordergrund. Tatsächlich verkaufen große Teile der Bevölkerung moderner Industriestaaten sich selbst über die Zeit an ihre Arbeitgeber. Ihre Leistung wird ausschließlich und mittels Stechuhr nach Zeit gemessen. Kreativ arbeitende Menschen wissen aber natürlich auch bei uns noch, dass die Qualität mindestens ebenso entscheidend ist. Ein einziger Geistesblitz in einer genialen Sekunde kann mehr bringen als stundenlanges angestrengtes Nachdenken.

Wenn wir Geschichte aufschreiben, was archaischen Menschen ebenso fremd wie überflüssig erscheint, gehen wir einen Kompromiss ein. Wir zählen zwar quantitativ die Jahre, als wären sie eines wie das andere, im konkreten Geschichtsstudium beschäftigen wir uns dann aber doch intensiver mit ganz besonderen Jahren, wo wichtige Ereignisse der Zeit eine eigene Qualität gaben. Unsere Geschichte handelt von den Verwicklungen in der Zeit, sie ist das in der Zeit Geschichtete.

Archaische Menschen betrachten überhaupt nur die Qualität der Zeit. Sie leben mit ihren Geschichten und Legenden in einem Zeitkreis und verstehen die mythischen Begebenheiten nicht als historisch, sondern als zeitlos gültig. Unter dem Geschichteten kümmern sie sich nur um den zeitlosen Kern der Dinge. So entwickelt sich ewiger Mythos. Ihre Feste sind nicht Erinnerungen an alte Zeiten, sondern finden immer im jeweiligen Augenblick statt. Sie erfahren somit ihre Mythen ganz unmittelbar und leben sie. Ihre Geschichten sind lebendig oder vergessen. Wenn der Schamane am Abend die Mythen der Ahnen erzählt, prägt er die Muster der Gegenwart für die jetzt Lebenden.

Wir können das insofern nachvollziehen, als uns die an den Schulen gelehrte Geschichte im Allgemeinen sterbenslangweilig vorkommt. Das ist nicht verwunderlich, da es sich um längst vergangene, damit nicht mehr lebende, sondern tote Geschichten handelt. Der Anspruch an einen guten Lehrer wäre allerdings, dass er vor dem inneren Auge seiner Schüler das Tote zu neuem Leben erweckt. Nur dann macht Geschichte Spaß, bleibt in lebendiger Erinnerung, und man kann aus ihr lernen, was der Sinn des Ganzen wäre. Bei uns wird die Erinnerung vor allem durch Zwang und Prüfungen nur sehr kurzfristig und damit auf sinnlose Art und Weise erreicht. Wir lernen auswendig, die Engländer haben immerhin den Anspruch, mit dem Herzen zu lernen. »Learning by heart« ist ihr Ausdruck für das Auswendiglernen. Wenigstens sprachlich ist so der Zusammenhang mit der eigentlich lebendigen Art des Lernens gewahrt.

Aus dem Anspruch der religiösen Geschichte wissen wir, dass Legenden davon leben, tief zu berühren und zum lebendigen Nachvollzug anzuregen. Auch die christlichen Feste sind ja nicht als historische Erinnerungsfeiern gedacht, sondern zum Miterleben eines lebendigen Mythos. Wenn Angelus Silesius sagt:

»Wird Christus tausendmal zu Bethlehem geboren
Und nicht in dir, du bleibst doch ewiglich verloren«,

meint er genau diesen lebendigen Gegenwartsbezug. Auf der persönlichen Ebene kennen wir ebenfalls den qualitativen Zeitbezug. Bestimmte wichtige Lebensereignisse durchleben wir immer wieder. Wir sprechen von *Hoch*zeiten und *Tief*punkten in unserem Leben, kennen also besondere Zeiten und achten abergläubisch auf bestimmte Vorzeichen, die wir von früheren Erlebnissen kennen und von denen wir glauben, sie leiteten wieder dasselbe Geschehen ein.

4. *Das Jahr und seine Feste*

Wenn wir unser Jahr betrachten, stellt es ganz natürlich einen Kreis dar. Das Feste im Jahr sind seine Feste, seine Fixpunkte. Der Jahreskreis wird durch vier fixe Feste – je zwei Äquinoktien und Solstitien – in vier Abschnitte geteilt. Auf dieser Ebene ist die Quadratur des Kreises geglückt. Die vier Punkte haben etwas bestechend Objektives. Das Überraschendste an ihnen ist zudem, dass auch die archaischen Menschen sie genau messen konnten, wie viele Steindokumente der Megalithzeit[9], aber auch ägyptische und aztekische Pyramiden belegen.

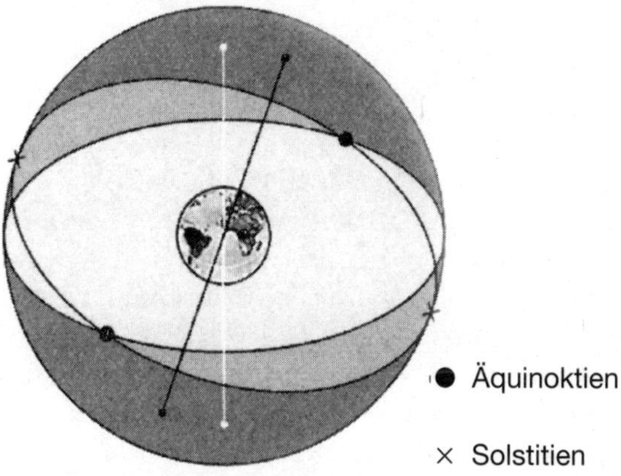

Die vier *Fest*-Punkte ergeben sich aus den astronomischen Gegebenheiten. Die Erde dreht sich um ihre Achse, was am Äquator am deutlichsten ist, weil sie sich dort am schnellsten bewegt. Legt man durch ihn eine gedachte Ebene, schneidet sie unter einem 23-Grad-Winkel die Ebene der Ekliptik, jene Ebene, in der sich die Planeten und die Erde um die Sonne bewegen. Die

Schnittpunkte beider Ebenen sind die Äquinoktien, die Punkte der Tagundnachtgleiche, ihre Punkte größten Abstands die Solstitien.[10] Sommersolstitium ist der längste Tag, Wintersolstitium der kürzeste.

Diese Fest-Punkte wurden zu allen Zeiten gefeiert. Das Feld dieser Feste war so stark, dass später aufkommende Religionen wie auch das Christentum nach anfänglichem Widerstand nicht umhin konnten, sich danach zu richten. Nach einigen fehlgeschlagenen Ausweichmanövern begann man das christliche Weihnachtsfest in der bereits den vorhergehenden Kulturen heiligen Weihe-Nacht zu feiern, wo das Licht am schwächsten und die Hoffnung am größten ist.

Jahres- und Lebenslauf im Spiegel der Sonne

Im Verständnis archaischer und spirituell bewegter Menschen spiegelt sich im Jahreslauf der Lebenslauf, da in jedem Teil das Ganze liegt. Die esoterische Tradition spricht in diesem Zusammenhang vom Pars-pro-toto-Prinzip. Heute ist dieses Gesetz auch von der Wissenschaft gut belegt, etwa wenn Genetiker davon ausgehen, dass in jeder einzelnen Zelle die Information für den ganzen Menschen liegt. Aus der Chaosforschung kennen wir die Abbildungen des so genannten Apfelmännchens, der Mandelbrotmenge. Das Faszinierende an dieser Figur ist, dass in jeder Einzelstruktur wieder das Ganze zu finden ist. In der Naturheilkunde gehen wir inzwischen schon sehr vertraut mit diesem Wissen um, wenn wir über die Reflexzonen des Fußes oder Ohres den ganzen Körper behandeln. Eine technische Analogie wären die dreidimensionalen Laserhologramme, wo sich aus jedem Bildteil die ganze Darstellung rekonstruieren lässt.[11]

Nach diesem Gesetz enthält jede kleine Einheit das Ganze, der Tag also die Woche, den Monat, das Jahr, das Leben und die Summe der vielen Leben bis zur Freiheit aus dem Kreislauf der Wiedergeburten. Folglich muss sich auch das Mandalagrundmuster in all diesen Strukturen wieder finden lassen. Tatsächlich kann man aus der Art, wie jemand seinen Tag beginnt, schließen, wie er sein Leben angeht. Auch sprechen wir vom Lebensabend und beziehen dabei den Tag aufs Leben. So wie wir während des Tages ein bis zwei Zentimeter infolge des unter dem Oberkörpergewicht nachlassenden Bandscheibeninnendrucks schrumpfen, sinken wir im Laufe des Lebens unter unserer eigenen Last einige Zentimeter zusammen. In der Nacht regenerieren sich die Bandscheiben wieder weitgehend, sodass wir den nächsten Tag in alter Größe angehen können. Auch über das ganze Leben betrachtet, schrumpfen wir, um uns erst wieder in der Ruhephase danach zu regenerieren.

Als Anfangspunkt des profanen Jahres dient im größten Teil der Welt der erste Januar[12], was in etwa der Wintersonnenwende, dem Tiefpunkt des Jahres, entspricht. Weihnacht ist die tiefste Nacht und damit der zentrale Wendepunkt im Jahr. Diese Umkehr findet statt, lange bevor wir Menschen sie wahrnehmen, ähnlich wie wir auch die Empfängnis selten bewusst bemerken. Nie ist mehr Nacht als in dieser. In diese tiefste heilige (= vollkommene) Nacht und größte Dunkelheit fällt die Geburt des Lichtkeimes. Das entspricht der Empfängnis, bei der die Seele in die Dunkelheit der Körperlichkeit eintaucht, ohne dass die Eltern von ihrer Ankunft wissen.

Von nun an wächst das Licht gleichsam im Geheimen. Alles bleibt noch weitgehend in Dunkelheit gehüllt, unmerklich nehmen die Tage aber bereits zu. Mit dem Frühlingsäquinoktium, das der Geburt und dem Sonnenaufgang entspricht, ist die Tagundnachtgleiche erreicht. Nun wird der Siegeszug des Lichtes allen sichtbar. Die Sonne gewinnt an Kraft, das äußere Wachstum beginnt. Über die Pubertät, die dem jungen Morgen des Lebens entspräche, geht der Aufstieg der Lichtkräfte über die Adoleszenz, den Vormittag des Lebens, bis zum Höhepunkt des Tages und Jahres. Mittag und Sommersolstitium zeichnen sich durch den höchsten Stand der Sonne und das intensivste Licht aus. Es ist der längste Tag, und das stärkste Licht beleuchtet diesen Höhepunkt, die Klimax des Jahres und des Lebens. Es ist Wendezeit, und das entspricht einem grundlegenden Wechsel.

Bisher ging es hinauf, ab jetzt geht es hinab im Lichtkreislauf, auch wenn das noch lange nicht zu merken ist. Der Wechsel der Richtung ist aber unwiderruflich, zur Krise im negativen Sinn kann man es machen, Lebensmitte ist es von allein. Die Peripherie des Mandalas ist erreicht. Das mag westlichen Menschen ungebührlich früh erscheinen, aber es heißt ja andererseits Wechseljahre und nicht Wechseltage. Wir bekommen im Mandalamuster reichlich (Umstellungs-)Zeit, diese Änderung der Lebensrichtung nachzuvollziehen. Wie Weihnachten der Tiefpunkt, ist das Sommersolstitium der Höhepunkt des Jahres.

Nun beginnt die Erntezeit; die große Kraft der Sonne spiegelt sich in den prallen reifen Früchten der Natur. Die bei uns verhassten Wechseljahre sind der wirkliche Höhepunkt des Lebens, die Zeit der Ernte und des Genusses der Früchte des Lebens. Wären wir nicht immer der Zeit voraus, irgendwo weit in der Zukunft verloren, könnten wir diese Phase in vollen Zügen genießen. Erst im frühen Herbst kann jenes ruhevolle Genießen stattfinden, nach dem man sich vielleicht ein Leben lang gesehnt hat. Es darf bis zum Herbstäquinoktium anhalten.

Genuss aber ist nur die eine Seite, auf der anderen bedeutet Ernte auch das Sterben der Ähre. Sie verdorrt auf dem Feld oder wird gedroschen, um *die Spreu vom Weizen zu trennen*. In der Bibel steht dieses Bild für das Bilanzmachen. Im Verschenken ihrer Körner als Samen für neue Pflanzen oder als Nahrung für andere Wesen opfert die Weizenpflanze ihren besseren Teil und erreicht damit für ihn Ewigkeit im Kreislauf des Lebendigen. Die überflüssig gewordene Ähre aber wird später untergepflügt, um auch so noch zum Grundstoff für neues Leben zu werden – beides Sinnbilder für das notwendige Aufgeben des Ego.

Ab dem Punkt der Herbst-Tagundnachtgleiche fällt das Licht gegenüber der Dunkelheit zurück, die Tage werden kürzer als die Nächte. Es geht auf den Lebensabend zu, wobei der Sonnenuntergang und die Abenddämmerung sehr schöne Zeiten sind. Abnehmen ist nun nicht nur körperlich, sondern auch im übertragenen Sinn gefordert. Ballast will abgeworfen werden – es geht ums Abschiednehmen. Im späten Herbst ist in der Natur Abscheiden und Loslassen das beherrschende Thema bis hin zum schließlichen Verscheiden. Das Licht wird immer schwächer, häufig auch das Augenlicht; die äußeren Sinne lassen nach. Die Farben leuchten im Herbst zwar noch einmal im Außen kurz auf, aber nur, um sich dann definitiv zurückzuziehen. Zuerst tritt Grau in den Vordergrund und erfüllt viele mit Grauen. Dann kommt Weiß hervor, die vollkommene Farbe, die alle anderen in sich enthält, und beginnt die Szene zu beherrschen, indem sie alles zudeckt. Zum Abnehmen des äußeren Lichtes kontrastiert das Anwachsen des inneren. War von der Empfängnis bis zur Midlifecrisis Wachsen das Thema, wird danach (Gesund-)Schrumpfen zur Aufgabe, bis am Ende nur noch Wesentliches übrig bleibt. Den Schluss und Anfang zugleich bildet wieder die dunkle Mitternacht, das Wintersolstitium. Es ist Tod und Empfängnis in einem, je nachdem, aus welcher Richtung wir die Tür benutzen.

Der Mondzyklus als Mandala der Entwicklung

In unserer patriarchalischen Gesellschaft sind wir gewohnt, alles nach der Sonne, dem abstrahlenden, männlichen Symbol zu orientieren. Genauso gut könnten wir aber auch den empfangenden und widerspiegelnden Mond, das weibliche Symbol, zu Grunde legen, denn auch der Monat spiegelt das ganze Geschehen. Dann wäre Neumond der Punkt tiefster Dunkelheit, der im Monat der Menstruation, im Jahr dem Winter und im Leben dem Alter und Tod entspricht. Er wird im Leben von der alten, greisen oder weisen Frau, der Groß(en)mutter symbolisiert und steht auch für die Empfängnis (des neuen Lichtkeimes). Das Wiederauftauchen des Mondlichtes bringt die Geburt mit sich. Der zunehmende Sichelmond verkörpert mit seinem Wachstum das Heranwachsen des Kindes und den Frühling bzw. die Jung(e)frau. Dem Halbmond entsprechen die Halbstarken in der Pubertät, dem zu drei Viertel vollen Mond die jungen Bräute. Er beleuchtet die zunehmende Entfaltung der Kräfte, die bei Vollmond ihren Höhepunkt erreichen. Diese Klimax

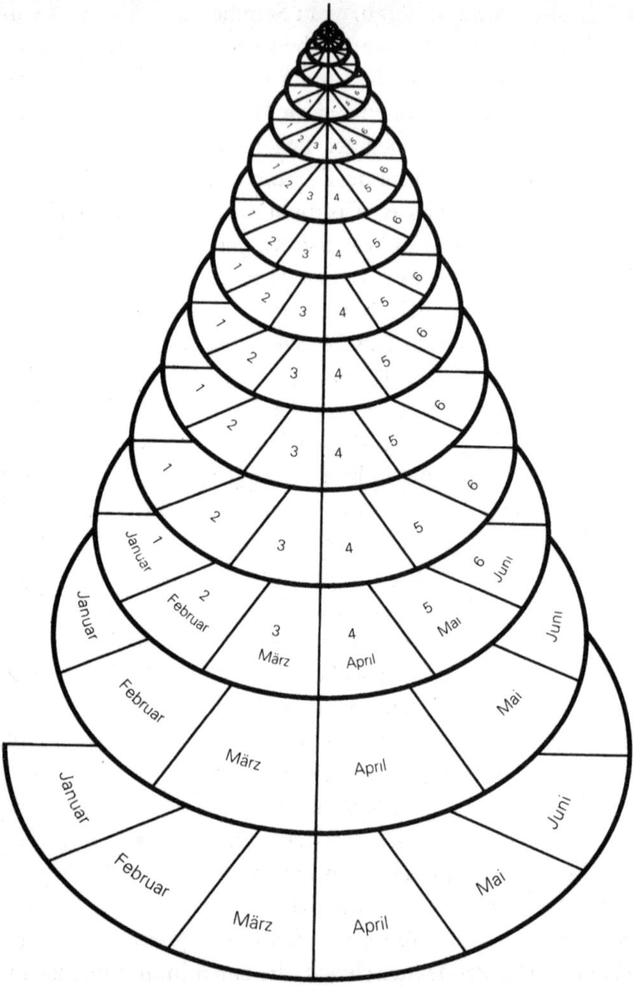

*Der spiralige Jahreskreis mit seinen Monaten,
die ein Jahr über dem anderen formen.*

wird in Bezug auf das Jahr vom Sommer, in Bezug auf ein Leben von der Mutterphase symbolisiert und ist zugleich schon der Punkt der Umkehr, die Lebensmitte. Wer ihn überschreitet, bewegt sich unwiderruflich auf die Wechseljahre zu; das Wachstum wird von jetzt an negativ. Es folgen bis zum abnehmenden Halbmond die Ernte und die Zeit der Integration, aber auch des beginnenden Egoabbaus, was nicht nur in spiritueller Hinsicht, sondern auch im Hinblick auf Kinder zu verstehen ist. Der abnehmende Halbmond versinnbildlicht den Herbst bzw. die weise alte Frau. Vom Halb- bis zum Neumond erreichen wir das Alter, die Periode des Abschiednehmens und Loslassens. Der Neumond schließt den Kreis und beginnt ihn von neuem.[13]

Mit dieser Betrachtung auf der Ebene des Mandalakreises haben wir aber erst eine Dimension, wenn auch eine zentrale, erfasst. Der Kreis entspricht der Wirklichkeit besser als die Gerade, als der Pfeil, das Symbol des Fortschritts, dem wir im Westen nachjagen. Letztlich aber liegt die Wahrheit wie immer in der Mitte. Kulturen, die sich nur auf den Kreis beziehen, drehen sich mit der Zeit im Kreis und erleben keine Entwicklung. Gesellschaften, die nur auf Fortschritt setzen, verlassen die Ordnung und gefährden sich und die Welt. Versucht man Kreis und Pfeil in einem Symbol zusammenzubringen, entsteht die Spirale, das Ursymbol des Lebens. Genau genommen ist sie ein Kreis mit Bewegungsrichtung. Lassen wir sie sich nach oben zu verjüngen und schließlich in der Mitte in einem Punkt enden, haben wir ein perfektes Symbol der Entwicklung.

Jede Umdrehung bildet ein Jahr ab, und die Gesamtheit der Jahreskreise formt die Spirale. Diesem Bild entspricht auch die Erfahrung, dass die Jahre *mit den Jahren* subjektiv kürzer erscheinen. Die Pendelausschläge, die einen immer wieder in die Polarität zwingen, werden dafür geringer, weil sich alles dem Mittelpunkt und damit der Einheit nähert.

TEIL II

1. *Empfängnis und Schwangerschaft*

Wie an dem Tag, der dich der Welt verliehen,
Die Sonne stand zum Gruße der Planeten,
Bist alsobald und fort und fort gediehen
Nach dem Gesetz, womit du angetreten.
So musst du sein, dir kannst du nicht entfliehen,
So sagten schon Sibyllen, so Propheten;
Und keine Zeit und keine Macht zerstückelt
Geprägte Form, die lebend sich entwickelt.

Johann Wolfgang von Goethe,
Urworte. Orphisch

Mein Vater und meine Mutter wünschten ein Kind
und sie zeugten mich.
Und ich wünschte eine Mutter und einen Vater,
und ich zeugte die Nacht und das Meer.

Khalil Gibran

Wir haben heute mehrheitlich Probleme, den Beginn des Lebens festzulegen. Während es für spirituell bewusste Menschen überhaupt nicht beginnt, sondern immer ist und lediglich die Ebene der Manifestation wechselt, glauben materialistisch eingestellte Menschen lieber an einen Beginn nach dem dritten Lebensmonat, was gewisse »praktische« und noch zu betrachtende Möglichkeiten eröffnet.

Auch wenn wir davon ausgehen, dass das Leben wie alles in dieser Schöpfung rhythmisch verläuft und deshalb, einer Schwingung ähnlich, weder Beginn noch Ende hat, ist es für die Untersuchung der Lebenskrisen sinnvoll, die Betrachtung mit dem Beginn des körperlichen Lebens, das heißt mit der Empfängnis, zu beginnen. Sobald sich Ei- und Samenzelle vereinigen, entstehen eine gemeinsame Form und folglich auch ein Inhalt. Parallel zum physischen beginnt das seelische Leben. Mit der Zellteilung setzt auch sofort Wachstum ein. Die kreisrunde weibliche Eizelle und die pfeilförmige männliche Samenzelle kommen zusammen. Wenn aber Kreis und Pfeil sich vereinigen, entsteht symbolisch das Urmuster Spirale, das ja auch sinnlich erlebt wird, wenn sich die Seele in den Körper senkt.

Auf den ersten Blick wird die Empfängnis von vielen Menschen nicht als Krise betrachtet, weil sie zu wenig Wissen darüber haben. Wohl sind wir sehr geschickt in der Empfängnisverhütung, das heißt aber noch lange nicht, dass wir über sie auch Bescheid wissen. Eigentlich wissen wir noch nicht einmal genau, was wir verhüten. Wer nicht an eine Seele glauben kann, meint, mit der Empfängnis lediglich einen physischen Befruchtungsakt zu verhindern.

Aufdeckende Psychotherapien liefern reiches Erkenntnismaterial über diese erste Lebenszeit, die uns früher nur über symbolische Bilder aus Mythos und Religion zugänglich war. Der Intrauterinfotografie Lennart Nilssons verdanken wir bereits aus dieser frühesten Zeit nach der Empfängnis beeindruckende Fotodokumente. Im Rahmen der Reinkarnationstherapie ist es nicht nur möglich, sondern Routine, die Zeit rund um die Empfängnis intensiv wieder zu erleben.

Vor der Empfängnis empfindet sich die Seele in einem Zustand von Ungebundenheit und Weite, Freiheit und Schwerelosigkeit. Zur Empfängnis kommt es, wenn sich aus den noch offenen Lebensaufgaben oder, nach östlicher Anschauung, aus dem Karma der Wunsch nach Verkörperung formt. Die Seele erlebt das als einen Sog, der sie in die entsprechende und einzig in Frage kommende Richtung zieht. Sie erkennt in aller Deutlichkeit die beiden Menschen, die sich in Liebe oder aus welchen Gründen auch immer zusammengefunden haben. Der Moment der eigentlichen Empfängnis wird im Allgemeinen als spiralförmiger Sog empfunden, der die Seele in das körperliche Geschehen zieht. Manchmal führt dieser Weg erst durch den männlichen Körper, manchmal wird der Eintritt gleich in die Gebärmutterhöhle empfunden. Diesen Sturz in die Materie erlebt die Seele als Verlust von Freiheit und Ungebundenheit, als Einengung und letztlich als Schritt in die Gefangenschaft des Körpers mit seinen Begrenzungen. Objektiv hat das winzige Geschöpf noch mehr als genug Raum. Subjektiv, gemessen an der Weite und Offenheit des vorherigen Erfahrungsraumes, wird die Höhle aber als Einschränkung empfunden. Relativ schnell gewöhnt sich die Seele allerdings an den neuen Lebensraum, der warm und weich und bei weitem groß genug für die noch winzige, aber nun stetig wachsende körperliche Form ist. Allmählich entwickelt sich die Wasserwelt innerhalb der Fruchtblase – ein von außen gesehen kleines, für den noch kleineren Körper aber weites Universum. Die Seele nimmt einerseits auch außen noch alles wahr, andererseits fühlt sie sich zunehmend in die mütterliche Welt der *Mater*ie (von lateinisch *Mater* – Mutter) ein.

Die Seele erlebt sehr bewusst mit, wie die Mutter entdeckt, dass sie schwanger ist bzw. dass die Seele da ist, und welche Erfahrungen die Eltern daran knüpfen. Abtreibungsversuche, oder auch nur der Gedanke daran, werden in voller Konsequenz erlebt und können das Gefühl von Geborgenheit und Nestwärme nachhaltig zerstören. Selbst bei Eltern, die ihrem wachsenden Nachwuchs offen und freudig begegnen, kann der starke Wunsch nach einem bestimmten, meist dem männlichen Geschlecht die Situation erheblich belasten. Der Ungewissheit der Eltern und ihrer Hoffnung auf einen Jungen entspricht auf Seiten des ungeborenen Kindes in der Hälfte der Fälle die Gewissheit, die Eltern durch das eigene weibliche Geschlecht enttäuschen zu müssen. In diesem Fall beginnt das Leben draußen in der Polarität nicht nur mit einer Enttäuschung, sondern für das Kind ist auch schon die Zeit im Mutterleib überschattet. Bereits in dieser frühen Phase kann die Basis für spätere Schwierigkeiten mit der eigenen Geschlechtsrolle gelegt werden. Hieraus ergibt sich, dass die heute mittels Ultraschall mögliche frühzeitige Geschlechtsbestimmung auch Vorteile haben kann, denn sie gibt manchen Eltern die Chance, sich früher mit dem Geschlecht ihres Kindes auszu*söhnen*.

Hat sich die Seele nicht »eingeschmuggelt«, sondern ist sie einer offenherzigen Einladung beider Eltern gefolgt, wird diese erste Zeit ungetrübt erlebt und ist dann von überwältigenden Erfahrungen geprägt. Ozeanische Gefühle von Unbegrenztheit und freiem, schwerelosem Schweben in der inneren Wasserwelt herrschen vor und fördern ihrerseits das Einheitsgefühl, das die ganze Welt (der Mutter) umfasst. Die Grenzenlosigkeit des äußeren Universums wird nun innen wieder erlebt, wobei innen und außen für die Seele noch weitgehend eins sind. Empfindungen von Vertrauen und Geborgenheit begleiten das Wachsen und wärmen dieses erste Nest der Kindheit. Alles Notwendige fließt dem kleinen, aber schon vollkommenen Wesen unaufgefordert zu. Über die Nabelschnur wird es im Idealfall mehr als ausreichend versorgt und braucht dafür nicht das Geringste zu tun.

Es ist jene Zeit, auf die die Schlaraffenlandphantasien der Erwachsenen zurückgehen. Das Land, in dem uns Milch und Honig einfach zufließen – es existiert wirklich, ganz zu Anfang im Mutterleib. Das Leben in der noch geräumigen Fruchtblase hat etwas Traumhaftes. Nirgends stößt das Kind an harte Grenzen, alles ist weich und in sanfter, wiegender Schwingung. Der rhythmische Herzschlag der Mutter gibt die Geräuschkulisse zu einer freischwebenden, sorgenfreien Existenz voller Gleichklang zwischen Mutter und Kind. Es herrscht Harmonie zwischen innen und außen. Die Farben sind warm wie das Wasser, die weichen Grenzen dieses frühen Universums geben jeder sanften Bewegung elastisch nach. Die Sinne sind noch nicht gefordert und wohl gerade deswegen besonders wach und empfänglich. Ist auch noch die äußere Situation der Mutter in Ordnung und lebt sie in Einklang mit ihrer Umwelt, ist das ein zusätzlicher Harmoniefaktor für das wachsende Kind. Aber selbst wo das nicht der Fall ist, kann eine bewusste Mutter ihr Kind gegen äußerliche Bedrängnisse weitgehend abschirmen, indem sie gefühlsmäßig bedingungslos zu ihm steht.

Diese Phase der Geborgenheit ist so angenehm, dass sich Erwachsene nach ihr zurücksehnen, und so wichtig, dass sie zeitlebens gesucht wird, wenn sie zu Beginn des Lebens zu kurz war oder ganz ausfallen musste. Der so genannte Samadhi-Tank nach John Lilly versucht Erwachsenen diese Erfahrung nachzuliefern. In einer großen künstlichen »Gebärmutter«, die von außen fatal an einen Sarkophag erinnert, nimmt eine körperwarme Salz-Wasser-Lösung das erwachsene Baby auf und lässt es schweben. Es ist ähnlich dunkel wie in der echten Gebärmutter, und auch die intrauterine Geräuschkulisse lässt sich nachahmen. Nach kurzer Zeit wird der Sarkophag (griechisch: *sarx* = Fleisch, *phagein* = essen) wirksam, zwar isst er das Fleisch nicht auf wie jener am Ende des Lebens, aber er nimmt ihm all seine Schwere: Man spürt den Körper nicht mehr. In dieser Hinsicht dürfte er den Einweihungssarkophagen der Antike nahe kommen, die ebenfalls die Aufgabe hatten, den Neophyten[1] von den Bindungen der Körperlichkeit zu lösen. In der

Schwerelosigkeit des Samadhi-Tanks können jene ozeanischen Gefühle von Grenzenlosigkeit auftreten, die so wichtig und prägend für unsere Entwicklung sind. Erfahrungen des Schwebens im freien Weltenraum sind ebenso möglich wie Regressionen in die Welt des Mutterleibes und zeigen die Analogie von Mikrokosmos und Makrokosmos.

Allerdings können solche Erlebnisse im Samadhi-Tank auch ins Gegenteil umschlagen und zu einem wahren Horrortrip werden, dann nämlich, wenn die entsprechende Lebensphase von Schrecken erfüllt war. Menschen, die in dieser frühen Zeit mit spitzen Abtreibungswerkzeugen oder überhaupt ums Überleben kämpfen mussten, fühlen sich im Tank nicht selten ebenfalls bedroht. Wenn die Erlebnisse auch nicht zwingend wieder in ihrer konkreten Ursprünglichkeit auftauchen, kommt zumindest die bedrohliche Stimmung von damals erneut auf.

Nach den Erfahrungen der Psychotherapie müssen wir annehmen, dass sich in dieser frühen Zeit im Mutterleib jenes für die spätere Entwicklung so entscheidende Lebensgefühl bildet, das wir Urvertrauen nennen. Wenn diese frühe Zeit von Bedrohung überlagert wird, kann sich dieses Grundgefühl nicht ausbilden und fehlt unter Umständen ein Leben lang. Es ist durch nichts wirklich zu ersetzen. Sein Mangel kann im späteren Leben mit äußeren Maßnahmen bestenfalls notdürftig kompensiert werden. Durch eigene Leistung geschaffene Absicherungen können Selbstsicherheit geben, aber Urvertrauen nur vortäuschen und letztlich nicht ersetzen. Schon eher vermögen Regressionserfahrungen in Therapiesitzungen solch ein Defizit zu füllen. Erfahrungen innerer Geborgenheit sind diesbezüglich immer hilfreich, auch wenn sie in ganz anderem Kontext und sogar im Wiedererleben von früheren Inkarnationen gemacht werden.

Die Ehrfurcht vor dem Wunder der Verkörperung des Lebens ist uns in unserer hoch technisierten und vom Machbarkeitswahn erfüllten Gesellschaft fast abhanden gekommen. So sehen wir auch diese erste Zeit vor allem unter materiellen Gesichtspunkten. Familienplanung und Effizienzgedanken beherrschen das Feld, das eigentlich nach Gefühlen und Emotionen verlangt.

Unter den Gesichtspunkten rationaler Planung und der allgegenwärtigen Frage nach den Kosten ist es eigentlich ein Wunder, dass wir überhaupt noch Kinder bekommen. Denn meistens ruinieren sie ehrgeizige Pläne und verlangen materielle Opfer. Das Kindergeld ist dabei eher als Trostpflaster gedacht für jene, die wider besseres Wissen das »Opfer des Kinderkriegens« auf sich nehmen. Der Egoismus der Gesellschaft spiegelt den ihrer Individuen, und so verwundert es nicht, wenn wir das Ganze immer nur aus der Sicht von Erwachsenen sehen und die Sicht der Kinder bzw. Seelen nicht nur meiden, sondern vielfach auch schon als Möglichkeit abstreiten.

Selbst wenn wir noch genügend Einfühlungsvermögen besitzen, um den kollektiven Abwehrzauber der Verhütung als eine Behinderung der Seelen bei der Verkörperung zu durchschauen, neigen wir sehr schnell dazu, wieder nur die *bereits empfangene* Seele im Auge zu haben. Die Perspektive der *Empfängnis anstrebenden* Seele stellt sich jedoch völlig anders dar. Wir entdecken plötzlich, dass sich hinter unseren geläufigen technisch-medizinischen Ausdrücken viel Leid verbirgt.

In einer modernen Industriegesellschaft einen Empfängnisplatz zu ergattern ist aus Seelensicht ein fast aussichtsloses Unterfangen. In der für die Empfängnis günstigsten Zeit, das heißt in den Zwanzigerjahren der Frau, haben die meisten jungen Leute ganz andere Pläne und Wünsche, als ausgerechnet Kinder aufzuziehen. Die Empfängnisverhütungsmethoden der modernen Medizin sind hier hilfreich und inzwischen so gut, dass kaum eine Seele den Abschirmungskordon aus Gummilagen und spermizidem Schaum durchbricht. Oft scheitert sie auch in einer chronisch entzündeten Gebärmutter, die durch absichtliche Einlagerung eines Spirale genannten Fremdkörpers unbewohnbar gemacht wurde. Möglicherweise sind auch die notwendigen Reisewege durch Minipillen hormonell unpassierbar gemacht, sodass kein Durchkommen ist. Vielleicht wird die Empfängnis auch auf höchster Ebene durch die Hormone der klassischen Antibabypille verhindert, die – nomen est omen – sich derart gegen Babys richtet, dass sie eine Schwangerschaft vortäuscht und so andrängende Seelen fälschlicherweise enttäuscht. Ist »es« trotz allem doch einmal passiert, mag ein nachträglicher Hormonschock dafür sorgen, dass die Seele fluchtartig das Weite suchen muss. Pille davor und danach, Pessar und Spirale sind uns vertraute Worte und Gebrauchsgegenstände. Dabei ist es nur der Zeitfaktor, der uns damit so locker umgehen lässt. An eine Antimenschenpille mögen wir nicht einmal denken, nur ganz am Anfang des Lebens leisten wir uns derartige Direktheit.

Solche Überlegungen mögen andeuten, dass das Leben bei uns vielfach mit einer Krise beginnt. Erzählt eine moderne Frau ihrem Gynäkologen, dass sie schwanger ist, fragt er unter Umständen zuerst, ob sie das Kind bekommen will. Das an sich ist schon Ausdruck einer Krise im Sinne von Entscheidung. Diese kommt erstmalig auf uns moderne Menschen zu. Die meisten unserer Vorfahren hatten das Gefühl, dass sie ihnen nicht zustünde. Wir aber glauben nun, ein *Recht* zu haben, hier in unserem Sinne korrigierend einzugreifen.

Eine Seele, die die oben beschriebenen Barrieren gemeistert hat, kann sich ihres so hartnäckig ergatterten Empfängnisplatzes in der Wohlstandsgesellschaft folglich noch lange nicht sicher sein. Während wir wilden Tieren in diesen besonderen Zeiträumen so genannte Schonzeiten einräumen, kennen wir diesen Brauch bei unseren eigenen »Jungen« nicht. Für sie beginnt nun eine dreimonatige Probezeit, während der sie jederzeit zur Vertreibung mit Todesfolge freigegeben werden können. Was aus unserer Sicht praktisch ist und uns ein Gefühl von Freiheit und Unabhängigkeit gibt, ist für die Seele eine Zeit äußerster Bedrängnis, die in späteren Therapiesitzungen entsprechend schrecklich erlebt wird. Unser Nicht-sofort-entscheiden-Wollen beschert dem völlig abhängigen Wesen in der Gebärmutter eine nur schwer vorstellbare seelische Foltersituation. Für viele Kinder endet das Leben, das gerade erst Form angenommen hat, auf dieser Ebene auch schon wieder. Das kleine Geschöpf kämpft zwar verzweifelt gegen die Bedrohung, indem es in die hinterste Ecke seiner Höhle flüchtet, aber was in früheren Zeiten noch gewisse Erfolgsaussichten hatte, erwirkt gegen die modernen Abtreibungstechniken kaum mehr als einen quälenden Aufschub.

Dieses vieltausendfache und routinemäßige Ende zu beschreiben ist tabu. So etwas tut man nicht. Stattdessen übergeht man es stillschweigend, und schließlich kann auch nicht schlimm sein, was legal ist. Gerade Tabus enthüllen aber die Probleme einer Gesellschaft besonders deutlich und entlarven die Krisen, bei denen sich ihre Mitglieder nicht zu helfen wissen. Um die Empfängnis als Krise zu erkennen, ist es einfach wichtig, sich auch das Vorgehen, wie sie wieder rückgängig gemacht wird, vor Augen zu führen.

Im dritten Monat ist das kleine Menschenwesen als solches klar zu erkennen; es hat alle Glieder und Sinne und vollkommen angelegte Organe. Die Abbildungen 2 und 3 in der Buchmitte zeigen Kinder in diesem Zeitraum. Auch die noch vorherrschende Transparenz der körperlichen Strukturen wird deutlich. Dieser entspricht die transzendente Wahrnehmung der ersten Zeit. Das noch nicht so tief in der Grobstofflichkeit verankerte Kind kann die feinstofflichen Zusammenhänge des Lebens noch weit besser erfassen als Erwachsene. Es erspürt zum Beispiel ganz selbstverständlich die Gedanken seiner Mutter und ihrer nahen Umgebung.

In dieser Situation erlebt das Kind auch völlig klar, wie Gegenstände mit lebensbedrohlicher Absicht in seine vollkommene Welt eindringen, die schützende Hülle durchbohren und das Wasser als Lebenselement dieser frühen Zeit ablassen. Das so aufs Trockene und damit in Angst und Schrecken versetzte Kind wird anschließend auf zweierlei Arten hingerichtet. Während sich seine Mutter in die Bewusstlosigkeit der Narkose geflüchtet hat und der Vater praktisch immer durch Abwesenheit glänzt, gehen heute Gynäkologen, früher so genannte Engelmacher, an ihr nun zwar legales, aber immer noch blutiges Handwerk. Nachdem das Wasser des Lebens abgeflossen ist, zerstören sie den kleinen Körper mit brachialer Gewalt. Mit einem so genannten scharfen Löffel werden die zerschnittenen und zerkleinerten Teile als blutiger Brei aus der mütterlichen Höhle geschabt. Zum Schluss wird noch der Mutterkuchen von der Wand der Gebärmutter gekratzt.

Bei der zweiten, heute gebräuchlicheren Art wird das kleine Wesen mitsamt seinem Fruchtwasserreich, der Nabelschnur und der versorgenden Plazenta abgesaugt. Was durch das Staubsaugerprinzip viel sauberer erscheint als die erste Methode, ist bei genauer Betrachtung nicht weniger brutal. Unter enormem Druck wird das Kind im wahrsten Sinne des Wortes bei lebendigem Leibe zerrissen. Das im Mittelalter übliche Vierteilen wird hier mit technischer Perfektion noch weit überboten.

Erfahrungen mit der Reinkarnationstherapie[2], die sich naturgemäß vor allem auf die zuerst genannte ältere Technik beziehen, lassen leider keinen Zweifel daran, dass das ganze Geschehen vom Kind bei vollem Bewusstsein durchlitten wird. Dass das Kind die für uns unvorstellbaren Qualen mitbekommt, ist sogar aus schulmedizinischer Sicht leicht einzusehen, da ja die Narkose der Mutter das Kind nicht mitbetäubt, wie zahlreiche Kaiserschnitterfahrungen belegen.

Selbst wenn ein Kind die ersten drei völlig schutzlosen Monate körperlich heil übersteht, weil sich seine Eltern über seine Ankunft freuen, ist es noch lange nicht sicher. Sind seine Eltern schon älter oder auch nur ängstlich oder von der schrecklichen Art neuer Verantwortlichkeit befallen, können sie den Gynäkologen erlauben, den schwangeren Bauch *probeweise* anzustechen. Bei der Amniozentese wird Fruchtwasser gewonnen, bei der Chorionzottenbiopsie Blut aus dem Bereich des Mutterkuchens. Was uns bereits Geborenen als ein sehr geschickter medizinischer Schachzug imponieren mag, sieht aus Sicht des ungeborenen Kindes wiederum anders aus.

Während ein überdimensional großer Speer seine schützende Hülle durchbohrt und in seine heile Welt eindringt, wird es voller Angst im äußersten Winkel seines Nestes Schutz suchen. Diese Fluchtbewegung, die Gynäkologen über Ultraschall auch schon beobachten konnten, ist nach Aussage eines Frauenarztes der Grund für die relativ geringe Komplikationsrate bei diesen Untersuchungen. Tatsächlich werden die Kinder selbst dabei nur selten angestochen; die meisten Probleme ergeben sich aus der »notwendigen« Verletzung der Fruchtblase. Dieser mit Stolz bezüglich der raffinierten Untersuchungsmethoden und ihrer Ungefährlichkeit vorgetragene Befund verrät doch nebenbei die Panik, in die solche Speertechniken das Kind versetzen. Eine eigenartige Situation, wenn man bedenkt, dass sich die Geburtshilfe angeblich um das Wohl des Kindes dreht. Die Idee hinter solchen Untersuchungen ist natürlich, etwaigen erbgeschädigten Nachwuchs so frühzeitig zu identifizieren, dass er noch abgetrieben werden kann, was in solch einem Fall bis zum fünften Monat legal ist.

Dieselben Untersuchungstechniken werden – aus unserer Sicht – in Indien gröblich missbraucht, wo man sie nicht so sehr benutzt, um erbgeschädigten, sondern um ganz allgemein weiblichen Nachwuchs zu verhindern. Da Mädchen von vielen Indern immer noch als Schaden angesehen werden, wird in diesen »Fällen« ebenfalls rechtzeitig abgetrieben. Was hier zu Lande einige Informierte erregt, wird in Indien als eine der wenigen funktionierenden Verhütungsmethoden stillschweigend akzeptiert. Der Unterschied zu uns ist bei ehrlicher Betrachtung auch nur relativ. Stört die Inder schon das falsche Geschlecht, schreiten wir erst bei Chromosomenfehlern ein, die zu Behinderungen des Kindes führen, oder auch bei Organmissbildungen, die wir frühzeitig per Ultraschall entdecken. In beiden Situationen erdreisten wir uns zu entscheiden, welches Leben wertvoll genug ist, um unser Leben zu teilen. Wir machen uns zu Herren über Leben und Tod. Wo das einmal hinführen kann, macht eine *Spiegel*-Umfrage aus dem Jahr 1993 deutlich. Danach würden achtzehn Prozent der Schwangeren in Deutschland ihr Kind bereits abtreiben lassen, wenn der Verdacht bestünde, es könnte an Fettsucht leiden.

Abtreibungen bis zum fünften Monat gehen allerdings technisch nicht mehr so leicht vonstatten wie oben beschrieben, denn dafür sind die Kinder nun schon zu groß. Sie müssen jetzt – lange vor der Zeit – auf natürlichem Weg geboren werden. Solche Geburten bekommen auch für die Mütter brutalen Charakter, da der ganze Körper unvorbereitet ist und nur durch starke Wehenmittel bezwungen werden kann. Solche Geburten sind so hart, dass die Kinder sie nicht überleben, was natürlich der Sinn der schrecklichen Übung ist. Für die Mutter wäre es sicherlich schonender, bis zum natürlichen Geburtstermin zu warten, wo sich der Gebärmuttermund von allein öffnet und alle Gewebe in Erwartung der Geburt weicher und bereiter sind. Dann allerdings wäre auch das für inakzeptabel erklärte Kind da, und vor allem wäre es jetzt dem Schutz des Gesetzes unterstellt. Jetzt könnte man es nicht mehr so einfach umbringen, und deswegen macht man es wohl lieber vorher unter großen Strapazen.

Aus der Sicht des Ungeborenen stellt sich das Ganze naturgemäß noch schrecklicher dar: Bereits der Lanzenangriff muss als Misstrauensbeweis der Eltern empfunden werden, die einen eben nicht bedingungslos annehmen, sondern nur, wenn man den Erwartungen entspricht und ihnen nicht zu viel zumutet. Nach der Probebohrung beginnt für das Kind eine mindestens so schreckliche Wartezeit wie für die Eltern. Genetiker sitzen nun zu Gericht über sein weiteres Schicksal. Im Zweifelsfall wird bei dieser Art von Gerichtsverfahren gegen den Angeklagten, das zur Disposition stehende Kind, entschieden. Die gegebenenfalls eingeleitete frühzeitige Geburt ist für das auf diese Weise hingerichtete behinderte Kind eine unbeschreibliche Grausamkeit, an der künftige Generationen diese Zeit messen werden, die manche allen Ernstes für aufgeklärt halten. Die Mehrheit der Menschen macht sich heute über diese Vorgänge keine Gedanken, denn würde sie es tun, könnte sie unsere moderne Gesellschaft wohl schwerlich weiter als human empfinden.

Fruchtwasseruntersuchungen nehmen aus verschiedenen Gründen rapide zu. Ein nicht zu unterschätzender Grund ist, dass wir auch praktisch tun wollen, was wir theoretisch können. Der offizielle Grund ist das steigende Alter der Eltern, mit dem das Risiko der Erbschäden wie Trisomie 21 oder Morbus Down (im Volksmund »Mongolismus«) steigt. Da wir aber solche Schwierigkeiten haben, uns zu entscheiden, und in den dafür besten Jahren Kinder scharenweise verhüten, in der Torschlusspanik vor vierzig dann aber das Versäumte schnell noch nachholen wollen, steigt das Durchschnittsalter der Schwangeren und damit die Notwendigkeit von Amniozentesen, jedenfalls aus *gynäkologischer* Sicht. Logisch ist diese Sicht aber nur für Menschen, die sich so weit von Religion und Weltverständnis entfernt haben, dass sie mit der Wissenschaft glauben, das Schicksal betrügen zu können. Wenn das auch der derzeit am weitesten verbreitete (Aber-) Glaube ist, lässt er sich doch durch kein einziges Beispiel aus der profanen oder religiösen Geschichte der Menschheit belegen.

Von der inhaltlichen Be-Deutung ließe diese Häufung von Erbschäden bei Kindern älterer Eltern darauf schließen, dass solche Lernaufgaben und Herausforderungen vom Schicksal in besonderem Maße als reifer erachteten Menschen[3] zugemutet werden. Aus Schicksalssicht geht es ja vor allem darum, uns Menschen auch durch Härten und Herausforderungen zum Lernen zu bringen, so wie es aus Sicht der wissenschaftlichen Medizin gerade darum geht, uns möglichst alle Härten und Herausforderungen zu ersparen. Dass die Medizin dabei so weit im Gegenpol agiert und immer brutalere und härtere Konsequenzen heraufbeschwört, ist über die Schattentheorie verständlich, frei nach den Worten, die Goethe Mephisto in den Mund legt: »Ich bin ein Teil von jener Kraft, die stets das Böse will und stets das Gute schafft.« Die Wissenschaft ist diesbezüglich aber auf dem Gegenpol, sie will stets das Gute und schafft doch oft zielsicher das Böse.

Ganz oberflächlich betrachtet, bedeutet die Zunahme der Risikoschwangerschaften aus schulmedizinischer Sicht, dass es immer gefährlicher wird, in einer Wohlstandsgesellschaft zu inkarnieren. Dafür aber sorgen schon die Schulmedizin selbst und eine Gesellschaft, die immer weniger Skrupel gegenüber dem Leben kennt. Womit sich der Kreis wieder schließt. Heute gilt geradezu als verantwortungslos, wer moderne Untersuchungsmöglichkeiten wie die Amniozentese verweigert. Verantwortungsvoll[4] im Sinne dieser Gesellschaft ist, wer weder sich noch der Gesellschaft irgendwelche Herausforderungen zumutet. Wir wollen alle Härten verhindern, und sei es durch die Verhinderung des Lebens.

Begrüßungsrituale kontra Lebensmissachtung

Gesamtgesellschaftliche Alternativen zur gegenwärtigen Abtreibungspraxis sind im Augenblick kaum sinnvoll zu verwirklichen, jedenfalls nicht auf den Ebenen, die der Machergesellschaft zugänglich sind. Außerdem ist die Mehrheit der Bevölkerung in den modernen Industriestaaten offenbar mit dem erreichten Stand zufrieden. Das daraus erwachsene Leid trifft die Kinder zu Beginn des Lebens, wo sie noch nicht stimmberechtigt sind. Bei genauerer Betrachtung ist dieses Modell der Protektion, die Abwälzung der eigenen Probleme auf andere, das bestimmende Element der ganzen Gesellschaft. Um das zu ändern, wäre ein enormer Schritt in Richtung Eigenverantwortung *not*wendig, der augenblicklich außer Reichweite erscheint. So würde etwa ein neuerliches Verbot der Abtreibung beim derzeitigen Bewusstseinsstand der Bevölkerung lediglich den Schauplatz des Gemetzels wieder aus den Operationssälen in die Hinterzimmer der Engelmacher verlegen. Zu der vorsätzlichen Zerstörung des kindlichen Lebens käme noch die Bedrohung des mütterlichen Lebens hinzu. Abtreibungen kann man erfahrungsgemäß nicht sinnvoll verbieten, sie verbieten sich bei einem gewissen Bewusstseinsstand von selbst. Liegt der außer Reichweite, gibt es keine menschenwürdige Lösung.

Nur ein Bewusstseinswandel, der wieder zur generellen Achtung des Lebens führt, könnte die gesellschaftliche Situation verändern, und das ginge nur auf der Basis vieler Einzelner, die ihre Verantwortung für das Leben entdecken, ohne dabei auf staatliche Unterstützung zu rechnen. So hart es klingen mag, bleibt im Augenblick nur das Fazit, dass die Bevölkerungsmehrheit ihre Bequemlichkeit höher einschätzt als das kindliche Lebensrecht. Das bedeutet zum Beispiel auch, dass diese Gesellschaft ihre Frauenärzte nötigt, ständig den Eid des Hippokrates zu brechen, der eigentlich für alle Ärzte verbindlich wäre. Das schlechte gesellschaftliche Gewissen kommt in so widersprüchlichen Momenten zum Tragen, wo ein Arzt, der sehr offen abtreibt, bei Missachtung einiger Gesetze, die das Procedere der Abtreibung regeln, mit Berufsverbot und Gefängnis bestraft wird. Andererseits ist die Situation aber bereits so weit eskaliert, dass ein Arzt, der seinen Eid halten will, bei uns kaum noch Frauenarzt werden kann.

Tatsächlich wird niemand Gynäkologe, um abzutreiben. Geburtshelfer würden die Geburtshilfe der Sterbehilfe vorziehen. Da aber vielerorts inzwischen mehr Abtreibungen anfallen als Geburten, müssen die Mediziner während ihrer Facharztausbildung beides machen. Wer sich dem einen Pol verweigern würde, könnte kaum damit rechnen, dass ihm die Geburtshilfe überlassen bliebe, während andere noch mehr Sterbehilfe leisten müssten, zumal diese am Anfang des Lebens einen ebenso unangenehmen Beigeschmack wie am Ende hat, wo sie *noch* verboten ist. Hier kommt ganz deutlich das Schattenthema der Medizin – der Tod – zum Zuge, und die Ärzte arbeiten ihm, wenn auch unbewusst, direkt zu.

Alternativen für einzelne bewusste Menschen sind dagegen nicht nur denkbar, sondern werden zunehmend verwirklicht. Zwar ist es nicht möglich, sich dem Feld der pragmatischen Lebensmissachtung ganz zu entziehen, aber individuelle Freiräume bieten sich doch an und lassen sich mit eigenen Ritualen füllen. Diesbezüglich ist es sinnvoll, sich dem von der Gesellschaft und der offiziellen Gynäkologie geschaffenen Feld so weit als irgend vertretbar zu entziehen. Es gibt inzwischen wieder Frauenärzte, die ihre Aufgabe darin sehen, ihre ärztliche Mitwirkung bei Geburten auf das Notwendigste zu beschränken, und vor allem Hebammen, die sich von den Zwängen moderner Hightechmedizin distanzieren, ohne deren Möglichkeiten zu ignorieren.

In solch einem Freiraum wäre es möglich, auf den geistigen Spuren der Indianer die Entdeckung der Schwangerschaft zu einem Fest zu machen und zum Beispiel ebenfalls eine Einweihung in die vier Elemente zu vollziehen. Die große Chance besteht darin, dass nach wie vor auch bei uns zuerst nur die Mutter und nach ihrer Entscheidung der Vater in das Geheimnis eingeweiht wird. Bevor man irgendeinen Mediziner daran teilhaben lässt, könnten schon die richtigen Weichen gestellt werden. Da entsprechende Rituale in unserer Gesellschaft sowieso kein Feld haben, sind die Eltern völlig frei, ihrem Kind diese Welt zu zeigen, die es sich ausgesucht hat.

Die Einweihung in die Welt der Wasser, deren Teil das Ungeborene in dieser Zeit vor allem ist, könnte eine Urlaubswoche am Meer sein oder in einer Seenlandschaft, die der Seelenlandschaft des wässrigen Elementes nahe kommt. Die Einweihung ins Erdreich könnte eine Zeit auf einem Bauernhof oder der Besuch von Höhlen unterstützen. Jene ins Reich der Luft ließe sich – tief atmend – auf einer Bergspitze an einem windigen Tag erleben, die Welt des Feuerelementes mithilfe der Sonne erschließen.[5] Natürlicherweise rückt das Kind mit Entdeckung der Schwangerschaft in den Mittelpunkt, und solche besonderen Zeiten, in denen dem Ungeborenen die Welt näher gebracht wird, sind Einweihung im ursprünglichen Sinn. Natürlich sind sie auch für die Mutter von großer Bedeutung, da auch sie ihre Rolle in der Welt neu finden muss, und dabei kann genügend Zeit eine ganz wesentliche Hilfe sein. So bereitet man nicht nur das Kind auf seine zukünftige Welt vor, sondern auch diese auf das Kind. Tatsächlich ist es den Indianern in ihren Ritualen wichtig, dass auch die Welt Botschaft von dem Neuankömmling erhält, und so stellen sie es jedem Element in einer kleinen Zeremonie vor. Ein Kind, das schon in dieser frühen Zeit mit elterlicher Hilfe eine Beziehung etwa zum Großvater Feuer aufnimmt, wird auch später mit diesem Element auf vertrautem Fuß leben. Auch wenn wir dergleichen rational nicht nachvollziehen können, demonstrieren verschiedene archaische Kulturen, dass solche Dinge gut funktionieren.

So weit sind wir von solchem Wissen gar nicht entfernt, denn auch bei uns machen viele Eltern die Erfahrung, dass Erlebnisse während der Schwangerschaft prägenden *Einfluss* auf ihr Kind haben. Nicht nur das Kind beeinflusst die Mutter und verschafft ihr zum Beispiel Appetit auf Dinge, die sie bisher eher vermieden hat, auch die Vorlieben der Mutter können sich offenbar in späteren Neigungen des Kindes niederschlagen. Selbst bei ganz profanen Beschäftigungen lassen sich solche Beobachtungen machen. Ist die Mutter während der Schwangerschaft viel und gern Auto gefahren oder geflogen, kann das Kind später häufig gut mit diesen Reisearten zurechtkommen.

Sicherlich spielt bei alldem eine entscheidende Rolle, wie bewusst die Mutter das Kind an ihrem gemeinsamen Leben teilhaben lässt, denn es erlebt sich ja noch als völlig eins mit der Mutter, ihren Wahrnehmungen und Gefühlen. Eine Mutter, die die Schwangerschaft verdrängt und ihrem normalen Leben nachgeht, ohne viel an das Kind zu denken, schließt es weitgehend vom gemeinsamen Erleben aus. Die ersten Erfahrungen der kindlichen Welt sind in einem viel stärkeren Maße, als Erwachsene sich das vorstellen können, von Gefühlen und Gedankenverbindungen geprägt. Diesbezüglich ausgeschlossene Kinder müssen sich auf die intrauterinen Erlebnisräume beschränken und bekommen nur die stärkeren Stimmungsschwankungen der Mutter mit und jene Dinge, die direkt mit ihnen zu tun haben. Der Weg zum Ungeborenen, wie ja auch zum Neugeborenen und Kleinkind, führt vor allem über die Gefühle.

Sogar der Überfall mithilfe des neugierigen Ultraschallauges ließe sich zu einem bewussten Begrüßungs- und Vorstellungsritual mit erstem Fototermin umgestalten. Der Unterschied liegt einfach in der inneren Haltung der Beteiligten. *Ein* bewusstes Ritual könnte dann vielleicht auch reichen, und man müsste nicht dauernd wieder nachschauen und Fotos machen, nur weil ein entsprechender Apparat existiert. Ein wachsendes Samenkorn wird ja auch nicht dauernd ausgegraben und auf seine Wachstumsfortschritte kontrolliert.[6]

Die ideale Haltung, um dem Kind eine gesunde Grundlage zu geben, wäre ein bewusstes neunmonatiges Einweihungsritual in seine zukünftige Welt. Das könnte die Einführung in das Reich der Musik beinhalten und Konzerte umfassen, die bewusst zu zweit bzw. zu dritt besucht werden. Naturgemäß können die Eltern am besten in jene Bereiche einführen, die ihnen selbst nahe und vertraut sind. Andererseits wäre gerade die Schwangerschaft eine schöne Gelegenheit, sich selbst und dem Kind auch neue Welten zu erschließen. Natürlich werden diese neun Monate der Vorbereitung nicht ein einziger Urlaub sein können. Aber das ist auch nicht notwendig, da sich Einweihungen nicht nur auf die schönen Seiten des Lebens beziehen, sondern genauso Pflichten und sogar Krankheiten beinhalten können, wie die Einweihungskrankheiten der Schamanen zeigen.

Es wäre die ideale Gelegenheit für die Mutter, ihre in dieser Zeit sowieso wachsende Sensibilität zu nutzen, Kontakt zur inneren Stimme und zum inneren Arzt aufzunehmen und über diesen Weg eine zusätzliche Verbindung zum Kind zu bekommen. Müttern, die über Meditationen und innere Reisen Zugang zur eigenen Seelenlandschaft haben, fällt es meist leicht, auch die Gefühlsäußerungen ihres ungeborenen Kindes zu erlauschen.[7] So könnten das Gefühl der Mutter und ihre inneren Bilder diese Phase und ihre Rituale beeinflussen. Selten wird es eine günstigere Zeit geben, das alltägliche Leben zu einem einzigen bewussten Ritual zu machen.

Schwangerschaftsprobleme

Geruchsempfindlichkeit

Die in die Schwangerschaft fallenden typischen Probleme zeigen die Schattenseite der gerade aufgeführten Möglichkeiten. Geruchsempfindlichkeit, die die oft zusätzlich vorhandene Übelkeit bis zur Unerträglichkeit verstärken kann, ist eine unerlöste Variante zunehmender Sensibilität. In ähnliche Richtung deutet wachsende Empfindlichkeit, die als gesteigerte Empfindsamkeit und Empfindungsfähigkeit auch eine positive Seite hat. Wenn der Schwangeren alles oder doch vieles *stinkt*, liegt darin auch die Chance, für eine passendere Atmosphäre zu sorgen und sich dabei mehr auf den eigenen guten Riecher zu verlassen als auf andere Sinne. Eng mit dem Geruchs- ist der Geschmackssinn verbunden, und auch hier sind vielfältige Veränderungen möglich. Ganz offensichtlich zielt der Geschmackssinn darauf ab, für die beste materielle Versorgung des heranwachsenden Kindes zu sorgen. So wie wir heute essen, ist eine radikale Neubesinnung für viele Mütter und ihre Babys dringend notwendig.

Zurzeit behandeln die meisten Menschen ihr Auto besser als ihren Körper. Dieselben Leute, die nichts dabei finden, billige Nahrungsmittel und fragwürdige Sonderangebote, ja erwiesenermaßen gefährliche Genussgifte zu sich zu nehmen, würden sich hüten, ihren Autos minderwertiges Benzin oder altes Öl zuzumuten. Wer würde schon Normalbenzin tanken, nur weil es billiger ist oder er näher an der entsprechenden Zapfsäule steht, wenn er weiß, dass sein Wagen Superbenzin braucht. Beim eigenen Essen bestehen diesbezüglich kaum Hemmnisse, und so ist eine gesteigerte Empfindlichkeit der Geschmackssinne überfällig. Wer mittelprächtige Nahrungsmittel an Stelle von hochwertigen Lebensmitteln zu sich nimmt, schadet nicht nur der eigenen Gesundheit, sondern vor allem der des wachsenden Kindes, das noch weit mehr auf Qualität angewiesen ist.[8]

Genussmittel

Bei Genussmitteln wird das besonders offensichtlich. Da jede einzelne Zigarette die Durchblutung im mütterlichen Organismus drastisch reduziert, wird auch die Energie- und Nährstoffversorgung des Kindes, die von der Durchblutung des Mutterkuchens abhängt, erheblich eingeschränkt. Auf diese Weise kommt es zu den untergewichtigen und auch sonst in vieler Hinsicht von Anfang an benachteiligten Raucherbabys. Eine rauchende Schwangere nimmt heute wissentlich in Kauf, dass ihr Baby Mangel leidet. Da wäre es segensreich, wenn sich ihr Geschmack veränderte. Allerdings ist das Suchtpotenzial des Nikotins so hoch, dass sich viele Raucher schon zu weit von einem gesunden Körpergefühl entfernt haben, als dass die Geschmacksumstellung zur Abkehr von der Zigarette ausreichte.[9] Die Auswirkungen von Alkohol und anderen Drogen auf das wachsende Kind sind nicht weniger drastisch. Da sich die Wirkungen dieser wie überhaupt der meisten Drogen über das Blut verbreiten, bekommen die Kinder sie voll mit. Die Probleme von Neugeborenen von Alkoholikermüttern zeigen es massiv; Kinder von Heroinsüchtigen kommen nicht selten bereits süchtig auf die Welt.

Übelkeit und Erbrechen

Die häufig auftretende Übelkeit ergibt sich auf der körperlichen Ebene nicht nur aus der zunehmenden Geruchs- und Geschmacksempfindlichkeit, sondern auch durch die hormonelle Umstellung, insbesondere den Anstieg der Östrogene. Das natürliche Ziel dieses Anstiegs ist es, dem mütterlich-mondigen Archetyp zum Durchbruch zu verhelfen und ihn in den Mittelpunkt des Lebens zu rücken. Frauen, die dieses Muster bereits vor der Schwangerschaft lebten oder doch dafür offen waren, haben entsprechend weniger Schwierigkeiten mit der Umstellung. Frauen archaischer Kulturen kennen diese Probleme überhaupt nicht. In ihrem Kulturkreis ist die körperliche Einstellung auf die neue, aber jederzeit erwartete Situation selbstverständlich von einer seelischen begleitet.

War einer Frau dagegen dieser Pol ihrer Existenz weitgehend fremd, wird der plötzliche Schub körperlicher Weiblichkeit unter Umständen als Überfall empfunden. Kann die anstehende seelische Umstellung nicht mitvollzogen werden, ergeben sich aus der Diskrepanz zwischen Körper und Seele symptomatische Probleme. Übelkeit und Brechreiz zeigen in aller Deutlichkeit, dass sich die Betroffene mit der neuen Situation *zum Kotzen fühlt* und am liebsten wieder loswerden und ausspucken würde, was sich da in ihr eingenistet hat. Natürlich ist dieser Widerstand nicht bewusst, denn bekäme er Raum im Bewusstsein, müsste sich das Thema nicht im Körper ausdrücken. Im Akt des Sichübergebens liegt symbolisch beides nahe beieinander: die Möglichkeit, das Neue im Ausspucken loszuwerden, aber auch die Chance, sich der neuen Situation zu *übergeben* und die anstehende Aufgabe positiv anzunehmen.

Die zum Teil absonderlichen Gelüste auf Dinge, die der Mutter vor der Schwangerschaft eher fremd waren, zeigen besonders deutlich, dass sie nun für zwei fühlen, denken und auch essen muss – Letzteres mehr im Hinblick auf die Qualität als auf die Quantität. So erweitert die Mutter ihren Horizont in jeder Hinsicht und keineswegs nur im Bereich körperlicher Erfahrungen. Das mag schon einen ersten Eindruck vermitteln von der Einweihung, die jede Schwangerschaft bedeutet.

Schwindel und Schwäche

Die ebenfalls häufigen *Schwindel*gefühle deuten an, dass sich die Schwangere bezüglich ihrer Situation etwas vormacht. Der Prototyp des Schwindels tritt bei Schiffsreisen im Rahmen der Seekrankheit auf, sobald die Informationen, die von Augen und Gleichgewichtsorgan zum Gehirn gemeldet werden, nicht mehr übereinstimmen. Wenn die Betroffenen zum Beispiel unter Deck lesen, sehen die Augen keine Bewegung, während das Gleichgewichtsorgan im Innenohr sie klar wahrnimmt. Diese Diskrepanz macht sich als Schwindel bemerkbar und zeigt an, dass hier etwas nicht stimmt. Sobald man sich der Situation wirklich übergibt und sich klar macht, auf See zu sein, löst sich das Problem. Das lässt sich rein körperlich durch Augenschließen bewerkstelligen oder dadurch, dass man sich, von der Übelkeit an Deck getrieben, dort an der Reling physisch übergibt. Dabei erkennt man dann gezwungenermaßen, dass man sich auf dem Meer und damit auf schwankendem Grund befindet. Analog dazu wird sich auch bei einer Schwangeren der Schwindel geben, sobald sie sich auf allen Ebenen in die Schwangerschaft ergibt und nicht versucht, die neue Situation zu verdrängen. Solange man bewusst so tut, als sei alles bestens, und sich unbewusst sträubt, wird der Schwindel auf üble Weise deutlich.

Manchmal fühlen sich Schwangere auch schlapp und kraftlos, was ebenfalls andeutet, wie wenig sie ihren weiblichen Pol gewohnt sind und wie sehr sie ihn unbewusst abwerten. Empfindungen wie »kraftlos« und »schwach« sind die Kehrseite von typisch männlichen Mustern wie »dynamisch« und »mächtig«. Andererseits gibt es natürlich auch Frauen, die sich in der Schwangerschaft besonders gut und kraftvoll fühlen, sogar bisherige Beschwerden wie kalte Hände und Füße aufgeben zu Gunsten einer nie gekannten Vitalität, Selbstsicherheit und Abwehrkraft. Hier zeigt sich über den Körper, dass sie sich – bewusst oder unbewusst – nach einer Schwangerschaft gesehnt haben und darin eine bisher nicht gekannte Erfüllung finden. Oft spiegelt der typische Gang in der fortgeschrittenen Schwangerschaft diese innere Veränderung eindrucksvoll nach außen.

Unter Umständen fällt es diesen Frauen viel leichter, mit allen Konsequenzen Mutter zu sein, als sich dem dauernden und vor allem perspektivlosen Stress des Elegant- und Schönseins auszusetzen. Zumal in der Schwangerschaft auch diese Eigenschaften nicht verloren gehen müssen, sondern in selbstverständlicher Lockerheit hinzukommen können. Von den Urprinzipien her betrachtet, fällt es Frauen, die in ihrem Leben das Venusprinzip an erste Stelle setzen, schwerer, sich mit dem mondig-mütterlichen Thema Schwangerschaft innerlich anzufreunden. Frauen, deren eigentliches Thema der mondige Archetyp ist, fühlen sich durch die Schwangerschaft plötzlich wie am Ziel und von dem Venusstress erlöst, den diese patriarchalische Gesellschaft von Frauen fordert. Wo hübsche Mädchen das Ziel sind, haben es mütterliche Sehnsüchte schwer. In der Schwangerschaft können die schönen Mädchen in massive Probleme geraten, weil sie dabei auf der Strecke bleiben müssen, denn das Ziel der Schwangerschaft ist die Frau und Mutter. Die Wiederbelebung des hübschen Mädchens fällt auch danach schwer, denn nun ist die Mädchenzeit definitiv vorbei.

Vorzeitige Wehen

Die Tendenz zu vorzeitigen Wehen ist gegenüber dem Schwangerschaftserbrechen die wesentlich effektivere Maßnahme, um das Kind loszuwerden. Hier ist der Schritt von der symbolischen zur konkreten Ebene vollzogen. Natürlich sind diese Versuche nicht bewusst und würden – als Vorwurf formuliert – vehement bestritten. Aus Deutungen von Krankheitsbildern sollten sich im Übrigen niemals Vorwürfe ableiten. Die Tatsache, dass sich etwas im Körper ausdrückt, besagt ja gerade, dass es im Bewusstsein fehlt. Es kann hier niemals um Schuldzuweisungen, Beurteilungen oder gar Verurteilungen gehen, sondern einzig um Deutung und Bedeutung und die sich daraus ergebenden Lernaufgaben.

Die Antworten der Ärzte auf vorzeitige Wehenaktivität sind einfach: Entweder sie nähen den Ausgang der Gebärmutter in Form der so genannten Cerclage zu, oder sie verordnen strenge, oft Monate andauernde Bettruhe. Bei der Cerclage wird einfach der »Sack« zugenäht und dem Kind der Fluchtweg versperrt, die Frau aber kann genauso aktiv wie bisher und ohne Rücksicht auf die neue Situation weiterleben. Für das Kind, das in jedem Fall Gründe für seine Fluchttendenzen hat, ergibt sich eine Art Gefängnissituation. War das zu aktive oder wenig einfühlsame Verhalten der Mutter der Hauptbeweggrund für die Fluchtversuche, wird am falschen Ort und schwächsten Glied der Kette eingegriffen.

Andererseits kann aber auch ein unbewusster Austreibungsversuch der Mutter dahinter stecken und somit eine nicht eingestandene Ablehnung des Kindes. Für das Ungeborene entsteht in diesem Fall eine typische Doppelbindung. Es fühlt sich einerseits hinausgeworfen und andererseits technisch daran gehindert zu gehen.

Schließlich kann aber auch eine nicht gegebene Lebensfähigkeit des kindlichen Organismus vorliegen, die einen ganz natürlichen Abgang zur Folge hätte. Dann wäre die Aufgabe von Mutter und Kind eigentlich nach kurzer Zeit erfüllt, und beiden würde durch die Cerclage ein Drama aufgezwungen.

Ausgedehnte Bettruhe hat als Therapiemaßnahme in jedem Fall den Vorteil, dass sie die Umtriebigkeit beendet und der Mutter reichlich Zeit gibt, sich auf ihr Kind einzustellen. Sie ist insofern die therapeutisch sinnvolle Antwort auf das heute beliebte Konzept, Kinder noch neben der Karriere einzuschieben, nach dem Motto: »Einen Monat vor der Geburt etwas kürzer treten, danach drei Monate staatlich verordneten und betrieblich bezahlten Mutterschutz und dann weiter wie gehabt ...« Manchen Kindern reicht das offenbar nicht, und so erzwingen sie sich eine längere Adventszeit. Manchmal kann man sich des Eindrucks nicht erwehren, dass der inzwischen mit dem entsprechenden Verhalten aus der Mode gekommene Ausdruck »in Erwartung sein« bei den Kindern besser angekommen ist als die heute übliche Abhakmentalität.

Natürlich wäre es am besten, wenn die Mutter die notwendige und ärztlich verordnete Ruhe bewusst und vielleicht sogar dankbar annimmt und sich das wachsende Kind, das sie unter dem Herzen trägt, auch im tieferen Sinne zu Herzen nimmt. Die damit einhergehenden Einschränkungen ließen sich auch als Chancen begreifen, ist doch die Schwangerschaft eine der wenigen verbliebenen Gelegenheiten, wirklich erwachsen zu werden. Außerdem kann die lange Bettruhe zur Gewissheit machen, dass nun jemand notwendig ist, der für einen sorgt und damit von der Sorge der Existenzsicherung entbindet. Diese vorgeschobene soziale Entbindung kann die kommende körperliche enorm erleichtern. Hier liegt eines der vielen Probleme der modern gewordenen »allein erziehenden Mütter«. Allein erziehend waren die Mütter praktisch zu allen Zeiten, auch die alleinige Existenzsicherung blieb ihnen häufig nicht erspart. Neu ist höchstens die offensive Begeisterung, mit der das Konzept von »emanzipierten« Müttern nach außen vertreten wird. Innen schaut es oft anders aus, wie Psychotherapie häufig am Rande zeigt. Auch ansonsten erweist sich das Konzept häufig als recht kontraproduktiv für alle Beteiligten. Die Mutter kann sich trotz erheblicher und oft auch demonstrativer Kompensationsversuche nicht so um das Kind kümmern, als wenn sie materiell sorgenfrei und darüber hinaus durch einen Partner entlastet wäre. Andererseits *bekommt* das Baby, das ja nun ihr *Ein und Alles* ist, nicht selten zu viel Zuwendung, und insbesondere solche, die einem Mann besser bekäme. In einer Beratung erkundigte sich einmal eine allein erziehende Mutter, ob es normal sei, dass ihr fünfjähriger Sohn nur auf ihrem nackten Körper einschlafe. Schließlich schadet die Situation auch dem Vater, der alles verpasst und manchmal überhaupt nichts lernt, wenn er zum Beispiel gar nichts von seinem Glück weiß.

Bei vorzeitigen Wehen wäre im Falle eines Sichfügens in die Ruhe auch der Aspekt des Sich-Zeit-Gönnens nicht zu unterschätzen in einer Zeit, die ansonsten für nichts mehr Zeit hat. Eine entsprechend akzeptierende Haltung wird der Mutter auch am ehesten erlauben, wieder auf die Füße zu finden. Die Verlagerung des Arbeitsplatzes ins Bett wird dagegen erfahrungsgemäß nur die Schwierigkeiten verlängern, denn letztlich geht es auch bei diesem wie bei allen anderen Symptomen vor allem um den inneren Aspekt, in diesem Fall die innere Ruhe. Letztendlich wird durch das Symptom die Adventszeit, das Ritual der (frohen) Erwartung erheblich verlängert und bewusster gestaltet, sodass Mutter und Kind mehr Zeit füreinander haben und sich besser aneinander gewöhnen können. Insofern handelt es sich hier um ein besonders positiv zu sehendes Symptom, dessen Chancen die Leiden bei weitem überwiegen, zumal Letztere in liegender Position meist völlig verschwinden, da das Kind, wenn es sein Recht auf Ruhe und Besinnung durchgesetzt hat, alle übertriebenen Strampel- und Fluchtversuche einstellt. Nebenbei werden in der liegenden Haltung Übelkeit und Schwindel sogleich besser, und Schwäche und Müdigkeit machen nicht mehr viel aus. So wäre es eine ideale Gelegenheit, sich bereitwillig auszuruhen für die kommende Zeit und bewusst eine Situation zu schaffen, die es dem Kind leicht und verlockend erscheinen lässt zu bleiben. Die oben beschriebenen Rituale der Einweihung in sein kommendes Leben könnten dabei in abgewandelter milder Form eine wundervolle Hilfe sein.

Rückblick auf den Lebensbeginn

Zusammenfassend stellt sich die Empfängnis als schwere Krise für die meisten Neuankömmlinge dar. Die Schwierigkeit, überhaupt einen Empfängnisplatz zu ergattern, übersteigt bei weitem jene, im späteren Leben einen Studienplatz zu erobern. Wenn wir den Numerus clausus vor dem Studium schon als problematisch empfinden, sollten wir die Zulassungsbeschränkungen zu Beginn des Lebens zumindest ähnlich einschätzen. Unsere Wohlstandsgesellschaft schottet sich generell gegen Neuankömmlinge ab, ob es sich dabei nun um Asylsuchende, Flüchtlinge, Gastarbeiter oder empfängniswillige Kinder handelt. Wir wollen die aufgehäufte materielle Fülle nicht teilen und geben uns entsprechend verschlossen.

Die Problematik um die Empfängnis, die wir als körperlich-seelischen Akt kaum noch spüren[10], wird vor allem im sozialen Umfeld deutlich. Dass wir den Zeitpunkt der Empfängnis nicht mehr bewusst wahrnehmen, mag dazu beitragen, dass wir ihn später oft nicht wahrhaben wollen. Auch die Unsicherheit über den Beginn des Lebens mag hier einige ihrer Wurzeln haben. Etwas deutlich Spürbares ließe sich schwerer in seiner Existenz leugnen.

In New York hatte sich eine Mehrheit der Bürger zeitweilig entschlossen, das schätzenswerte Leben erst mit dem sechsten Monat beginnen zu lassen. Dieses Konzept, das noch größere Freiräume ließ und so noch praktischer für die bereits Geborenen war, scheiterte letztlich am Widerwillen der Ärzte, die nicht die Nerven hatten, einerseits um das Leben von Frühgeborenen zu kämpfen und andererseits lebensfähige und fast ausgereifte Kinder zu »beseitigen«.

Selbst Menschen, die solche gesetzlich abgesicherten Gräuel akzeptabel finden, kann die Krisenhaftigkeit der Empfängnis am gegenteiligen Versuch deutlich werden: bei jenen auf die Vierzig zugehenden Möchtegerneltern, die in der nun hereinbrechenden Torschlusspanik fast um jeden Preis noch Kinder empfangen wollen. Auch die schon in jüngeren Jahren immer brisanter werdende Problematik der Unfruchtbarkeit trägt zur krisenhaften Entwicklung bei. Die Fruchtbarkeit insbesondere der Männer ist in dramatischem Niedergang begriffen. Die einfachste und erfolgreichste Therapie dieser Situation besteht in einem ausgedehnten Erholungsurlaub für das Paar. Aber auch Fastenzeiten erhöhen die Chance im Anschluss beträchtlich. Die Botschaft beider Maßnahmen ist einfach. Um wieder fruchtbarer zu werden, müssten wir uns von der oberflächlichen Hektik lösen, zu uns selbst zurückfinden und wieder *wesent*licher[11] werden.

All die Maßnahmen der Machermedizin wie Hormonkuren, künstliche Besamungen oder Reagenzglasbefruchtungen zeugen deutlich von der Krisenhaftigkeit dieser ersten Zeit. Wenn sich einige Gynäkologen darauf spezialisieren, Frauen nach den Wechseljahren noch zu Schwangerschaften zu verhelfen, ist das Ausdruck von Not und oft genug Verzweiflung. Die Hormonkuren führen nicht selten dazu, dass das lange Versäumte gleich mehrfach nachgeholt werden muss. Die gehäuften Mehrlingsgeburten in dieser Situation erinnern unwillkürlich an den Satz: »Bedenkt, was ihr euch wünscht, es könnte euch gewährt werden.« Noch krasser wird das Problem, wo es zu immer technischeren Lösungen führt. Schon haben Mediziner menschliche Embryonen im Labor geklont, das heißt mehrere identische Kopien davon hergestellt, um die Chancen unfruchtbarer Paare zu erhöhen. Schon liegen in den USA über zehntausend Embryonen im wahrsten Sinne des Wortes auf Eis, potenzielle Menschen, bei künstlichen Befruchtungsversuchen übrig geblieben. Obwohl sie nicht mehr gebraucht werden, mag man sie doch nicht einfach wegwerfen, und so werden sie in einem rechtlosen Niemandsland in einer Eishölle aus flüssigem Nitrogen für eine unklare Zukunft aufbewahrt. Samenbanken bis hin zu den gespenstischen Möglichkeiten der Gentechnologie leisten der Illusion Vorschub, neben dem Zeitpunkt des Kinderbekommens auch deren Eigenschaften bis aufs i-Tüpfelchen bestimmen zu können.

Geht man davon aus, dass das Kind sowohl die Befruchtung als auch die Einnistung miterlebt und dass im Samen schon der weitere Verlauf festgelegt ist bzw. alles schon im Anfang begründet liegt, mag der Verdacht aufkommen, dass die aus Samenbanken entsprungenen Superkinder mit Vorzeige-IQ und Wunschanatomie seelisch nicht so problemlos sein dürften.

Die Zeit wäre reif, uns einzugestehen, dass wir das Thema Empfängnis nicht annähernd erfassen und dass die Situation mit jedem diesbezüglichen medizinischen Fortschritt nur schwieriger und meist auch schlimmer wird. Bevor etwas zu ändern ist, müsste Verständnis wachsen und daraus Mitgefühl für das Unrecht, das wir im Moment abhängigen Seelen zufügen. Viele Menschen haben keinen Schimmer von dem Elend, das Seelen eingefrorener Embryos erleiden, sondern glauben weiterhin, diese hätten gar keine. Erst wenn Bewusstsein für die seelische Wirklichkeit entsteht, könnten wir vielleicht doch noch zu einer humanen Gesellschaft werden und die finstere Neuzeit hinter uns bringen. Im Augenblick sind wir jedenfalls weder in der Lage, zum richtigen Zeitpunkt das Natürliche und Nahe liegende geschehen zu lassen, noch können wir uns rechtzeitig entscheiden. Besonders diese Entscheidungsschwäche macht aus der Empfängnis eine Krise dieses Ausmaßes.

Fragen zu Empfängnis und Schwangerschaft

1. Wie steht es um mein Urvertrauen? Wie kann ich mich dem Schlaf und seinen Träumen anvertrauen?
2. Welches Verhältnis hatte ich als Kind und habe ich heute zu Höhlen? Habe ich sie gefürchtet oder ständig gesucht? Habe ich künstliche Höhlen – zum Beispiel im Kinderzimmer – gebaut?
3. Fühle ich mich in neuer Umgebung aus mir heraus sicher, oder muss ich durch äußere Maßnahmen für Absicherung sorgen?
4. Spielen Schlaraffenlandträume eine Rolle in meinem Leben?
5. Kann ich mich ohne speziellen Grund des Lebens freuen?

6. Welche Rolle spielen Glückserlebnisse in meinem Leben?
7. Gehören ekstatische ozeanische Gefühle zu meinem Erfahrungsschatz?

Praktische Erfahrungsräume

1. Atemmeditation: Im Anschluss an intensive Atemsitzungen ist es häufig möglich, Erfahrungsräume von Ekstase und unbegrenzter Freiheit bis hin zu außerkörperlichen Erfahrungen zu erleben.
2. Thermalwasserübung: In körperwarmem Wasser bietet sich eine Übung an, die von ihrer Wirksamkeit an Erfahrungen im Samadhi-Tank heranreicht. Wenn man Schwimmflügel statt an den Oberarmen an den Fesseln der Füße befestigt, kann man sich im Wasser schwebend erleben – nur gewiegt vom sanften Rhythmus des eigenen Atems. Je schwächer die Flügel aufgeblasen sind, desto tiefer sinkt der Körper ins wässrige Element. Natürlich ist die Übung nur Schwimmern zu empfehlen.
3. Samadhi-Tank-Sitzungen mit Simulation der Intrauterinzeit.
4. Therapieerfahrungen im Sinne des Eintauchens in die unbegrenzten Räume vor und die immer noch freien nach der Empfängnis.

2. *Geburt*

Was für die Raupe das Ende der Welt,
ist für den Meister ein Schmetterling.

Richard Bach, Illusionen

Ich bin wie eine Fahne von Fernen umgeben.
Ich ahne die Winde, die kommen, und muss sie leben,
während die Dinge unten sich noch nicht rühren:
die Türen schließen noch sanft, und in den Kaminen ist Stille
die Fenster zittern noch nicht, und der Staub ist noch schwer.

Da weiß ich die Stürme schon und bin erregt wie das Meer.
Und breite mich aus und falle in mich hinein
und werfe mich ab und bin ganz allein
in dem großen Sturm.

Rainer Maria Rilke, Vorgefühl

Wenn wir geboren werden, weinen wir,
weil wir diese große Narrenbühne betreten.

William Shakespeare, König Lear

Wie jede Lebenskrise zur Bilanz des vergangenen Lebensabschnittes wird, ist die Empfängnis Ausdruck der vorangegangenen Lebenserfahrungen. Das mag Menschen, die der Vorstellung von Inkarnationen ablehnend gegenüberstehen, wenig sagen, doch wird das Konzept beim Thema der Geburt, die Empfängnis und Schwangerschaft zusammenfasst, deutlicher werden. War die Schwangerschaft von akzeptierenden Gefühlen geprägt und wird das Kind freudig erwartet, kann die Geburt leichter verlaufen und durch die positive Erwartung befördert werden.

Bei der Geburt fällt es uns spontan leichter, die Krisenhaftigkeit dieses entscheidenden Schrittes in die Welt zu erkennen. Allein die Tatsache, dass ein Buch wie Leboyers *Geburt ohne Gewalt* ein so großer Erfolg wurde, ist symptomatisch dafür. An sich gibt der französische Gynäkologe lediglich selbstverständliche Tipps zur Begrüßung neuer Erdenbürger. Nur einer Gesellschaft, die sich unbemerkt weit vom Selbstverständlichen entfernt hat, kann es zur Offenbarung werden. Wie weit wir uns verirrt hatten, mag ein Blick auf unsere in diesem Jahrhundert üblich gewesene Geburtspraxis zeigen.

Es beginnt damit, dass die Gynäkologie – eine relativ neue Disziplin in der Medizin und mit einem gewissen Nachholbedarf an Legitimation belastet – es geschafft hat, die Frauen bei der Geburt *aufs Kreuz zu legen*, die neben dem Kopfstand wohl ungünstigste Geburtslage. Die Schwangere kann so kaum Kraft zum Pressen entwickeln, und der Kopf des Kindes drückt auf den Damm anstatt auf die vorgesehene Öffnung. Der Vorteil dieser Position liegt einzig auf Seiten der Gynäkologen, denen sich so ein übersichtliches und bequemes Arbeitsfeld bietet. Wie ungeschickt diese Lage für viele Frauen ist, können auch Männer nachfühlen bei dem Gedanken, auf dem Rücken liegend Stuhlgang zu produzieren. Wo mangels Gegendruck nicht einmal ein bescheidenes Würstchen hinauswill, hat es ein Kindskopf noch um einiges schwerer. Menschen archaischer Völker, die wir so gern und so falsch »primitiv« nennen, haben Haltungen wie die Hocke gewählt, um mit Nachdruck und ohne Dammschnitt ihre Kinder zu gebären. Da sie Dammschnitte nicht durchführen und entsprechende Risse nicht versorgen können, bleibt ihnen kaum eine andere Wahl. Wo dagegen Gynäkologen Dammschnitte im Schlaf beherrschen, wird die Gelegenheit genutzt. Im Sudan lassen die traditionellen Seilhebammen noch heute ihr Seil von der Decke, das die Gebärende ergreift, während sie in der Hocke gestützt wird. Auf Borneo sitzen die Frauen zur Geburt auf einer angewärmten Holzschüssel; auf den Osterinseln stehen sie mit gespreizten Beinen und lehnen sich an Geburtshelferinnen. Die Mizteka-Indianerin in Mexiko kniet mit gespreizten Beinen auf einer eigens für diesen Zweck gewebten Strohmatte.

Bevor wir allerdings alle Verantwortung für die missliche Geburtssituation bei den Gynäkologen sehen, ist zu bedenken, dass in dem herrschenden Feld und der für uns typischen »Geburtsvorbereitung« viele Frauen von sich aus die Rückenlage wünschen. Selbst wenn sie anders begonnen haben, sind sie nach einiger Zeit oft völlig erschöpft und heilfroh, sich hinlegen zu können. Jetzt sind natürlich die Helfer gefordert, und wir müssen sehr dankbar für ihre technische Versiertheit sein.

Auch wenn also vieles menschlich verständlich ist, bleibt es doch symbolisch problematisch, wenn von Anfang an auf die falsche Stelle gezielt wird. Solche Kinder müssen notgedrungen versuchen, *mit dem Kopf durch die Wand* bzw. den Damm zu gehen. Außerdem fließt auf diese Weise deutlich mehr Blut zur Begrüßung, als nötig wäre. Dass unsere Kinder durchschnittlich größer und schwerer sind, ist sicherlich eine Erschwernis, aber noch kein Grund, eine so ungeeignete Lage zu wählen und den Dammschnitt zur Routine zu machen.

Das so längere Zeit *gegen die Wand* (des Dammes) *gedrückte* Kind wird schließlich durch die blutende Wunde aus Scheide und geschnittenem oder gerissenem Damm gezwängt. Damit das medizinische Fachpersonal dabei gut sehen kann, waren bis vor nicht so langer Zeit die OP-Scheinwerfer in Stellung und blendeten das Neugeborene zur Begrüßung in dieser Welt mit ihrem gleißenden Licht – nach neunmonatiger Dunkelheit in seiner Höhle ein schmerzhafter Überfall. Zugleich musste diese Ankunft als Sturz in eine kalte Welt empfunden werden, betrug doch die Temperaturdifferenz etwa fünfzehn Grad zwischen der Wärme des Mutterleibes und der Umgebungstemperatur im Kreißsaal – eine Art Kälteschock zum Einstieg. Das wenig herzlich gestimmte medizinische Empfangskomitee unternahm nichts, um die Umstellung von der ruhigen Atmosphäre von Verbundenheit mit der Mutter auf die hektische Geschäftigkeit eines modernen Kreißsaales zu mildern. Im Gegenteil, alle Beteiligten machten nachhaltig deutlich, dass die Zeit der Geborgenheit endgültig vorbei war.

Gleich nach der Begrüßungstortur durch Licht, Kälte und Hektik wurde das Kind abgenabelt. Das Durchtrennen der noch pulsierenden Nabelschnur wird vom Neugeborenen vielfach äußerst schmerzhaft erlebt, auch wenn moderne Mediziner noch immer behaupten, solches sei mangels Nerven in der Nabelschnur nicht möglich. In Therapiesitzungen wird es sehr deutlich erlebt. Wenn Forscher irgendwann einmal die körperliche Basis dieser Erfahrung entdecken, wird das nur ein schwacher Trost für Millionen Kinder sein, die auf diese Weise schockiert wurden.[12] Bei der voreiligen Durchtrennung der Nabelschnur kommt es darüber hinaus zu einem schlagartigen Erstickungsgefühl und in der Folge zur überstürzten explosionsartigen Aufblähung der Lungenflügel, die als heißes Brennen durchlitten wird. Vom Trauma des ersten Atemzuges unter Erstickungsängsten und Schmerzen rühren viele Fehlatmungsmuster her, nach dem Motto: »Wenn das so entsetzlich wehtut, atme ich nie mehr so tief und voll ein.«

Hatte ein Kind unter all den schockierenden Maßnahmen noch nicht zu brüllen begonnen, wurde es – Kopf nach unten –

an den Füßen hochgehoben und auf den nackten Po gehauen, bis es schrie. Dadurch konnte es zusätzliche Punkte im APGAR[13]-Schema erwerben, einer gynäkologischen Stilblüte unserer auf Höchstpunktzahlen getrimmten Leistungsgesellschaft. Die esoterische Grundannahme, dass im Anfang sich bereits alles zeigt, wird hier nebenbei bestätigt, denn es wird garantiert nicht der letzte Leistungstest sein, vielmehr ist es der Startschuss für den lebenslangen Kampf um Pluspunkte. Dem schreienden Kind wurden auch gleich noch die Augen verätzt, bis vor kurzem mit einer scharfen Silbernitratlösung, inzwischen mit weniger aggressiven Antibiotikatropfen. Das Leben scheint bei uns mit Qualen und Quälereien beginnen zu müssen.

Doch nicht genug: Das Kind wurde nun mit einem kleinen Spieß in die Ferse gestochen. Medizinern, die über Jahrzehnte diese Torturen vollzogen, dürfte kaum aufgefallen sein, dass sie dabei die biblische Rolle des Teufels[14] bzw. seines verlängerten Armes, der Schlange, übernahmen. Zwar sollte diese nur Eva und ihren Töchtern nach der Ferse trachten, aber die Medizin war schon immer etwas gründlicher. Und natürlich hat sie für all die Schikanen gute wissenschaftliche Gründe. Der Stich in die Ferse ist zur ersten Blutgewinnung nötig, schließlich will die Sauerstoffaufnahme wissenschaftlich kontrolliert sein, und dann muss auch die Forschung nach etwaigen Erbkrankheiten sofort beginnen. Die Verätzung der Augen hat das Ziel, bei einer etwaigen unbekannten Tripperinfektion der Mutter dem Kind drohende Blindheit zu ersparen.

Auch wer dergleichen nicht fassen kann, darf sicher sein, dass es bei ihm tatsächlich gemacht wurde, denn es war Vorschrift und wurde ausnahmslos durchgeführt. Selbst wenn solche Aktionen der modernen Medizin insgesamt sinnvoll erscheinen mögen, sind sie zweifellos ein denkbar ungeeignetes Begrüßungsritual für einen neuen Erdenbürger und könnten in einer menschlicheren Gesellschaft ebenso gut etwas aufgeschoben werden. Dass sie bisher nicht oder nur zögerlich zurückgestellt werden, kann eigentlich nur wenige Gründe haben. Der entscheidende ist wohl, dass die für solche gefühllosen Inszenierungen verantwortlichen Erwachsenen meinen, ein Neugeborenes bekomme sowieso noch nichts mit.

Bei dem angesichts solcher Härten möglicherweise aufkeimenden Zorn wäre allerdings immer zu bedenken, dass die Geburt nun einmal eine Krise ist, die zum Durchbruch führen muss. Und dazu ist Aggression bzw. Marskraft zur Überwindung der Enge notwendig. (Ur-)Prinzipiell ist es kein sanftes Geschehen, aber es könnte mit mehr Einfühlsamkeit begleitet und besser vorbereitet werden, was den Einsatz der Marskraft von Seiten der Mutter nur erleichtern würde. Die so genannte sanfte Geburt ist nur als Reaktion auf das bisherige unsanfte Geschehen zu verstehen und will, richtig verstanden, die Durchsetzungskraft von Mutter und Kind nicht be*sänft*igen. Auch vom Neugeborenen aus ist das Ganze alles andere als sanft. Der Moment der Befreiung wird vielfach mit überwältigender Erleichterung und einem unbeschreiblichen Triumphgefühl erlebt. Grof spricht sogar von orgiastischem Erleben. Bei der Mutter mischen sich im Idealfall grenzenlose Erleichterung und Freude mit einem Triumphgefühl in die völlige Erschöpfung des endgültigen Loslassens. Kurz vorher kann sich in einem urschreiartigen Brüllen auch das Gefühl grenzenloser Kraft zusammen mit der Leibesfrucht explosionsartig entladen. Was sollte der *Ur*schrei der Primärtherapie anderes abbilden als diesen ersten Schrei des Anfangs, in dem alles zusammenkommen kann: Schmerz und Erleichterung, Freude und Triumph?

Ein weiterer Grund für den jahrzehntelangen groben Umgang mit Geburt könnte sein, dass bei sanften Geburten, im Gegensatz zu den bisher üblichen brutalen, der (völlig richtige) Eindruck entsteht, dass Ärzte bei Geburten häufig ziemlich überflüssig sind. Auf einer Geburtsstation wurde ich einmal Zeuge, wie eine Schwangere kurz vor dem errechneten Termin ihr Baby auf der Toilette gebar. Völlig verdattert brachte sie das kleine gänzlich unverletzte Geschöpf mit zurück. Durch die ideale Position auf der Toilette, dem alten Gebärstuhl nicht unähnlich, und das in dieser Situation notwendige Pressen waren die Bedingungen einer natürlichen Geburt mitten in der Klinik erfüllt, und das Kind suchte sich diesen vergleichsweise intimen Weg in die Welt. Der von den Ärzten sofort entfachte eindrucksvolle Wirbel konnte nur schwer darüber hinwegtäuschen, wie überflüssig und eigentlich sogar störend sie waren.

Als wären all diese Arrangements noch nicht genug, zeigte man bis vor wenigen Jahren der erschöpften Mutter das Neugeborene nur kurz, um es dann in einen der schrecklichen Säuglingssäle zu verfrachten. Dort konnten sich die Kleinen dann nach Herzenslust gegenseitig schreiend am Schlafen hindern, während viele Mütter vor Sehnsucht fast vergingen. Schreien galt dieser Art von Frauenheilkunde als Lungenkräftigung und gesundes Vitalitätszeichen. Dafür war ihr Stillen höchst verdächtig und wurde nicht empfohlen.

Für beides hatte die Medizin wieder ihre typischen Gründe, die, ehrlich erforscht, doch selten tief genug gehen, um langfristig Sinn zu machen. Was das Stillen angeht, hatte sich herausgestellt, dass die Muttermilch hochgradig mit Schadstoffen belastet war. Noch bei Eskimomüttern in Grönland hatte man zum Beispiel DDT-Konzentrationen in der Muttermilch gemessen, die deutlich über den zulässigen Grenzwerten lagen. Dass Stoffe wie DDT überhaupt bis zu einem bestimmten Grenzwert zulässig in Menschen oder der Muttermilch sind, ist an sich schon ein schlimmes Zeichen. Dass die Werte aber so hoch lagen, dass Muttermilch streng genommen als Sondermüll zu behandeln wäre, war ein Schock. Bliebe sie etwa beim Abpumpen übrig, dürfte sie nicht in den Ausguss geschüttet, sondern müsste auf entsprechenden Deponien entsorgt werden. Daraus aber zu schließen, künstlich adaptierter Muttermilchersatz sei besser für die Kleinen, ist ein typischer – inzwischen aufgeklärter – Denkfehler der Medizin. Die scheußliche Tatsache der Verseuchung wiegt immer noch geringer gegenüber dem Gewinn an seelischer Geborgenheit und dem Ein*fluss* der Liebe, den das Kind beim Stillen erfährt. Wie der Name Stillen schon sagt, beendet die Mutter damit die innere Not des Kindes und nicht nur seinen Hunger, und es wird still und zu*fried*en. Eine gänzlich materiell orientierte Medizin hatte neben den Kalorien und den Schadstoffen alles andere übersehen.

Dass Schreien im Allgemeinen ein Zeichen der Not und Bedrängnis und nicht des Trainings[15] ist, kann jeder einigermaßen empfindsame Mensch spüren. Wir bräuchten nur die entsprechende Situation auf einen ausgewachsenen Menschen anzuwenden, zum Beispiel einen Gynäkologen. Angenommen, er würde mit hydraulischen Schraubstöcken stundenlang rhythmisch gegen eine Wand gepresst, dann relativ grob durch eine aufgebrochene Öffnung gezerrt, um sofort anschließend unter erheblichen Schmerzen, von der Sauerstoffversorgung abgeschnitten, einem Erstickungstest ausgesetzt zu werden. Splitternackt und innerhalb von Sekunden von einundzwanzig auf sechs Grad heruntergekühlt, mit Untersuchungsscheinwerfern geblendet, in den Augen verätzt und in die Ferse gestochen, würde er kopfunter hängend auf den nackten Po geschlagen, bis er brüllt. Ohne Trost und Zuspruch, seelisch allein gelassen, sperrte man ihn nach kurzem Bad und einigen weiteren Funktionsprüfungen in einen Saal mit Leidensgenossen. Wer hätte da noch den Mut, sein entsetztes Schreien als Atemübung zur Kräftigung der Lungen zu deuten?

Die frühe Trennung von der Mutter, wofür die Medizin ebenfalls gelehrte Argumente zusammengetragen hatte, ist inzwischen mit US-amerikanischer »Forschungshilfe« überwunden. Die US-Wissenschaftler hatten in ihren Untersuchungen herausgefunden, dass es für Mutter und Kind tatsächlich meistens besser ist, wenn sie zusammenbleiben! Man entwickelte aus diesen Erkenntnissen ein völlig neues Verfahren und nannte es Rooming-in. Geradezu als Sensation wurde es in Privatkliniken eingeführt. Das Fazit ist einfach: Man braucht nur lange genug am Unfug festzuhalten, dann kann man die Rückkehr zum Normalen als medizinische Leistung feiern und entsprechend verkaufen. Ein älterer Gynäkologe bezeichnete denn auch das Rooming-in sehr schlicht und treffend als das Ende eines jahrzehntelangen Schwachsinns.

Bereits einmal in der Geschichte haben Ärzte die Geburt zu einem lebensgefährlichen Unterfangen gemacht, als sie nämlich

Frauen zu hunderttausenden mit den Erregern des Kindbettfiebers infizierten und so unwissentlich umbrachten. Weil sie es nicht besser wussten, wuschen sie ihre Hände nach dem Sezieren von Leichen nur mangelhaft. So übertrugen sie die todbringenden Erreger auf die Gebärenden und machten ihre Geburtshilfe zur Sterbehilfe. Der Geburtshelfer Ignaz Semmelweis, der dieses Elend als Erster durchschaute, wurde dafür nicht geehrt, sondern bekämpft und gedemütigt und bis zu seinem Tod nicht rehabilitiert. Er hatte mit seiner rettenden Erkenntnis das ärztliche Selbstbewusstsein zu sehr beleidigt. Es durfte einfach nicht wahr sein, dass Ärzte verantwortlich waren für all das Unglück. Heute sind Frauenärzte immer noch für erhebliches, die Seele betreffendes Elend verantwortlich, und wieder wollen sie es nicht wahrhaben. Was viele Frauen und ihre Neugeborenen schon immer fühlten, »Primitive« schon immer wussten, was Hebammen abseits von der Schulmedizin immer wieder intuitiv geschehen ließen, durfte einfach nicht besser sein als das von den studierten Ärzten wissenschaftlich abgesicherte und über Jahrzehnte fundierte Wissen. Und doch ist es so. Zu hoffen bleibt nur, dass es nicht wieder ähnlich lange dauert wie zu Semmelweis' Zeiten, bis diese Erkenntnisse allgemein verbindlich werden. So selbstverständlich heute Sauberkeit im Gebärzimmer ist, so selbstverständlich müsste auch Bewusstheit gegenüber den seelischen Bedürfnissen von Mutter und Kind werden.

Die Alternative zum medizinischen Horrorszenario der herkömmlich geleiteten Geburt wurde von Leboyer sanft und einfühlsam beschrieben und wird inzwischen von immer mehr Hebammen und zunehmend auch von aufgeweckten Gynäkologen zelebriert. Es werden sogar wieder Kinder zu Hause geboren, was oft den unschätzbaren Vorteil hat, dass kein Gynäkologe medizinisch dazwischenfunkt, was aber auch die Gefahr birgt, dass er in den wenigen notwendigen Situationen fehlt. **Hausgeburten** bedürfen von daher einer besonders sorgfältigen Vorbereitung. Am besten wäre natürlich, sowohl eine erfahrene Hebamme hinzuzuziehen als auch einen Gynäkologen, der es nicht mehr nötig hat, seine vielen Fähigkeiten dauernd unter Beweis zu stellen. In unserem Nachbarland Holland gibt es seit langem ein vorbildliches System, das in den letzten Jahren leider langsam dem »Fortschritt« zum Opfer fällt. Es ist noch nicht so lange her, da wurden in Holland an die neunzig Prozent aller Kinder zu Hause geboren, wobei für den Notfall Gynäkologen über so genannte Klinomobile im Hintergrund bereitstanden. Die Kindersterblichkeit[16] war damals in Holland – wie zu erwarten – geringer als bei uns. Die Tendenz zur Hausgeburt nimmt in Holland ab, aber immerhin wird dort auch heute noch die Hälfte aller Kinder zu Hause geboren bei keineswegs erhöhtem Risiko für Mütter und Kinder.

Natürlich sind auch in Kliniken »sanfte Geburten« möglich und im Zunehmen begriffen, wobei grundsätzlich zu bedenken wäre, dass Kinderbekommen weniger etwas Krankhaftes als etwas Natürliches ist und folglich nicht prinzipiell eines Arztes und einer Klinik bedarf, immer aber der natürlichen Kraft von Mutter und Kind. Viele Kliniken »erlauben« inzwischen zumindest den Privatpatientinnen, ihre Kinder im eigenen Einzelzimmer zu bekommen oder doch in speziellen Geburtszimmern, die von der Atmosphäre mehr Geborgenheit und Annehmlichkeiten bieten als die alten lauten Kreißsäle. Bei dezentem Licht, sanft entspannender Musik und relativ kinderfreundlicher Raumtemperatur wird selbstverständlich auf die Einleitung der Wehen verzichtet und gewartet, bis sich das Geschehen in der ihm eigenen Rhythmik und Geschwindigkeit entwickelt. Es erleichtert die Geburt ungemein, wenn sich die Gewebe in der natürlichen Zeit auf das Ereignis vorbereiten können und so weicher und nachgiebiger werden. Oft wird auch die Geburtshaltung freigestellt. Manche Kliniken haben wieder Geburtsstühle in Betrieb genommen, und einige bieten sogar solchen Luxus wie Unterwassergeburten an. Der letzte Schrei ist ein so genanntes Geburtsrad, wo die Frau sich selbst jede gewünschte Lage einstellen kann. Vereinzelte Gynäkologen gehen sogar demütig zu Boden, um von dort mithilfe einer schlichten Taschenlampe die Fortschritte am Muttermund zu beobachten, wenn sich die Frau für die Hockstellung entschieden hat. Tatsächlich gibt es auch schon wieder Geburten ohne Dammriss oder -schnitt.

Manche Mütter haben sich selbst und ihr Kind so gut auf die Geburt vorbereitet, dass sie gar nicht mehr entbunden werden müssen, sondern dem Geschehen seinen natürlichen Lauf lassen können und mit ihrer Kraft alles Notwendige beisteuern. Ausdrücke wie der vom Fest der Geburt, für die ersten drei Viertel dieses Jahrhunderts fast ein Hohn, erscheinen plötzlich angemessen. Von einer Schwangeren zu sagen, sie sei *in Hoffnung*, macht wieder Sinn. Die bergende Höhle des Mutterleibes zu verlassen ist ein so entscheidender Schritt im Leben des einzelnen Menschen, wie es wohl der Schritt aus den bergenden Höhlen der Mutter Erde für die frühe Menschheit war. Ihn mit einfühlsamer Bewusstheit zu begehen und zu feiern ist angemessen, immerhin ist es noch heute der Entwicklungssprung vom Höhlenmenschen zum Menschen.

Waren die Geburtsvorbereitungen früher vor allem in der Hand von medizinischem Personal und liefen auf ziemlich funktionale Atemübungen und Gymnastik hinaus, eröffnen sich auch da inzwischen zunehmend neue Perspektiven. Die alten Übungen brachten im Stress der Geburt oft recht wenig, manchmal sogar noch zusätzlich das Gefühl des Versagens für die Mutter.

Inzwischen nehmen viele Frauen die Sache selbst in die Hand, klären in geeigneten Therapien ihr eigenes Geburtstrauma und erreichen so ganz nebenbei die beste denkbare Geburtsvorbereitung. Mit Methoden aus dem Umkreis des Rebirthing[17] ist es nicht so schwierig, die geeignetste Atemmethode zu finden, auch wenn das zu Anfang etwas Mut und Überwindung erfordert und nur wenige Ärzte mit dieser Technik vertraut sind. Wenn eine Frau schon weit im Vorfeld der Geburt Kontakt zu ihrem kraftvollen, tiefen Atem gefunden hat, wird sie auch während der Geburt voll atmen können, ohne Gefahr zu laufen, in Krämpfe zu rutschen, wovor Ärzte mit Recht Angst haben. Solches Atmen erhöht die Kraft bei den Presswehen ähnlich wie eine angemessene Haltung etwa in der Hocke.[18] Gelingt es der Mutter, mit ihrer eigenen Kraft verbunden zu bleiben und die Geburt bewusst durchzustehen, wozu eine weitgehende Neutralisierung des Gynäkologen[19] im Moment noch oft Voraussetzung ist, wird der Geburtsakt jenem orgiastischen Geschehen näher rücken. Ärzte haben bei solchen Voraussetzungen zwar ein schwer einsehbares Arbeitsfeld, dafür aber auch wenig zu tun. Das allerdings müsste verschmerzbar sein, wenn wir bedenken, wer die beiden Hauptpersonen sind.

Auch die Geburtsvorbereitung des Ungeborenen mittels Kontakten über die innere Stimme oder andere intuitive Wege leistet unschätzbare Dienste. Die richtige optimistische und offensive Einstellung ist bei Mutter und Kind gleichermaßen wichtig. Auch hier ist von Vorteil, wenn die Mutter rechtzeitig, das heißt möglichst schon vor der Schwangerschaft, Kontakt zu ihrer eigenen inneren Stimme, zum Beispiel über entsprechende Meditationen, findet. Aber auch zu Beginn einer Schwangerschaft ist es noch gut möglich, sich in diesen Bereich der eigenen Seelenlandschaft einzufühlen, aus dem heraus der Kontakt zum Kind am leichtesten möglich wird.

So vorbereitete Kinder können natürlich auch anders empfangen werden. Wie das Kind in erster Instanz (bei der Empfängnis) empfangen wurde, so wird es auch nach der Geburt aufgenommen. Extreme verdeutlichen das besonders. Ein lange ersehntes Wunschkind, in Liebe empfangen und während neun Monaten mit Liebe genährt, wird natürlich bei der Geburt liebevoll erwartet und empfangen. Im anderen Extrem wird ein bei einer Vergewaltigung »empfangenes« Kind in der Schwangerschaft kaum mit Liebe versorgt, die Mutter wider Willen wird seine Existenz eher verdrängen und es – wenn überhaupt – entsprechend widerwillig in diese Welt kommen lassen.

Hat ein Kind mittels sanfter Geburt das Licht der Welt erblickt, wird es nicht sofort abgenabelt, sondern seiner Mutter zuerst einmal auf den Bauch gelegt, während die Nabelschnur es weiterhin versorgt und beide verbindet. Wenn ihr Pulsieren aufhört, entwickelt sich die Atmung im Normalfall von selbst, ohne Erstickungsschock und Schmerz. Auch die Trennung des einen Herzens in zwei funktional getrennte Herzkammern kann nun sanfter und harmonischer geschehen. Die nun überflüssige Nabelschnur lässt sich ohne Schmerzen durchtrennen. Selbstverständlich bleibt das kleine Wesen jetzt bei seiner Mutter, erlebt deren Wärme nun von außen und darf, sofern es mag, bereits erste Trinkversuche unternehmen. Auch die frühere Mode, das Leben mit einem oder zwei Fastentagen zu beginnen, ist also nicht mehr *zwingend*. Sie hat aber auch offenbar nicht geschadet, sonst würde die Milch wohl früher als am zweiten Tag einschießen.

All diese für sich genommen kleinen Veränderungen machen doch insgesamt ein ganz anderes Muster aus. Es ist für Mutter und Kind leichter, sich gleich zu Beginn aneinander zu gewöhnen. Diese erste Zeit ist entscheidend für die spätere Beziehung, und das kann genutzt werden. Bei Tieren haben wir das Phänomen der Prägung nach der Geburt längst untersucht. Wer kennt nicht das Bild der jungen Gänse, die auf Konrad Lorenz als »Mutter« geprägt wurden und ihn bei allen möglichen und unmöglichen Gelegenheiten verfolgten. Dass die Gynäkologie diesbezüglich der Verhaltensforschung um Jahrzehnte hinterherhinkte und es dort, wo sie weiterhin Mütter und Kinder trennt, noch immer tut, ist nur schwer zu fassen. Immerhin gibt es ein Erwachen bei vielen Beteiligten, insbesondere bei Müttern, die es dann doch vorziehen, ihre Kinder auf sich statt auf das Kreißsaalpersonal oder eine Säuglingsschwester zu prägen und den neuen Lebensabschnitt möglichst gemeinsam und harmonisch zu beginnen. Bei einer wirklich notwendigen Kaiserschnittentbindung könnte immer noch der Vater im OP anwesend sein, um das Kind in Empfang zu nehmen. Das hat dann später allerdings oft den Effekt, dass es sich zu einem typischen Papakind entwickelt. Was seelisch mit Kindern geschieht, die auf medizinisches Personal geprägt wurden, das sie dann nie mehr zu sehen bekamen, ist bisher nicht untersucht worden. Möglicherweise entwickeln sie sich zu jenen Erwachsenen, die von einem Arzt zum anderen rennen.

Die Beschreibung, ja Anpreisung der sanften Geburt sollte nicht darüber hinwegtäuschen, dass bis vor wenigen Jahren die zuerst beschriebene brutale Version die Regel war und bei dem

Gros der Kassenpatientinnen noch heute ist. Wer sich lesend darüber entsetzt, kann ziemlich sicher sein, zu den Opfern gehört zu haben. Selbst im Fall einer Hausgeburt wird das Szenario doch der damaligen Schulmeinung der Medizin entsprochen haben.

Unser heutiger »Fortschritt« ist insofern in Anführungszeichen zu setzen, als es sich eigentlich wesentlich um Rückgriffe handelt auf jene Zeit, wo sich Männer des Kinderbekommens noch nicht medizinisch angenommen hatten und noch nicht wissenschaftliche Erkenntnisse weit über das Wohl der Frauen stellten, von dem der Kinder ganz zu schweigen. Beim Rooming-in wird das besonders deutlich, aber auch bei der »neuen Mode« des Stillens, dem Bedürfnis nach Hausgeburten und nach Schaffung von medizin- und chemiefreien Zonen im Umfeld der Geburt. Auch die »Neuentdeckung« der homöopathischen Geburtsvorbereitung ist lediglich Wiederentdeckung.

Geburtsprobleme

Die Grundproblematik bei der Geburt, die sie zu solch einer unübersehbaren Krise werden ließ, hat zwei Wurzeln: zum einen mangelndes Urvertrauen, zum anderen mangelnde Austreibungskraft. Wenn sich in der intrauterinen Zeit zu wenig oder gar kein Urvertrauen bilden konnte, kann das Kind nicht loslassen von einer Situation, die ihm noch nicht gegeben hat, was sie ihm schuldet. Am anderen Pol des Lebens mag das verständlicher werden. Wer noch nicht genug materielle Sicherheit geschaffen hat, kann die Arbeitswelt nicht problemlos verlassen, sondern muss wohl oder übel noch daran festhalten. In einer Zeit, die zwar mit der Geburt zunehmend einfühlsamer umgeht, dafür aber mit der Empfängnis und der empfindlichen Zeit danach immer unsensibler, wird Urvertrauen tendenziell seltener aufgebaut. Das wird den Schritt ins Leben erschweren, weil die Kinder sich noch gar nicht ausreichend versorgt fühlen, um das Nest »schon« zu verlassen. Ausdruck davon könnte die ständig steigende Zahl von Risikogeburten bzw. Kaiserschnitten sein.

Auf der anderen Seite der Austreibungsschwäche ist weniger Entscheidungsunfähigkeit das Problem, sondern unser unbewusster Umgang mit der Marskraft, der Aggression (von lateinisch *aggredi* = herangehen, vorstoßen, vordringen, angreifen). Bei der Geburt ist Aggression als Grundkraft unverzichtbar. Da wir sie aber als Prinzip entwertet haben, ist es schwer, mit ihr vernünftig umzugehen. Sie ist nicht nur auf Seiten der Mutter notwendig, um Presswehen hervorzubringen, sondern auch kindlicherseits, um den mutigen Kopfsprung ins Leben zu wagen. Die Urkraft des Mars, die jeden Neubeginn erst ermöglicht und die notwendige Energie zur Verfügung stellt, gehört an den Anfang allen Lebens. So ist Mars der »Motor« aller Geburten. Auch das Küken braucht seine Energie zum Ausschlüpfen, wenn es mit spitzem Schnabel die Eierschale von innen aufpickt. In seinem Schnabel begegnet uns die Signatur des Mars: das Spitze, Akute und damit auch Gefährliche. Es ist dieselbe Spitze, die wir an jeder Lanze und jedem Messer, an der Spitze des Düsenjägers und der Rakete finden, aber auch bei Knospen und Keimlingen. Der Frühling ist die natürliche Zeit des Mars und damit der Geburt. Jetzt werden die meisten Tiere geboren, die Bäume *schlagen aus*, und der Salat *schießt*, Milliarden Keime *durchbohren* die Mutter Erde, und unzählige Knospen *sprengen* ihre Hüllen. All das geschieht *natürlich* nicht böswillig und brutal, aber doch mit marsisch aggressiver Kraft.

Auch wir Menschen könnten diesem Prinzip, das nach Heraklit Vater aller Dinge ist, erlöstere Seiten abgewinnen als die des Krieges und der Brutalität, indem wir zum Beispiel mutiger lebten, entschlossen erste Schritte in neue Bereiche wagten, unsere Probleme *in Angriff nähmen* und die heißen Eisen des Lebens anpackten. Wir könnten denkend alte Grenzen verletzen und geistiges Neuland erobern. Dass wir mit der Aggression auch ihr Prinzip, Mars, und das entschlossene Herangehen an die Dinge ablehnen, hat uns zu Feinden der Aggression gemacht und Probleme geschaffen. So wurden wir aggressiv im unerlösten Sinne; die Aggression fiel weitgehend in den Schatten. Dort aber wird sie erst wirklich gefährlich. Anstatt eine Streitkultur zu fördern und uns geistig mutig zu stellen und auseinander zu setzen, versuchen wir, betont friedliebend zu leben, und ernten das Gegenteil. Obwohl wir alle und alle Völker und Politiker Frieden wollen und davon reden, starrt die Welt vor Waffen.

Kein Krankheitsbild nimmt so rasant zu wie das der Allergien, jener sinnlosen, weil völlig aussichtslosen Kriege, die immer mehr Menschen auf der Körperebene gegen harmlose Stoffe wie Blütenpollen und Katzenhaare, Hausstaub und Nahrungsmittel und vieles andere führen. Alle Allergiker der Welt zusammengenommen werden die Blütenpollen auch nicht im Geringsten reduzieren; ihre Kriegsziele sind konkret betrachtet sinnlos. Hier wird verdrängte und deshalb unbewusste Aggression auf der körperlichen Ebene ausgelebt. Allergien sind im Mikrokosmos ähnlich sinnvoll wie Kriege auf der makrokosmischen Ebene. Wohin wir auch schauen, finden wir Beispiele für unerlöste und in den Schatten gesunkene Aggression, die wir als solche gar nicht mehr wahrnehmen.

Hier liegt auch die tiefere Wurzel für die zunehmenden Probleme mit der Geburt. Dieselbe wird auch aus schulmedizinischer Sicht – gemessen an den steigenden Zahlen der Risikogeburten – immer gefährlicher. Und so nähern wir uns wieder dem Grundmotiv aller Entwicklungskrisen, der Entscheidungsschwäche. Wir neigen dazu, uns nicht rechtzeitig zum Einsatz der notwendigen Energie zu bekennen, und ernten dafür etwas später unerlöste Formen des Marsprinzips. Im Spiel ist es immer, denn auch beim Dammschnitt kommt ein Messer zum Einsatz und fließt Blut. Beim Kaiserschnitt wird genauso marsische Energie eingesetzt wie bei der natürlichen Geburt, nur nicht von den eigentlich Betroffenen, sondern von Gynäkologen. Wenn eine deutsche Frau verglichen mit einer Schwedin bei identischem Risiko mit doppelter Wahrscheinlichkeit Gefahr läuft, per Kaiserschnitt zu entbinden, heißt das auch, dass hier zu Lande Mars doppelt so häufig unbewusst zum Einsatz kommt. Das aber macht ihn gefährlicher. Fast jede Schwangere bekommt in Deutschland eine (Damm-)Schnittentbindung, jede siebte einen Kaiserschnitt, das sind 15 Prozent oder gut 126 000 Frauen im Jahr 1991. Die Tendenz ist steigend. Interessant ist noch, dass die Zahlen je nach Klinik variieren. Es gibt Krankenhäuser mit 23 Prozent Kaiserschnittrate und andere mit 10 Prozent, was zeigt, dass auch bei uns annähernd schwedische Verhältnisse möglich wären. Sicherlich sind es besonders die vorsichtigen Ärzte, die sich für einen Kaiserschnitt entscheiden, weil sie eher dazu tendieren, eine Situation als riskant einzuschätzen. So belegt diese Untersuchung, dass man Mars entweder mit Mut oder mit dem Skalpell einlösen kann. Ihn ganz aufzuschieben ist menschlich verständlich, macht ihn aber nur bedrohlicher und beschert einem in besonders unguter Form, was man sich eigentlich ersparen wollte. Das wird selten so deutlich wie bei der Geburt.

Gefahr lauert leider auch hinter dem wachsenden Bedürfnis nach natürlichen Geburten. Von Natur aus liegt sehr viel direkte Aggression in der Geburt. Wird diese nicht offen zugelassen, muss sie sich andere Wege suchen. Verweigert sich zum Beispiel eine Frau dem Marsprinzip so entschieden, dass sie keine Wehen produziert, wird der Gynäkologe einspringen und den notwendigen Nachdruck ins Spiel bringen. Ist er nicht zur Stelle, weil man ganz auf Natur machen wollte, wird es lebensgefährlich für Mutter und Kind, und auch das bringt – über die Gefährdung – Mars ins Spiel. Natürlichkeit verlangt ein hohes Maß an ganzheitlichem Verständnis. Das Ausschließen einer so grundlegenden Kraft wie der Marsenergie führt notgedrungen dazu, dass sie sich über unerwartete und unerlöste Wege Zutritt verschaffen muss, was wir dann gern eine Katastrophe nennen. Ähnliches gilt für ein Vernachlässigen der Mondenergien in der intrauterinen Zeit. Eine zu wenig mütterliche Gebärmutter macht nicht nur das Loslassen schwierig, sondern wird später bei den unpassendsten Gelegenheiten unbewusst gesucht. Einem betroffenen Patienten schleuderte einmal ein wütender Chef den Satz an den Kopf: »Wir sind eine Firma, kein Mutterleib!«

Auch verständliche Gegenreaktionen auf das funktionale und gefühlsarme Vorgehen der Schulmedizin können Schattenseiten erschreckender Art hervorbringen. Es kommen bereits Kinder bei alternativen Haus- und erst recht Unterwassergeburten zu Schaden, weil die Möglichkeiten der modernen Medizin absichtlich und prinzipiell ausgeschlossen werden. Das aber heißt, das Kind mit dem Bade auszuschütten. Zwar sind die diesbezüglichen Probleme lange nicht so zahlreich, wie von schulmedizinischer Seite oft behauptet[20], aber ganz sicher zu zahlreich, gemessen an den Möglichkeiten, sie zu verhindern.

Eine ganz und gar gut gemeinte, aber mit Naivität bezüglich des Marsprinzips betriebene Geburt schlägt leider nicht selten in einen sehr späten und umso brutaleren Abtreibungsversuch um. Wenn man selbst gar keinen Zugang zu Mars und seiner eigenen Kraft findet, sollte man dankbar die Hilfe der Gynäkologen in Anspruch nehmen, die diesen Zugang haben und auch bereitwillig einsetzen.

Die Geburt ist der entscheidende Schritt ins Leben. In ihrem Muster zeichnen sich all die weiteren im Laufe des Lebens notwendig werdenden Geburten ab, denn letztlich ist jeder Neubeginn symbolisch gesehen eine Geburt wie auch jeder Schritt in Neuland und jeder Grenzübertritt. So ist es sinnvoll, das eigene Geburtsmuster zu kennen, um sich auf die besonderen individuellen Probleme mit Neuanfängen und Durchbrüchen einzustellen.

Darüber hinaus konzentriert sich im Muster der Geburt als dem Lebensanfang (in der Polarität) das ganze Lebensmuster wie in einem Keim, ähnlich wie das Samenkorn bereits das ganze Pflanzenleben enthält. Das ist der Grund, warum die Astrologie den Zeitpunkt des ersten Atemzuges benutzt, um die Rahmenbedingungen des Lebens aufzuzeigen.

Ein tiefes Kennenlernen dieses ersten und wichtigsten Lebensabschnittes kann eine Psychotherapie ermöglichen, weshalb dem neuerlichen Durcherleben der eigenen Geburt in der Reinkarnationstherapie eine zentrale Rolle zukommt. Aber auch die Rekonstruktion der Geburtsvorgänge aus der Erinnerung der Mutter kann das grobe Muster enthüllen und wird zumindest die besonderen Krisenpunkte ans Licht bringen.

Geburtskomplikationen

Wer könnte es einem Kind verdenken, wenn es statt des Kopfsprunges ins Leben lieber den scheinbar viel sichereren Sprung mit den Füßen voran wählt? Das Kind sieht nicht, wo es hingepresst wird, es kann den Ausgang des Geburtskanals nicht erkennen, und je weniger es durch den Zuspruch der Mutter auf die Situation eingestellt ist, desto mehr wird es sich sträuben. Hinzu kommt, dass Kinder in dieser Phase manchmal noch die Grundaufgaben des vor ihnen liegenden Lebens überblicken und auch davor zurückschrecken können.

Schließlich ist jede Geburt, auch die sanfteste, eine Mutprobe und ein Kampf, der durch die beispiellose Einengung im Geburtskanal bedrohlich wirken muss. Enge aber ist in vieler Hinsicht mit Angst verbunden, das lateinische Wort »angustus« für »eng« macht es deutlich. Insofern ist auch eine natürliche, sensibel durchgeführte Geburt immer eine Einweihung ins Reich der Enge und Angst. Alle Situationen im späteren Leben, bei denen es eng wird, können ein nicht bewusstes Geburtstrauma daher wieder beleben und die entsprechende Angst an die Oberfläche bringen.

Praktisch jede Geburt stellt ein Trauma dar. Traumata müssen aber nicht verdrängt werden und dadurch zur Schwächung des Individuums führen, sondern können bei bewusster Verarbeitung sogar zu dessen Stärkung beitragen. Der Volksmund kleidet das in den Ausspruch »Was nicht umbringt, macht stark«. Das gilt aber nur, wenn die Situation bewusst ist und nicht ständig Energie aufgewendet werden muss, um sie unter der Bewusstseinsschwelle zu halten.

Das typische Geburtstrauma, das auch späterhin Probleme machen kann, entsteht etwa folgendermaßen: Obwohl Schmerzen und Bedrängung immer größer werden, hat das Kind irgendwann keine Chance mehr, sich dem Geschehen zu widersetzen. Die hinausdrängende Macht der Wehen und die von außen einwirkenden Kräfte der Geburtshelfer werden so übermächtig, dass sich das Kind ihnen ergeben muss. Dieses Aufgeben des Kampfes kann bewusst geschehen oder in einer Art Flucht aus dem so sehr bedrängten und schmerzenden Körper. Im zweiten Fall wird der Körper natürlich ebenfalls geboren, aber ziemlich allein gelassen, ja verlassen. Erst wenn das Schlimmste überstanden ist, kehrt das Bewusstsein bzw. die Seele in ihn zurück. Die Vorbereitung des Kindes in einem einfühlsamen Umfeld und die gedankliche und gefühlsmäßige Zuwendung der Mutter können dem Kind die bewusste Ergebenheit in das unabänderlich Notwendige erleichtern. Kinder verstehen nicht nur sehr viel mehr, als wir ihnen zutrauen, sie hören vor allem noch auf die Sprache der Gefühle, die Erwachsene oft verlernt haben und dann auch in ihrer Bedeutung verkennen.

Flieht die Mutter ihrerseits aus dem bewussten Erleben, zum Beispiel in die schmerzfreie Geborgenheit einer Vollnarkose, fühlt sich das Kind zusätzlich im Stich gelassen, denn sein Schmerzerleben hält trotz Narkose voll an. Jede Narkose ist ja nichts anderes als die Vertreibung des Bewusstseins aus dem Körper. Die Schmerzrezeptoren des Körpers bleiben funktionsfähig, es ist nur niemand mehr da, der ihre Meldungen entgegennehmen könnte. Insofern ist es auch möglich, dass Operationen nachträglich in Trancesitzungen wieder bewusst gemacht werden können, wobei der Operierte dann alles von außerhalb seines Körpers wahrnimmt. Vielleicht liegt hier eine zusätzliche Erklärung für die Tatsache, dass Operationen trotz Vollnarkose so anstrengend für den Organismus sind. Für die Frau hat die Vollnarkose noch den Nachteil, dass ihr der Einweihungscharakter, der jeder Geburt anhaftet, fast ganz entgeht.

Wenn eine Geburt als zu furchtbar empfunden wird und sich das Bewusstsein davonmacht, fehlt die entsprechende Erfahrung. Einerseits wird solch ein Mensch mit unverarbeitetem Geburtsmuster in Zukunft Angst vor allen im doppelten Sinne engen Situationen und insbesondere vor Neuanfängen haben, andererseits wird er unbewusst solche Situationen geradezu suchen, um sich doch noch auszusöhnen. Es macht die unerlöste Krise aus, dass wir sie bewusst hassen und meiden wollen, sie aber unbewusst immer wieder suchen. In der Schule des Lebens ist es wie in unserer Kindheit: Wenn wir nicht lesen lernen, werden wir bald das Lesen hassen. Gerade deshalb werden wir aber immer wieder mit dem Thema konfrontiert, bis wir den Widerstand aufgeben, uns in das Unausweichliche fügen und lesen lernen.

Die Tatsache, dass Therapieformen wie das Rebirthing bei uns so erfolgreich sind, weist darauf hin, wie viele Menschen in unserer Gesellschaft solch ein Wieder- oder Noch-einmal-geboren-Werden nötig haben, um sich lieber spät als gar nicht mit ihrem Geburtstrauma auszusöhnen.

An dieser Stelle lässt sich auch die Erklärung für das erstaunliche Phänomen finden, dass diese Therapietechnik, die sich seit zwanzig Jahren zunehmender Beliebtheit in alternativen Therapiekreisen erfreut, von der Schulmedizin weiter unbeirrt als Krankheit geführt und leider auch behandelt wird. Was Schulmediziner als Hyperventilationstetanie mit Kalzium- und Valiumspritzen bekämpfen, fördern Psychotherapeuten mit Absicht zu Tage. Sie begleiten ihre Klienten dann sanft, aber bewusst durch diese Zustände von Enge und Bedrängnis. Wiederholtes Durchleben solcher Angstkrisen lässt Bewusstheit in verdrängte Traumata fließen und löst sie so Atemzug um Atemzug auf. Die Methode der Schulmedizin dagegen unterdrückt die sich wie »von selbst« ergebenden Therapieversuche des Schicksals und bricht sie mithilfe von Medikamenten ab. So erhält sich die Medizin ihre Patienten, denn die Betroffenen werden immer wieder in entsprechende Situationen geraten, weil ihre unbewussten Ängste auf Erlösung drängen.

An diesem Beispiel lässt sich generell der Unterschied zwischen schulmedizinisch-allopathischen Ansätzen und solchen, die auf Heilung im eigentlichen Sinn zielen, verstehen. Während die Schulmedizin dazu verhilft, ungestört durch körperliche und seelische Signale seinen Interessen nachzugehen, versuchen vom homöopathischen Denken getragene Methoden wie die Reinkarnationstherapie, die vom Schicksal geschickten Lernaufgaben anzunehmen und zu erfüllen.

Die typische Entstehung der Hyperventilationstetanie macht diesen Zusammenhang deutlich. Kommt ein Mensch mit ungelöstem Geburtstrauma in eine beängstigende Situation, wird er dazu neigen, seine Angst zu verdrängen. Was aber im Bewusstsein keinen Raum bekommt, nimmt ihn sich an anderer Stelle. Durch den nun einsetzenden forcierten Atem wird das entsprechende Muster verkörpert. Alles wird enger, und erste Verkrampfungen können sich zeigen. Nun wird dem Betroffenen über die Enge des Körpers auch seine (seelische) Angst bewusst. Wenn er weiteratmet, kann ihn der Atem durch diese Situation hindurchtragen, und hinter der Enge wird er Weite finden. In einem Empfinden von Weite und Offenheit hat Angst aber keine Existenzchance und löst sich auf. Bricht man den Prozess dagegen bei Ausbildung der ersten Verkrampfungen chemisch ab, fixiert sich der innere Zustand der Enge. Die Tendenz der Patienten, wieder in ihn hineinzurutschen, wird mit jedem Mal größer, da das Schicksal die Hoffnung nicht aufgibt, ihn so kurz vor dem Ziel doch noch durch die Enge hindurchzubringen. Mit dem immer besseren Ausbau des medizinischen Versorgungsnetzes werden die diesbezüglichen Chancen naturgemäß schlechter.

Das Schicksal mit seiner Tendenz zu belehren und die Schulmedizin mit ihren Versuchen, das um fast jeden Preis zu verhindern, arbeiten an entgegengesetzten Hebeln. Die Frage, wer von beiden den längeren Hebel hat, wäre mit einem Blick auf die Geschichte und selbst nur auf die der Wissenschaft eigentlich leicht zu klären. Was wir heute Paradigmenwechsel nennen, gibt Anlass zur Hoffnung, dass sich hier in Zukunft Versöhnlicheres anbahnen könnte.

Steißlage

Der schon erwähnte Kopfsprung ins Leben wird umso eher verweigert, je weniger er vorbereitet ist. Bei der Steißlage lässt sich das Kind gar nicht erst auf die angemessene, aber Mut erfordernde Geburtslage ein, es liegt in Opposition dazu. Dieses Verhalten ist aus folgender Perspektive leicht nachvollziehbar. Man steht auf dem Zehnmeterturm eines Schwimmbades und blickt hinunter auf die von hier oben recht klein anmutende Pfütze, die man mit seinem Körper treffen muss.[21] Ist diese Situation neu und man selbst schlecht vorbereitet, liegt es nahe, den Sprung zu verweigern. Wäre aber der Rückzug versperrt und würde man unter ständig zunehmendem Druck Richtung Plattformrand gedrängt, springt man vielleicht allen Warnungen zum Trotz mit den Füßen voran, weil in dieser Situation die Angst geringer ist.

Das Baby streckt dem Leben statt des Kopfes seinen Steiß entgegen. Darin kommt nicht nur Verweigerung zum Ausdruck, sondern auch Protest. Die Geste ist an sich eindeutig und würde in jeder anderen Situation sofort verstanden. Dieses »Ihr könnt mich mal!« geht wie so oft auch in diesem Fall zu eigenen Lasten. Die Enge in der Höhle wird immer bedrückender und der Druck der Wehen irgendwann so groß, dass die Geburt auch falsch herum beginnt. Zwar scheint sich die Verweigerung auf den ersten Blick zu lohnen, denn das kleine Becken rutscht leicht hinaus, und auch Bauch und Oberkörper folgen problemlos. Dann aber *kommt das dicke Ende nach*. Der Kopf, die *Hauptsache*, hat mit Abstand den größten Durchmesser und blockiert bei seiner Passage die ganze Öffnung. Da aber die Nabelschnur auch noch da ist, wird sie in dieser Position abgedrückt. Nun kommt es notgedrungen zu Erstickungsgefühlen, die noch viel gravierender ausfallen als bei vorzeitiger Abnabelung. Das Kind kann nicht atmen, solange der Kopf mit Mund und Nase im Geburtskanal steckt. Je länger die bedrohliche Situation dauert, desto schwächer wird das Kind durch die Unterversorgung mit Lebensenergie, desto aufgeregter reagieren die Helfer, und umso verzweifelter wird der Kampf der Mutter. Der Sauerstoffmangel kann erhebliche Probleme heraufbeschwören, von unvorstellbaren Beklemmungsgefühlen mit Todesangst bis zu bleibenden Gehirnschäden. Was das Kind so angestrengt vermeiden wollte, bekommt es nun auf jeden Fall: eine lebensbedrohliche Situation.

Die Vermeidung des Marsprinzips – hier in der Unterlassung des mutigen Kopfsprunges – kann nicht gelingen, sondern wandelt das Prinzip nur in unerlöstere und damit tendenziell bösartige Formen. Das ist beim Sprung vom Zehnmeterturm ähnlich. Auch hier ist das Eintauchen mit den Füßen noch angenehmer, dann aber kommt ebenfalls das dicke Ende in Form des Kopfes nach. Zumeist drückt das Wasser in die Nase, und die Stabilität beim Eintauchen ist so unsicher, dass man eine Bauchlandung riskiert. Der Kopfsprung sieht nur gefährlicher aus, ist es aber im Endeffekt nicht.

Das bei der Steißlage deutlich werdende Muster ist die frühzeitige ängstliche Abkehr vom Leben: Man will nicht und zeigt es. Hinzu kommt eine Tendenz, sich dem vorgesehenen Muster zu verweigern und den eigenen *Weg durchzusetzen*, selbst wenn dadurch das eigene Leben in Gefahr gerät. »Abwendung aus Ängstlichkeit und eine gewisse Dickköpfigkeit ohne Rücksicht auf (eigene) Verluste« könnte die Devise lauten. Hinzu kommt eine Verweigerung der notwendigen Hingabe. Der Kopf wird nicht nach unten genommen, um sich nicht gänzlich auszuliefern. *Den Kopf oben behalten* ist im späteren Leben eine Strategie, die Erfolg verspricht, zur Geburtszeit aber eher eine überzogene Aufrichtigkeit mit Dickköpfigkeit verrät. Hier setzt sich der eigene (Dick-)Kopf bereits im Übertragenen durch und versucht sich zu schonen, wobei er sich massiv verrechnet, denn ihm wird es beim nun folgenden Sauerstoffmangel am schlimmsten ergehen.

Spätere Geburtssituationen, die Mut und ein gewisses Draufgängertum erfordern, werden im Laufe des Lebens in Fülle kommen. Die Gefahr ist, dass in Steißlage Geborene auch weiterhin den Herausforderungen des Lebens den Rücken kehren, um sich auf ihre Art durchzusetzen, koste es, was es wolle.

Solch ein Muster ist mit der Geburt gegeben und durch nichts mehr loszuwerden, ähnlich wie auch die Planetenstände mit der Geburt feststehen und nicht mehr zu ändern sind. Hat man die wirkenden Prinzipien einmal erkannt, braucht man allerdings nicht weiterhin die unerlösten Varianten zu wählen. Die bei der Steißlage angedeuteten Marsprobleme können durch eine entsprechende Hingabe an dieses Prinzip und Aussöhnung mit ihm auch anders bearbeitet werden. Zum Beispiel ließe sich die frühzeitige Abkehr von Mars in Friedensinitiativen und im Kampf gegen den Krieg einlösen. Solche Kriegsgegner hätten sogar den Vorteil zu wissen, dass sie eine persönliche Betroffenheit und ein entsprechender Problembezug antreiben. Dadurch würden sie sich und ihrer Umwelt viele Peinlichkeiten ersparen, und nebenbei könnten sie sich in ihrem Kampf mit Mars aussöhnen, indem sie zum Beispiel merken, wie viel Spaß ihnen eine Oppositionshaltung oder das Kämpfen in Wahrheit macht. Ihr starkes Pflichtbewusstsein kann ihnen helfen, denn sie lassen sich (von Geburt an) nicht so leicht unterkriegen.

Letztlich ist nicht nur die äußere körperliche, sondern auch die innere seelische Haltung beim Steißlagenkind kämpferischer, aber auch sturer. Die Steißlagenentbindung führt ja auch zu viel dramatischeren Situationen, die mehr Eile von den Helfern und noch mehr Konzentration und Druck seitens der Mutter erfordern. Steißlagenkinder zwingen ihre Umwelt von Anfang an, um sie und ihr Leben zu bangen.

Querlage

Die direkte Opposition in der Steißlage ist meistens noch verträglicher als ein Überkreuzsein in der Querlage. Wenn sich jemand *quer legt*, wie in dieser Situation das Ungeborene, zeigt er damit deutlich, dass er nicht weiter mitmachen will. Solange man in Opposition zu einer Bestrebung steht, ist man immerhin noch in derselben Richtung unterwegs, wenn auch mit umgekehrtem Vorzeichen. Opponenten bekämpfen sich zwar, aber immerhin am selben in kämpferischer Eintracht geteilten Thema. Legt sich hingegen einer von beiden quer, geht es in keiner Richtung weiter, die Verweigerung ist perfekt. In unserem Fall ist es das Kind, das nicht hinaus in die Welt will und sich stattdessen in der sicheren Höhle verkeilt.

Ab und zu gelingt es erfahrenen Hebammen, ein widerstrebendes Kind noch zu drehen und sowohl aus der Opposition als auch aus der Querlage herauszubewegen. Solche »Eingriffe« gehen weit über Mechanik hinaus, eher handelt es sich um eine Körper und Seele einbeziehende Kunst, die auf reicher Erfahrung und Intuition beruht. Steht solch eine weise Frau nicht zur Verfügung oder ist das Kind in seinem Widerstand nicht zu erweichen, bleibt nur die grobe Mechanik des chirurgischen Eingriffs. Der in diesem Fall lebensrettende Kaiserschnitt ist aus der Sicht des Kindes ein Sieg, wenn auch durch eine recht destruktive Trotzhaltung. Es erspart sich auf diesem Weg den harten Kampf ums (Über-)Leben. Auf den ersten Blick hat der Eingriff überhaupt viele Vorteile. Der Mutter wird durch den sanften Schutz der Narkose zunächst der Schmerz erspart. Der Gott Hypnos breitet seinen samtenen dunklen Mantel um sie und entlässt sie aus aller Verantwortung. Das Kind kann seinerseits in Ruhe abwarten, bis plötzlich der Vorhang aufgeht und sterile Gynäkologenhände es vorsichtig aus seinem Versteck bergen. Es hat seinen Kopf im übertragenen Sinne durchgesetzt und ihm im Konkreten den Durchbruch durch den Engpass und die damit verbundene Angst erspart. Bei Langzeitbeobachtungen von Kaiserschnittkindern erweist sich allerdings, dass dieser Weg alles andere als vorteilhaft ist. Der konkrete Ablauf macht darüber hinaus deutlich, wie eng Mutter und Kind in jedem Fall miteinander verbunden sind. Insofern muss man davon ausgehen, dass auch beide ihren inneren Anteil an der Situation haben. Wenn das Kind die Verantwortung verweigert, muss auch die Mutter daraus (in die Narkose) entlassen werden. Wenn das Kind den Sprung ins Leben nicht macht, kann auch die Mutter nichts mehr tun und muss narkotisiert werden. Auf diese Weise bekommen beide nicht viel von der Geburt mit.

Für die Gynäkologen schließlich ist der Kaiserschnitt ebenfalls vorteilhaft, denn sie verdienen sich damit Anerkennung und Geld. Sie müssen sogar eine gewisse Anzahl von Kaiserschnitten für ihre Facharztanerkennung vorweisen können. Diese Vorschrift dürfte leider einen gewissen Anteil an der hier zu Lande so hohen Kaiserschnittrate haben.[22] Denn natürlich ist es eine Ermessenssache, wie lange man andere Methoden versucht.

Das Muster des kaiserschnittgeborenen *Querkopfes* hat einiges mit dem Namen des Eingriffs zu tun: Es ist ein recht kaiserlicher Ausweg ins Leben. Das Motto ist einfach: »Ich lege mich quer, sollen die anderen doch schauen, was aus mir wird.« Was zu Anfang so bequem ist, kann sich im Laufe des Lebens zu einem recht lästigen Schema entwickeln, denn nicht immer sind Menschen verfügbar, die einem wie bei der Geburt das ganze Risiko und all die Arbeit abnehmen. Das Bestreben, mit Neuanfängen auf besonders schlaue und für sich selbst risikoarme Weise etwa durch neuerliche Verweigerung fertig zu werden, wird bleiben, allerdings kaum noch so elegant zu lösen sein wie zu Anfang.

Letztlich konnte das Kaiserschnittkind seinen Wunsch, im Schlaraffenland des Mutterleibes zu verharren, nicht durchsetzen. Der Antrieb hinter der Verweigerung ist so regressiv, dass er ohne gynäkologisches Eingreifen in die Katastrophe führen würde. Mutter und Kind gingen an solcher Verweigerung gemeinsam zu Grunde. Sind in späteren Lebenskrisen keine »Geburtshelfer« zur Stelle, besteht die Gefahr, dass der anstehende Neuanfang verweigert wird und die Betroffenen sich ihren Aufgaben und ihrem Weg zu entziehen suchen. Denn wer nicht gelernt hat, durch Enge und Angst hindurchzugehen, weil seine Frustrationsgrenze so niedrig ist, wird Ängste stauen, bis sein ganzes Leben in Enge zu ersticken droht. Statt sich zu stellen, neigt er dazu, in der Verweigerung zu verharren und so über die Zeit hinaus ein »ängstliches Kleinkind« zu bleiben nach dem Motto: »Die Mama oder der Papa, der Staat, die Gesellschaft oder wer auch immer wird's schon richten.«

Das bei der Geburt allgegenwärtige Marsthema kommt wie

immer trotzdem voll zum Zuge, wenn auch auf die Gynäkologen abgewälzt. Beim Aufschneiden eines so prallen Bauches mit einem so scharfen Skalpell, wobei mehr Blut fließt als im Normalfall, ist Mars ganz in seinem Element. Er fehlt allerdings Mutter und Kind. Das Neugeborene lernt nicht, seine Energie für den Neuanfang einzusetzen, sondern im Gegenteil, dass es auch so geht. Es ist nicht aus eigener Kraft in die neue Lebensphase getreten, und dieses Muster kann sich später als Hypothek erweisen. Um mit dieser Haltung durchzukommen, brauchte das Kind auch weiterhin einen voll ausgerüsteten Operationssaal um sich, in dem ihm andere alle notwendigen Operationen des kommenden Lebens abnehmen. Nicht selten begegnet es seiner Umwelt mit dieser (kaiserlichen) Erwartungshaltung: »Ich bleibe in der Einheit, schließlich will ich mir nicht den Kopf anschlagen oder die Finger schmutzig machen, sollen sich doch andere um die Zwänge der Polarität kümmern.«

Kaiserschnitt

Probleme der Mutter

Für die Mutter bedeutet der Kaiserschnitt infolge der Narkose den Ausfall der bewussten Einweihung ins Muttersein. Einweihung aber lässt sich auch durch noch so intensive Bemühung nachträglich nicht mehr gleichwertig ersetzen. Außerdem fehlt die Mutter notgedrungen in der so wichtigen Zeit der ersten Prägung direkt nach der Geburt, weil sie noch in Hypnos' Reich weilt. In einem tieferen Sinn hat sie die Geburt verschlafen. Jemandem das Leben zu schenken ist ein aktiver Prozess. Es ist ein bisschen so, als hätte sie die Geburtstagsfeier in allen Einzelheiten vorbereitet und dann den Festtag verpasst.

Manchen Frauen wird das später bewusst, und so wächst der Wunsch, ein nächstes Kind auf normalem Weg zu bekommen. In diesem Fall haben sie die Rechnung aber ohne die Gynäkologen gemacht, die sich auf den Standpunkt stellen: »Einmal Sectio, immer Sectio.« Da sie die rituelle Bedeutung der Geburt völlig ignorieren, haben sie aus ihrer rein funktionalen Sicht gute Argumente. Die Gebärmutter hat durch die erste Operation eine Narbe, die unter den Anstrengungen einer normalen Geburt reißen könnte. Das wäre lebensgefährlich. Andererseits ist aber die Gebärmutter ein starker Muskel, der, wie andere Muskeln auch, gut heilt. Sportler können oft nach Muskelrissen, die meist gravierender sind als Schnittverletzungen, sogar wieder Leistungssport treiben.

Meistens endet der Konflikt in der »risikoarmen« zweiten Schnittentbindung. Manchmal aber entsteht eine echte Gefahr aus der Verhärtung der Fronten. Frauen, die entschlossen sind, die fehlende Erfahrung nachzuholen, und Gynäkologen, die nicht von ihrer Schulmeinung weichen, beschwören damit gemeinsam unnötige Dramen herauf. In einem Fall bekam eine Frau nach zwei Kaiserschnitten ihr drittes Kind auf normalem Weg im Kreis ihrer Freundinnen auf einer kleinen Insel und ohne Gynäkologen. Das war ein Vabanquespiel, und dass es gut gegangen ist, zeigt, wie heilungs- und leistungsfähig die Gebärmutter sein kann. Es zeigt aber auch, wie stur Frauenärzte und ihre frustrierten Patientinnen sein können. Solche »Experimente« sind möglich, gehören dann aber auf alle Fälle in moderne Kliniken. Oft ließe sich über die Notwendigkeit des ersten Kaiserschnittes noch diskutieren, die Notwendigkeit einer Klinik bei folgenden Geburten können nur Tollkühne in Zweifel ziehen, denen das eigene und das Leben des Kindes weniger wert sind als ein Prinzip. Ärzte, die bei uns wenig daran gewöhnt sind, Verantwortung außerhalb der gesicherten Bahnen zu übernehmen, könnten sich zu ihrer Sicherheit unterschreiben lassen, dass sie auf alle Risiken hingewiesen haben, aber sie sollten gerade in solchen Situationen präsent bleiben.

Bei unserer hoch technisierten Medizin gilt das Sprichwort »Wer A sagt, muss auch B sagen«. Ist ein so künstlicher Weg wie der über den Kaiserschnitt eingeschlagen, hat das weit reichende Konsequenzen. Wer sich einer Organverpflanzung unterzieht und danach statt Unterdrückung der Abwehr deren Stärkung betreibt, weil das natürlicher sei, bleibt ein Selbstmörder, auch wenn er prinzipiell Recht hat. In unserem Fall aber haben beide Recht: die Frau aus ihrer psychologischen Sicht, der Gynäkologe aus seiner mechanischen Betrachtungsweise. Da es der werdenden Mutter kaum zuzumuten ist, die anatomischen Gegebenheiten einzuschätzen, wäre es hilfreich, wenn sich der Arzt den seelischen öffnen würde, damit wenigstens einer beide Seiten sieht und die in diesem Fall unbedingt notwendige Zusammenarbeit gewährleistet bleibt. Der tiefere Aspekt des mütterlichen Standpunktes kann erst klar zu Tage treten, wenn die Rituale des Frauwerdens und der Mannbarkeit besprochen werden und die Schwierigkeiten, die wir damit haben.

Probleme des Kindes

Zu groß geratene Kinder: Verschiedene Gründe können Kinder im Mutterleib zu groß werden lassen. Der häufigste Grund ist die Übertragung, bei der sich das Kind zu viel Zeit lässt und über seine Zeit im Schlaraffenland hocken bleibt. Solch eine überreife Frucht erscheint dann verspätet als ziemliches Früchtchen, dessen In-die-Welt-Treten für beide Seiten kein Genuss mehr ist. Andererseits vermag die Mutter ihre Leibesfrucht auch nicht rechtzeitig loszulassen, ein Thema, das sich dann später bei Pubertät und Adoleszenz wiederholen kann.

Die Schwangerschaft ist sozusagen die Inkubationszeit für Geburt und Leben – je länger die Inkubationszeit, desto heftiger ist nicht selten der anschließende Ausbruch. Für das Kind, das keine Anstalten macht, das Nest zu verlassen, kann die Angst vor dem Kommenden überwiegen. Es will dann die vertraute Atmosphäre nicht gegen das unbekannte Risiko tauschen, oder es hat nicht genug vom Schlaraffenland bekommen, um es jetzt schon freiwillig zu verlassen. Übertragung ist immer ein Überziehen der Zeit. Ist der richtige Absprung einmal verpasst, wird es schwer, denn von nun an gibt es nur noch falsche Zeitpunkte. Es gilt jetzt, die nächste noch am wenigsten schlechte Möglichkeit *beim Schopf zu packen*. Am Beispiel der Pubertät, einer dazu analogen Krise, mag das deutlicher werden. Ist der natürliche Zeitpunkt der Pubertät, die Umstellung der Hormonsituation, verpasst, wird sich kein zweiter natürlicher Wendepunkt mehr ergeben, solange man auch wartet. Ein Versuch mit fünfundzwanzig Jahren ist dennoch besser als einer mit vierzig, aber verspätet sind beide. Häufig hilft dann der Druck einer immer unerträglicher werdenden Situation.

Ein weiterer bedeutsamer Aspekt bei der Übertragung ist, dass sich das Kind über den Rahmen hinaus wichtig und gewichtig macht. Es nimmt sich mehr Zeit, als ihm zusteht, und wird zu einer *zunehmenden* Belastung für die Mutter. Schließlich sind deren Kraft und Offenheit überfordert, und der Kaiserschnitt wird erzwungen. Ein denkbares Muster wäre also, dass ein besonders bequemes Kind das Schlaraffenland freiwillig nicht verlassen will und deshalb die angenehme *Lösung* durch die Schnittentbindung durchsetzt, die ihm selbst kein bisschen, der Mutter später aber umso mehr Schmerzen bereitet. Entsprechend nimmt sich auch eine Mutter zu wichtig, die ihr Kind zu lange behält und ihm dadurch ein Gewicht verleiht, das beiden nicht bekommt.

Das Zurückhalten der Frucht durch die Mutter kann das Kind einer zunehmend unerträglichen Enge aussetzen, aus der es dann irgendwann nur noch den brutalen Ausbruch mittels Operation gibt. Ein Dammriss oder -schnitt wäre hier noch das kleinere Übel.

Schließlich kann ein Missverhältnis von Kindsgröße und mütterlicher Beckenkapazität auch durch ein entsprechendes Missverhältnis im Erbgut bzw. in der Statur der Eltern entstehen, wenn, vereinfacht gesagt, ein sehr voluminöser Mann mit einer zu zarten Frau ein für diese zu großes Kind zeugt. Hier bleibt manchmal auch zur errechneten Zeit nur noch der Kaiserschnitt. Meist aber wird sich solch ein Kind trotzdem den rechtzeitigen Absprung etwas früher und auf natürlich vorgegebenen Bahnen suchen.

Eine wesentliche Rolle spielt zusätzlich unsere »zu gute« Ernährung. Ähnlich wie sie auch zur Akzeleration beiträgt, jenem Phänomen der immer früher einsetzenden Pubertät, lässt sie im

Mutterleib heranreifende Kinder schneller zunehmen. Auch hier rächt sich das Wohlleben und macht den Einsatz moderner Medizin oft notwendig. Lediglich starke Raucherinnen überspielen diesen Effekt mit der systematischen intrauterinen Mangelversorgung des Ungeborenen.

Der Uterus als Falle – Plazenta praevia: In dieser seltenen Situation liegt der Mutterkuchen vor dem Ausgang der Gebärmutter und versperrt diesen mehr oder weniger. Hierdurch ist das Kind in eine tödliche Falle geraten, aus der nur Gynäkologen über den künstlichen Weg durch die Bauchdecken einen Ausweg schaffen können. Das Nichthergebenwollen der Leibesfrucht ist hier bis zum Nichtkönnen gesteigert. Mutter und Kind sind aneinander gekettet und auf fremde Hilfe angewiesen. Aus der Kindperspektive betrachtet, beginnt das Leben mit einer *aussichtslosen* Situation, aus der dem Kind nur äußere Intervention heraushelfen kann. Wenn solche Hilfe aber rechtzeitig in Anspruch genommen wird, ist das kommende Leben nicht weiter behindert.

Um mit diesem Muster gut durchzukommen, ist es auch in Zukunft wichtig, sich rechtzeitig um Unterstützung zu kümmern und Hilfestellungen bereitwillig anzunehmen. Wer sich innerlich darauf einstellt, bei Durchbrüchen und Übergängen auf fremde Hilfe angewiesen zu sein, wird solche jeweils finden und die anstehenden Probleme dadurch lösen können. Im Endeffekt haben wir alle immer wieder Hilfe nötig. Die Situation der Plazenta praevia macht das allerdings zu einem Lebensthema. Die Lernaufgaben für das spätere Leben umfassen folglich rechtzeitiges, ja vorzeitiges Umhilfefragen und Inanspruchnehmen derselben, vorherige Organisation genügend kompetenter Unterstützung usw. Der amerikanische Pädagoge Al Siebert hält frühzeitiges Fragen und rechtzeitiges Organisieren für zentrale Eigenschaften jenes Charaktermusters, das er die Überlebenspersönlichkeit[23] nennt. Menschen mit diesem Muster sind besser als alle anderen geeignet, aus Krisen zu lernen und gestärkt daraus hervorzugehen. Sie machen auch noch aus aussichtslosen Situationen Erfolge, und die Schwierigkeiten im Leben sind ihnen mehr Ansporn als Hindernis.

Spätfolgen des Kaiserschnittes: Betroffenen Kindern fehlt von Anfang an die Erfahrung, mit Grenzen umzugehen und sie nötigenfalls zu überschreiten. Sie können eine Tendenz entwickeln, die Dinge auszusitzen und darauf zu hoffen, dass die anderen schon alles richten werden. Das kann bis zu extremen Schlaraffenlandansprüchen ans Leben reichen. Besonders wenn Eltern auf solche Forderungen eingehen, droht den Kindern später Unheil, weil sie nicht lernen, Schwierigkeiten aus eigener Kraft zu meistern. Denn nur wer gefordert wird, wird auch in seiner Entwicklung gefördert. Wer dagegen keinerlei Frustrationen zu ertragen und zu überwinden lernt, gerät immer mehr in Gefahr, auch in Zukunft bei jedem Problem zu fliehen, was zum Beispiel in ein Suchtverhalten münden kann.

Die andere Möglichkeit ist, dass solche Menschen nach entsprechend schlechten Erfahrungen mit diesem Muster in die Kompensation ausweichen und überall vorpreschen, um Mut zu beweisen. Solches Verhalten bekommt dann leicht etwas Gewolltes und manchmal sogar Demonstratives. Kompensation ist natürlich immer möglich und kann zum Beispiel bei Steißlagegeborenen ähnliche Züge annehmen. In der esoterischen Philosophie geht man davon aus, dass gegensätzliche Dinge, die man als auf einer Achse liegend versteht, einen inneren Zusammenhang haben. So gleichen sich in der tiefen Thematik Verrückte und Psychiater, Kriminelle und Kriminalisten, Abstinenzler und Trinker, Kettenraucher und fanatische Nichtraucher.

So wie den Kindern das defensive Muster anhängt, immer auf Hilfe zu warten, ist bei den zu kaiserschnittwilligen Ärzten eine übertriebene Hilfsbereitschaft festzustellen, die oft mehr schadet als nutzt, jedenfalls was die Patienten angeht. Bei den Müttern liegt ein Problem mit dem Loslassen und Sichtrennen vor, ähnlich wie bei den Kindern. Ein Hauptgrund besteht darin, dass sie die Schwangerschaft zu wenig bewusst erlebt haben. Loslassen kann man eben nur, was man wirklich durchlebt und ausgekostet hat.

Andere Geburts- und Loslassprobleme

Jede Geburt ist ein sowohl Offensivkraft als auch Hingabe forderndes Unternehmen, das Mut und Energie benötigt, aber auch Urvertrauen. So wie der Ablauf der Geburt den Umgang des Kindes mit dem Thema Aggression bzw. Marskraft illustriert, zeigt er der Mutter ihre Fähigkeit, zu geben und sich von den ausgebrüteten Früchten zu trennen, bzw. unter Umständen auch ihre Lust, dieselben frühzeitig wieder loszuwerden.

Vorzeitiger Blasensprung

Bei einem vorzeitigen Blasensprung *setzt* die Mutter das Kind zu früh *an die Luft*, indem sie ihm das Wasser des Lebens entzieht. Da es auf dem Trockenen landet, ist für das Kind alle Gemütlichkeit dahin, und es kann nur dem deutlichen Hinweis nachgeben und dem Fruchtwasser folgen. Tut es das nicht, muss die Geburt künstlich eingeleitet werden, wie es mit Wehenmitteln möglich ist und bis vor gar nicht langer Zeit sogar üblich war. Die Situation ist im Allgemeinen nicht so bedrohlich, da das Kind zumeist reif genug ist, den Sprung ins Leben zu schaffen. Es handelt sich dann um einen etwas vorgezogenen Hinauswurf aus dem Paradies, was harmloser ist als ein zu langes Einbehalten.

Bei früheren illegalen Abtreibungen war eine verbreitete Methode, die Fruchtblase anzustechen, weil dem solcherart aufs Trockene gesetzten Kind nur der *Abgang* blieb, selbst wenn dieser zu Anfang der Schwangerschaft in den sicheren Tod führt.

Der verfrühte Fruchtwasserabgang und die daraus folgende Frühgeburt lassen darauf schließen, dass die Betroffenen auch später dazu neigen, zu frühe und unbedachte Entscheidungen zu treffen und ihrer Umwelt mit Ungeduld zu begegnen. Sie gehören in die Gruppe jener Menschen, die mit der Tür ins Haus fallen. Ihre Pläne und Ziele erscheinen häufig noch nicht ganz ausgereift, und sie würden besser noch ein bisschen darüber *brüten*, was ihnen aber von allem Anfang an schwer fällt.

Frühgeburt

Die vorzeitige Geburt kann sowohl Fluchttendenzen des Kindes verraten als auch den Versuch der Mutter, es so schnell wie möglich loszuwerden bzw. in die Eigenständigkeit zu entlassen. Häufig treten beide Motive oder Tendenzen gleichzeitig auf, was manchmal bis zu **Sturzgeburten** führt. Hier können es beide nicht erwarten, sich auf dieser Ebene zu trennen, und so sind Taxis, Flugzeuge und sogar Bürgersteige noch gut genug für den Sturzflug ins Leben.

Ganz offensichtlich sind solche Tendenzen viel weniger bedrohlich als die umgekehrten Versuche, Situationen bis zur Überreife zu treiben und damit auch zu übertreiben. Wenn der Frühstart ins Leben nicht zu früh versucht wird, bleibt er harmlos. Der Mensch ist, verglichen mit allen anderen Säugetieren, in jedem Fall eine Frühgeburt. Die verlorene Gebärmutterhöhle muss nämlich über längere Zeit durch ein entsprechend warmes äußeres Nest ersetzt werden, das die Menschenjungen nur recht zögerlich verlassen. Das Neugeborene ist ein ausgeprägterer Nesthocker als das faulste Vogelbaby.

Bei sehr frühen Ankömmlingen, von den Ärzten Frühchen genannt, muss das innere Gebärmutternest durch ein künstliches äußeres, den Brutkasten, ersetzt werden. Jetzt allerdings wird auch ein Aspekt von zu geringer Gastfreundschaft seitens der Mutter bzw. von Ungeduld auf Seiten des Kindes offenbar. Der Frühstart nutzt dem Kind wenig, wenn es dadurch nur in der technischen Gebärmutter des Inkubators landet. Er wirft das Kind häufig sogar in seiner Entwicklung zurück. Auch der Mutter bringt eine erhebliche Verkürzung der Schwangerschaft hauptsächlich Probleme. Zwar führt die Notwendigkeit des Inkubators zu einer definitiven Trennung von Tisch und Bett, bindet er das Kind doch ans Krankenhaus, aber die sich daraus ergebenden Belastungen sind für die Mutter erheblich, von den Spätfolgen ganz zu schweigen. Themen wie Prägungsphase und Stillen spielen vor dem Hintergrund der akuten Lebensbedrohung eine geringere Rolle und müssen ausfallen.

Extreme Frühstarts sind sogar lebensbedrohlich, weil bestimmte Organe noch zu wenig reif sind, um das Leben im Luftreich ausreichend unterstützen zu können. Insbesondere die Lungen sind erst ab einem bestimmten Reifegrad in der Lage, das Leben in der Polarität zu gewährleisten. Das Muster entspricht dem des vorzeitigen Blasensprungs. Die Kinder sind noch nicht richtig ausgebrütet und oft viel zu früh dran. Dieses Muster nehmen sie mit ins Leben und stellen so den Gegenpol zu den übertragenen Kindern dar. Ähnlich wie Letztere dazu neigen, gerne zu spät zu kommen, sind die Frühgeborenen immer schon da, was ebenfalls unangenehm sein kann. Ungeduldige und Verschlafene haben ein gemeinsames Thema: die Wahl des rechten Zeitpunktes.

Vorzeitige Plazentalösung

Diese Situation entspricht den vorangegangenen Mustern, wobei die Bedrohung hier ganz erheblich ist. Das Kind wird durch die zu frühe Ablösung des Mutterkuchens von der Versorgung abgeschnitten. Die Paradiessituation ist schlagartig dahin, weil der Nachschub ausbleibt. Da das Kind aber auf den Sauerstoff von der Mutter angewiesen ist, weil es selbst noch nicht atmen kann, gerät es in akute innere Erstickungsgefahr. Wieder sind gynäkologische Hilfsmaßnahmen die einzige Chance. Das Leben der Mutter ist ebenfalls bedroht, sofern der Abriss der Plazenta zu Blutungen führt. Während das Kind keine Lebensenergie mehr bekommt und energetisch verhungert, läuft der Mutter im Fall der Blutung ihre Lebensenergie davon.

Nabelschnur um den Hals

Die Aussage dieser Problemlage lässt an Deutlichkeit nichts zu wünschen übrig. Von entscheidender medizinischer Bedeutung ist hier die Enge der Schlinge. Entweder stranguliert sich das Kind wirklich, oder es droht damit und zeigt so seine Gefährdung. Aus Ultraschalluntersuchungen und intrauterinen Aufnahmen wissen wir, dass das Ungeborene an der Nabelschnur ziehen kann. Normalerweise verursacht das nur einen leichten Schmerz bei der Mutter und könnte mit dem Ziehen an der Dienstbotenglocke verglichen werden. Im Fall einer um den eigenen Hals gelegten Nabelschnur macht es jedoch gegen sich selbst gerichtete Aggression deutlich.

Die Situation deutet an, dass die gewöhnlich von Weite bis hin zu ozeanischen Gefühlen erfüllte intrauterine Zeit für das Kind unter einem bedrohlichen Vorzeichen steht. Gegen das eigene Leben gerichtete Energie weist auf das plutonische Urprinzip hin, das sich hier von Anfang an in den Vordergrund schiebt und dem Leben seinen Stempel verpasst. In diesem Fall geht die Strangulation im Allgemeinen vom Kind selbst aus, wobei Durchblutungsschäden die viel häufigere Folge sind als geglückte Selbstmordversuche. Das wenig erfreuliche Muster lautet: »Lieber bringe ich mich um, als loszulassen und mich dem Fluss anzuvertrauen.«

Was die Mutter betrifft, wird hier das mütterlich versorgende Mondprinzip – symbolisiert in der Nabelschnur – zur strangulierenden plutonischen Schlange, die dazu neigt, das Kind zu würgen. Später kann das Thema in der so genannten Overprotection-Problematik wiederkehren, wo die Mutter es riskiert, mit ihrer Form von »Liebe« das Kind zu ersticken.

Zusammenfassung

Die Geburt ist als Eintrittspforte ins polare Leben ein ebenso dramatischer Einschnitt wie die Empfängnis. Im kindlichen Erleben stellt sie sich häufig ganz anders dar als in der Einschätzung aus Erwachsenensicht. Wird die Empfängnis schon als eine Einschränkung und manchmal geradezu als Einkerkerung in den Körper erlebt, kann die Geburt durch den bedrückenden Kampf in der Enge des Geburtskanals und die beschriebenen »geburtshilflichen« Interventionen als entsetzliche Vergewaltigung empfunden werden. Das Ausgeliefertsein ist hier extrem. Gerade dieses im Erleben der betroffenen Kinder meist entsetzliche Geschehen wird von den dazugehörigen Eltern, vor allem von den wenig beteiligten Vätern, freudig und mit eigenartigem Stolz gefeiert.

Für die Neuankömmlinge bilden die Zeit direkt vor der Geburt und die Geburt selbst die erste bedrohliche Erfahrung von Enge und damit von Angst. Alle spätere Angstsymptomatik findet sich bereits im Grundmuster der Geburt und lässt sich über die hier gemachte Erfahrung therapeutisch angehen.

Die Umstrukturierung des Geburtsablaufs von dem eingangs beschriebenen Drama zu einem Fest der Geburt ist heute, in einer Zeit erwachender Bewusstheit, möglich. Je größer aber die Distanz zu der alten Klinikmethode ist, desto enger müsste für den Notfall der Kontakt zu den Möglichkeiten moderner Gynäkologie sein. Tatsächlich lassen sich wieder zunehmend Hebammen auf Hausgeburten ein, und Gynäkologen werden aus Verständnis oder auch aus Mangel an Patientinnen wieder kooperationsbereiter. *Hungrige* Ärzte sind an sich eine Gefahr für die Gesellschaft und die einzelne Patientin. Dort, wo man ihnen aber mit gesundem Selbstbewusstsein begegnet, könnten sie auch zur Chance werden. Sich wieder auf die Bedürfnisse von Mutter und Kind einzustellen ist wirklichen Geburtshelfern im Grunde ihres Herzens das Liebste.

Die beste Geburtsvorbereitung für werdende Mütter ist die

Aufarbeitung des eigenen Geburtstraumas. Die Erfahrung der eigenen Geburtsproblematik wäre auch der wichtigste Ausbildungsschritt für Hebammen und Geburtshelfer, damit solche Probleme nicht weiter in werdende Mütter hineinprojiziert werden. Nichts ist gefährlicher bei einer Geburt als die unbewusste Angst der Helfer vor dem eigenen Geburtstrauma. Aller Erfahrung nach suchen sich solche Berufe vor allem Menschen aus, die mit der eigenen Geburt noch nicht fertig sind, ähnlich wie Menschen mit seelischen Problemen dazu neigen, Psychologie zu studieren. Dass solche Ansätze bis heute in den gängigen Ausbildungsprogrammen keine Rolle spielen, zeigt, wie sehr uns daran gelegen ist, die Probleme in der Projektion, das heißt an anderen, zu bearbeiten, ohne sie definitiv zu (er-)lösen.

Fragen zur Geburt

1. Stellen Sie sich vor, Sie hätten sich auf eine längere Höhlenwanderung eingelassen, doch nach einigen Stunden sind Sie müde, haben genug und wollen wieder hinaus ans Tageslicht. Ihr Begleiter, der sie bisher gut geführt hat, kennt eine Abkürzung, einen besonders schnellen Weg nach draußen. Dieser ist aber mehr ein Durchschlupf, so eng, dass Sie sich auf Ellenbogen und Knie hinunterlassen und wie ein Reptil auf dem Bauch kriechen müssen. Hinzu kommt, dass Sie den Ausgang nicht sehen können, weil der Gang zuerst nach unten abfällt und dann erst wieder hinaufführt. Ihr Begleiter warnt sie, nicht zu tief zu atmen, damit Sie nicht stecken bleiben. Da Sie zögern, versichert er Ihnen, dass schon viele vor Ihnen hier hindurchgekrochen sind und der darüber liegende Berg seit vielen Millionen Jahren unverändert stillgehalten hat und die Höhle nicht ausgerechnet jetzt einstürzen wird. Dann schickt er Sie los.
   - Wie fühlen Sie sich bei dem Gedanken, hindurchzukriechen und überall an die Wände anzustoßen?

- Versuchen Sie es in Ihrer Vorstellung, und spüren Sie, ob Sie genug Vertrauen haben. Durchleben Sie in inneren Bildern diesen mühseligen Weg aus der Geborgenheit der dunklen, aber nicht mehr angenehmen Höhle ans Licht der Welt.
- Könnten die Enge und die damit verbundene Angst Sie hindern?
- Übertragen Sie diese Erfahrungen auf Ihre Geburt und den Weg ins Leben.

2. Wie beginnen Sie den Tag als Symbol des Jahres und des Lebens?
   - Kommen Sie leicht aus den Federn, oder fällt es Ihnen schwer, das warme Nest, die Betthöhle, zu verlassen?
   - Haben Sie Angst, und machen Sie sich eng vor den Aufgaben des neuen Tages?
   - Steht der neue Tag wie ein Berg vor Ihnen, oder zieht er Sie geradezu magisch an?
   - Gehen Sie ihn mit Schwung und Energie an oder mit angezogener Bremse?
3. Mögen Sie Sonnenaufgänge?
   - Wann haben Sie den letzten erlebt?
   - Erleben Sie sie überhaupt, oder verschlafen Sie gewöhnlich den Beginn des Tages… und Ihres Lebens?
   - Wie fühlen Sie sich um diese frühe Zeit?
   - Mögen Sie es, Reisen so früh zu beginnen?

Therapeutische Möglichkeiten zur Lösung des Geburtstraumas

1. Wiedererleben der Geburt in einer geeigneten Psychotherapie wie der Reinkarnationstherapie, wo die Geburt nochmals durchlebt und auf diese Weise bewusst wird.
2. Therapie mit forciertem Atem: der Weg durch die eigene Enge inklusive etwaiger Krämpfe, die einen in die Embryonalhaltung zurückzwingen, mit anschließender Befreiung.

Diese beiden Methoden sind letztlich bei jeder Entwicklungskrise hilfreich. Mit entsprechender Psychotherapie wird immer der Anspruch verbunden sein, das gerade am meisten drückende Problem anzugehen.

Die Atemtherapie geht automatisch an das energetisch am stärksten drängende Thema heran, die Lebensenergie sucht sich gleichsam von selbst diesen Weg.

Letztlich sind alle Lebenskrisen wieder Geburten in neue Bereiche.

3. Symbolische Geburtsübungen:
   - Knospenübung: Man rollt sich in die Embryonalhaltung zusammen und entfaltet sich dann wie eine Blume.
   - Mutterleibsübung zu zweit: Einer ist der Mutterleib, der andere das Ungeborene; der Mutterleib legt sich über sein Kind und hält es mit Armen und Oberschenkeln zusammen. Allmählich fängt das Ungeborene an, sich zu befreien.
   - Das im Schnee stecken gebliebene Auto wieder flottmachen, festgefahrene Situationen wieder in Bewegung bringen, Durchbrüche auf allen Ebenen erzwingen.

3. *Nachgeburtliche und Kleinkinderkrisen*

Eure Kinder sind nicht *eure* Kinder.
Es sind die Söhne und Töchter von des Lebens Verlangen
nach sich selber.
Sie kommen durch euch, doch nicht *von* euch;
Und sind sie auch bei euch, so gehören sie euch doch nicht.
Ihr dürft ihnen eure Liebe geben, doch nicht eure Gedanken,
Denn sie haben ihre eigenen Gedanken.
Ihr dürft ihren Leib behausen, doch nicht ihre Seele,
Denn ihre Seele wohnt im Hause von Morgen, das ihr nicht
zu betreten vermöget, selbst nicht in euren Träumen.
Ihr dürft euch bestreben, ihnen gleich zu werden,
doch suchet nicht, sie euch gleich zu machen.
Denn das Leben läuft nicht rückwärts, noch verweilet es
beim Gestern.
Ihr seid die Bogen, von denen eure Kinder als
lebende Pfeile entsandt werden.
Der Schütze sieht das Ziel auf dem Pfade der Unendlichkeit,
und Er biegt euch in Seiner Macht,
auf dass seine Pfeile weit und schnell fliegen.
Möge das Biegen in des Schützen Hand euch zur Freude gereichen
Denn gleich wie Er den fliegenden Pfeil liebet,
so liebt Er auch den Bogen, der standhaft bleibt.

Khalil Gibran, Von den Kindern

Mit Kindern lassen sich weder eigene ungelebte Träume befriedigend verwirklichen, noch eignen sich Kinder als Projektionsfläche für hochfliegende Pläne und Wünsche. Als Spiegel der eigenen Situation sind sie dagegen unübertroffen. Sie bringen in die Beziehung oder ins Leben, was bisher gefehlt hat. Geht man davon aus, dass das Schicksal keine Fehler macht, sondern im Gegenteil ständig bestrebt ist, Fehler zu bearbeiten und uns das noch Fehlende nahe zu bringen, ergibt sich, dass alle Eltern genau die richtigen Kinder bekommen, auch wenn sie sie adoptieren. In diesem Sinne erweist sich Schicksal einmal mehr als das geschickte Heil. Die Bereicherung, die Kinder mit sich bringen, liegt vor allem dort, wo wir sie meist nicht erwarten und noch häufiger nicht sehen mögen. Könnten wir sie wahrnehmen, würden wir uns enorm entwickeln und in ungeahnter Weise an ihnen und mit ihnen wachsen. Bessere Therapeuten als Kinder sind kaum denkbar. Sie bestehen zur Hälfte aus uns, ähneln uns folglich sowohl in beglückender als auch oft in peinlicher Weise. Durch ihre intuitive Kenntnis der Eltern haben sie außerdem die unübertroffene Fähigkeit, ihre kleinen Finger genau auf deren Schwachstellen zu legen.

Während Kinder neben uns wachsen, kann das eigene Wachstum verblüffende Fortschritte machen. So ist wohl auch der Ehrgeiz vieler Eltern zu erklären, ihre Kinder möglichst rasch wachsen zu sehen, wobei langsames Wachstum eigentlich die Chance erhöhen würde, mit den Kleinen Schritt zu halten. Ähnlich wie Kinder nochmals die Menschheitsgeschichte im Eiltempo durchlaufen, spiegeln sie ihren Eltern deren eigene Entwicklungsstufen. Probleme wird es häufig an Stellen geben, wo Eltern selbst hängen geblieben sind, ohne sich das einzugestehen.

Kinder kommen ebenso mit Lebensthemen auf diese Welt wie eine Generation vorher ihre Eltern, und zumeist haben ihre Lernaufgaben deutliche Ähnlichkeit miteinander. Allerdings ist die jeweilige Thematik bei den Kindern zumeist leichter durchschaubar, weil sie mit Abwehrmechanismen wie Rationalisierungen und Projektionen noch nicht so raffiniert umgehen wie Erwachsene. Hier liegt auch der Grund, warum wenige Menschen einen so auf die Palme bringen können wie eigene Kinder. Werden einem eigene Probleme in so einfacher Aufmachung, also geradezu in der Karikatur vorgehalten, ist das besonders ärgerlich. Die Verlockung, auf den allzu ehrlichen Spiegel loszugehen, ist verständlich, wobei die Chance einzig darin liegt, das Spiegelphänomen als solches zu durchschauen. Beim täglichen Morgenritual im Bad haben wir die Möglichkeit einzusehen, wie wenig es bringt, den Spiegel für das missmutige Gesicht verantwortlich zu machen, das er uns zeigt.

Bestimmte Indianerstämme tradieren die Vorstellung, dass hinter jedem Menschen seine Ahnen stehen, zur linken die weiblichen, zur rechten die männlichen, und sehnlichst darauf hoffen, dass überholte Familienmuster durch ein mutiges Leben endlich erlöst werden. Das mag einer der Gründe sein, weshalb Indianer deutlich weniger zur Projektion neigen als ihre weißen Brüder und Schwestern. Auch aufgeklärten modernen Menschen täte es gut, nicht nur die Kinder ändern zu wollen, sondern die Chance zu erkennen, sich mit den Kindern zu ändern und zu entwickeln.

Nach der Geburt

Auf Geburt und Taufe als Einstiegsritual in das polare Leben folgen eine Reihe typischer Krisen für alle Beteiligten. Während sich das Leben der Mutter völlig umstellt und das Kind in den Mittelpunkt rückt, wird der bisher an diesen Vorzug gewöhnte

Vater oft schon die zweite Krise durchleben. Vor allem aber für die Mutter kann die Umstellung mit den damit verbundenen Ängsten, was ihre neue Rolle und die ungewohnte Verantwortung betrifft, krisenhafte Züge bis hin zur Wochenbettdepression annehmen.

Wochenbettdepression und Stillpsychose

Wie bei jeder Depression kommt es auch hier zur Abkehr vom Leben, das als überfordernd und zu schwer erscheint. Die Patientin flieht vor der geballten Spannung, die das Kind in ihr Dasein bringt, in die Pseudoentspannung der De-pression. Sie lässt sich und alles andere hängen und schiebt damit die Verantwortung für die neue Situation auf die Umwelt ab. Je nach Schwere der Depression können Gedanken bezüglich unausweichlich drohender Einschränkungen, Überforderungen und Härten bis hin zur Beschäftigung mit dem Tod ins Bewusstsein drängen. Bei Todeswünschen oder Selbstmordabsichten wird die Fluchttendenz unübersehbar. In diesem Fall liegt der Gedanke nahe, dass die Mutter innerlich nicht auf die Schwangerschaft und vor allem nicht auf das Kind vorbereitet war.

Die Lösung wäre in der nun sowieso unausweichlichen Beschäftigung mit dem saturninen Urprinzip zu suchen, und zwar in der Aussöhnung mit dessen erlösten Ebenen. Tatsächlich wird das alte bisher so vertraute Leben der Mutter sterben müssen. Auch die alte Beziehung zu ihrem Partner wird in der gewohnten Form sterben, um auf neuer Ebene wieder zu entstehen. Es gilt, sich mit den kommenden Einschränkungen und dem in manchen Bereichen nicht zu umgehenden Verzicht auszusöhnen, vielleicht noch bevor die Freuden des neuen Lebensabschnittes deutlich werden. Eine gewisse Disziplin liegt ebenso in der Natur der nun folgenden Zeit wie bestimmte Härten. Hier wäre vor allem an die Unterordnung unter die Bedürfnisse des Babys und die damit verbundene Zurückstellung und Vernachlässigung eigener Interessen zu denken. Manchmal wird sogar ein gewisses

Schlaffasten unumgänglich, wenn das Baby auch nachts gestillt werden will und widrigenfalls die gewohnte nächtliche Stille kompromisslos beendet. Wo das Sterben des Altgewohnten bewusst hingenommen wird, kann sich bald aus den zwar saturninen, aber in ihrer natürlichen Einfachheit auch schönen Zwängen ein neuer und ganz anderer, aber wenigstens befriedigender Lebensstil ergeben. Je schneller sich die Mutter der übermächtigen Natur und ihren Notwendigkeiten beugt, desto eher beginnt diese Phase. Je freiwilliger und bereitwilliger der Einbruch des Neuen ins Leben als Herausforderung akzeptiert wird, desto eher kann diese Erfahrung sogar Kraft geben. Denn innerlich akzeptiert, vermittelt das saturnine Prinzip auch enorme Ausdauer und ein beispielloses Durchhaltevermögen. Selbst so harte Dinge wie Schlafentzug wirken – bewusst und freiwillig als Schlaffasten angenommen – weniger bedrohlich.

Die Wochenbettpsychose oder Stillpsychose ist ähnlich wie die entsprechende Depression einzuordnen. Wie bei jeder Psychose handelt es sich um eine Flucht aus der nicht mehr erträglich empfundenen eigenen Welt in eine besser erträgliche seelische Scheinwirklichkeit. Der Einbruch der neuen Herausforderung wird hier als so übermächtig erlebt und die seelischen Reserven der Mutter sind so gering, dass sie als einzigen Ausweg die Flucht sieht. Mit den Möglichkeiten der Reinkarnationstherapie und mit einfachen Orientierungsübungen kann man die Betroffenen zwar wieder zurückholen, allerdings ist es fraglich, ob man ihnen sofort etwas anbieten kann, was sie veranlasst, in der als überwältigend erlebten Realität zu bleiben und sich den Aufgaben der Mutterrolle hinzugeben. Glücklicherweise hat das Kind einen so erdenden Einfluss und die Mutterschaft eine so starke seelische Ladung, dass die Flüchtigen häufig auch ohne Behandlung zurückkommen.

Therapeutisch wäre unbedingt darauf zu achten, dass die Mutter wieder durchschlafen kann. Nicht selten sind es nämlich die gestörten oder ausgefallenen Traumphasen, die in Psychosenähe führen. Aus Schlaflaboruntersuchungen wissen wir heute, dass die nächtlichen Träume für unsere seelische Gesundheit von ausschlaggebender Wichtigkeit sind. Hindert man eine Versuchsperson unter Laborbedingungen am Träumen, indem man sie immer wieder zu Beginn der REM-Phase[24] weckt, so fängt sie spätestens nach einer Woche an, mit offenen Augen Traumbilder zu sehen. Das heißt nichts anderes, als dass die nachts nicht mehr erlebten Traumbilder sich ins Tagesbewusstsein drängen und dieses überlagern. In dieser Situation sprechen Psychiater bereits von optischen Halluzinationen. Ähnlich kann die Unterdrückung der inneren Stimme zu akustischen Halluzinationen führen.

Das Stillen kann dieses Phänomen dadurch auslösen, dass das Kind in regelmäßigen Abständen seine Milch einfordert und die Mutter niemals lange genug schlafen lässt, um in den Genuss von Traumphasen zu kommen. Hierin liegt die Aufforderung, den Grenzbereichen anderer Realitäten gegenüber bewusst offener zu werden, sich auch den Anderwelten zu stellen, zu denen das Kind zu Anfang seines Lebens natürlichen Zugang hat. Dafür gäbe es aber geeignetere Wege als den über das Traumschlaffasten.

Bedenkt man, dass bei Einweihungen in archaischen Gesellschaften häufig psychedelische Drogen zu Hilfe genommen wurden und auch in der Antike das Mutterkornalkaloid, das dem LSD so nahe steht, diesbezüglich eine wichtige Rolle spielte, um den Zugang zu anderen seelischen Wirklichkeitsebenen zu öffnen, wird die Parallele deutlich. Wenn auch auf sehr unerlöster Ebene ist die Stillpsychose eine Einweihung in eine neue seelische Welt und Schlaffasten ein verschiedenen Traditionen bekannter Weg.

Lustverlust

Andere Schwierigkeiten in dieser Zeit, wie der Lustverlust, mögen sich dagegen harmlos ausnehmen, doch kann auch in ihnen erheblicher Sprengstoff liegen. So erlebt der Vater, dass er plötzlich nur noch die zweite Geige spielt. Im wahrsten Sinne des

Wortes wird er vom Busen seiner Frau und aus ihrem Bett verdrängt. Das kann, vor allem wenn nicht eingestandene Probleme mit der Vaterrolle vorliegen, erhebliche Schwierigkeiten bereiten, die offenbar nicht im rationalen Bereich, sondern in unbewussten Selbstwertproblemen begründet liegen. Wer in seiner Frau vor allem ein Besitzstück gesehen hat, fühlt sich nun beraubt. Wer in ihr die Versorgerin und Mutter erlebt hat, glaubt nun, verstoßen oder zumindest zurückgesetzt zu sein. Wer sie vor allem als Lustobjekt eingestuft hat, muss nun schmerzlich erleben, dass es offenbar noch Wichtigeres im Leben gibt und dass dazu die kindliche Ernährung und Versorgung gehören.

Häufig treten die Schwierigkeiten auch nicht so direkt hervor, sondern zeigen sich erst später in sexueller Hinsicht, was sowohl am Mann als auch an der Frau wie natürlich auch an beiden liegen kann. Nicht wenige Paare geraten mit der Geburt eines Kindes in sexuelle Engpässe. Kann oder mag der Mann nicht mehr so wie früher, liegt das häufig an seinem Frauenbild. Grundsätzlich baut es sich aus zwei Archetypen auf: dem venusischen der Geliebten und dem mondhaften der mütterlichen (Haus-)Frau. Wo ein Mann die beiden Archetypen nicht in ein Bild integrieren kann, entsteht Leid. Hat er sich zum Beispiel auf eine Venusfrau als Geliebte eingestellt und bleibt er mit dem mütterlichen Muster unversöhnt, kann bereits das Zusehen bei der Geburt das Bild von »seiner« Frau so in Frage stellen, dass er nicht mehr (mit ihr) kann und auf tieferer Ebene auch nicht mehr will.

Die heute beinahe schon selbstverständliche Anwesenheit des Vaters bei der Geburt hat wie alles natürlich auch Schattenseiten. Zumal wenn sich der Mann nicht traut, seine Angst auszudrücken, und aus Pflichtgefühl dabei ist, kann ihn dieses existenzielle Ereignis überfordern. Die Erfahrung der Hilflosigkeit ist für viele Väter schwer erträglich, und manche tragen lange daran. Gynäkologen äußern – meist in Witze verpackt –, dass nicht selten Väter für sie schwieriger zu betreuen sind als die Hauptpersonen, Mutter und Kind. Vielleicht ist es auch die Erkenntnis, nur Randfigur zu sein, die während der Geburt am Selbstverständnis von Vätern nagt.

War der Mann ganz auf die Mutter in seiner Frau eingestellt, ist mit der Geburt alles Nötige getan, und er spürt innerlich keinen weiteren Handlungsbedarf. Mit dem beginnenden Stillen mag dann zusätzlich Eifersucht auftreten, die ja auch vieles verhindern oder gar zerstören kann. Der Mann ist nun aus seiner Kindrolle verdrängt oder steht jedenfalls bei der Frau nicht mehr an erster Stelle.

Erschwerend dürfte hinzukommen, dass sich die Ehefrau nun rückwirkend erniedrigt fühlt, weil sie sich von ihrem Mann ja nicht als (ganze) Frau akzeptiert sieht, sondern nur als Geliebte oder eben als Mutterersatz.

Lässt die Lust von Seiten der Frau nach, könnte es daran liegen, dass sie nun alles hat, was sie immer wollte, und die venusischen Muster unbewusst nur als Mittel zum mondig-mütterlichen Zweck dienten. Wenn sich Frauen nach der Geburt bei dem Gedanken an Dessous, die sie bisher gerne trugen, geradezu herabgewürdigt fühlen, wird offensichtlich, dass sie sich auf die venusische Ebene nur eingelassen hatten, um das eigentliche Ziel, ihr Baby und mit ihm die Mutterrolle, zu verwirklichen. In dem Maße, wie sie sich selbst etwas vormachten, werden sich auch die zugehörigen Ehemänner getäuscht fühlen. Auf so viel Täuschung folgt natürlich die entsprechende Enttäuschung.

Die Frau ist mit der Geburt offensichtlich in eine neue Zeitqualität ihres Lebens getreten, die neue Prioritäten setzt. Der Ehemann, der das Einweihungserlebnis der Geburt zumindest nicht am bzw. im eigenen Leib erlebt hat, hinkt hinterher. Wenn er darauf besteht, dass für ihn alles so weitergeht wie bisher, wird ihn die neue Zeit sicher und schnell eines Besseren belehren. Der Ausdruck »seiner Frau ein Kind machen« verrät dieses Missverständnis. Mann täuscht sich hier gern, denn er hat auch sich ein Kind gemacht, mal ganz abgesehen von der Frage, wer hier in Wirklichkeit was macht. Wird das Thema vom Vater ganz nach außen, auf Frau und Kind, projiziert, wird er schnell außen vor sein und daran leiden. Gelingt es, sich auf die Vaterrolle einzulassen und Kontakt zum eigenen väterlichen Archetyp zu schaffen, wird die Erfahrung auch für den Mann entwicklungsfördernd statt überfordernd sein. Die Überforderung kann jeweils auf mangelndes Einlassen zurückgeführt werden. Die Anforderungen des Schicksals können fördern oder überfordern. Der wesentliche Unterschied liegt in der Einstellung der Betroffenen dazu, nicht so sehr beim Schicksal.

Bei beiden Partnern kann das Hindernis allerdings auch in schlichter Erschöpfung liegen ob zahlloser Nachtschichten. Ebenso kann der ungewohnte Zuschauer im ehelichen Bett den erotischen Spaß einschränken und manchmal ganz verhindern. Wer sich beobachtet fühlt, kann verschiedene Probleme unter anderem mit seinem Über-Ich bekommen. Es mag auch die Angst auftauchen, sein Kind seelisch zu überfordern. Im Zuge der aus den USA herüberwehenden Zeitgeistströmung, die überall missbrauchte Kinder wittert, sehen ängstliche Gemüter bereits Anklagen wegen Kindesverführung auf sich zukommen.

Kindliche Umstellungsprobleme

Für das Neugeborene ist die Umstellung in jedem Fall noch größer. Es muss in seiner individuellen Entwicklungsgeschichte den Schritt vom Wasser- zum Landlebewesen verarbeiten, der zu den entscheidenden der Evolution gehört. Eine stärkere Umstellung ist kaum denkbar. Generell muss jeder Mensch entscheidende Schritte der Entwicklungsgeschichte für sich wiederholen.[25] Diesbezüglich wird uns nicht viel geschenkt. Wir beginnen wie alles Leben als Einzeller und wachsen zu einem vielzelligen Wasserwesen heran, wovon noch im Erwachsenenalter die Wirbelanordnung unserer Körperbehaarung Zeugnis ablegt. Noch Jahrmillionen nach unserem Ausstieg aus dem Wasser bestehen wir überwiegend, nämlich zu mehr als zwei Dritteln, aus Wasser. Unser Zellwasser hat sogar eine ganz ähnliche Zusammensetzung bewahrt wie das Wasser des Urmeeres. Der Abschied aus dem Wasserreich und der Wechsel aufs Land sind zugleich der Einstieg ins Luftreich und ein riesiger Schritt in der Evolution, auch wenn er uns nur wie ein Reptil auf dem Bauch *land*en lässt. Schließlich raffen wir uns auf alle viere auf und erobern krabbelnd das Reich der Säugetiere. Auch die Aufrichtung auf die Hinterfüße, den entscheidenden Schritt bei der Menschwerdung[26], müssen wir nochmals, jeder für sich allein, bewältigen.

In vielen archaischen Kulturen lindern Mütter die Umstellung nach der Geburt, indem sie sich ihre Neugeborenen auf den Bauch binden, sodass sie weiter die gewohnte Nähe und Geborgenheit erfahren. In anderen Kulturen werden sie eng gewickelt und so an die Situation unmittelbar vor der Geburt erinnert.

Einige Zeichen deuten darauf hin, dass diese Umstellung Neugeborenen zunehmend schwer fällt. Die so genannten Schreikinder begrüßen die neue Situation mit einem Getöse, das den Eltern das Leben vergällen kann. Ganz unüberhörbar werden hier Aggressionen und Verzweiflung freigesetzt, die nicht selten ihren Widerhall bei den oft extrem genervten übrigen Familienangehörigen finden. In ähnlichen Mustern läuft die so genannte Dreimonatskolik ab und fordert die überforderten Eltern aggressiv heraus. Hierbei wird deutlich, dass die Kleinen das neue Leben mit seinen Anforderungen nicht recht verdauen können. Wahrscheinlich liegt das Problem in der Umstellung von der selbstverständlichen Versorgung unter den Schlaraffenlandbedingungen der Bauchhöhle auf die doch bereits etwas mühsamere saugende Selbstversorgung an der Brust. Die Kinder zeigen mit ihrem Geschrei, wie schmerzhaft sie unsere Welt erleben. Dass Jungen häufiger betroffen sind als Mädchen, mag darauf hinweisen, dass das männliche Geschlecht bereits mit größeren Anpassungsschwierigkeiten beginnt, mehr Aggressionen loswerden muss und dem Reich der *Materie* ferner steht. Der Psychoanalytiker René Spitz bringt noch eine weitere Erklärungsebene zur Dreimonatskolik ins Spiel, die auf der Beobachtung beruht, dass Heimkinder diese praktisch nicht kennen. Wenn die Mutter das Kind stark umsorgt und insbesondere wenn sie nach dem Bedarfssystem stillt, also die Brust reicht, sobald Baby schreit, steigt die Wahrscheinlichkeit, dass es zu Koliken kommt. Zusätzlich fanden die Untersucher bei den Schreibabys eine erhöhte Muskelspannung. Spitz geht nun davon aus, dass diese Kinder gar keinen Hunger haben, wenn sie schreien, sondern lediglich eine Möglichkeit suchen, ihre Spannungen loszuwerden. Bekommen sie nun jeweils die Brust oder Flasche, können sie saugend zwar einige Spannungen abbauen und werden danach auch kurzzeitig beruhigt sein, längerfristig aber wird das Problem nur schlimmer, weil sie jedes Mal Nahrung bekommen, nach der das Verdauungssystem gar kein Bedürfnis hat. So gut das »Stillen auf Verlangen« für viele Kinder sein mag, Ernährung sollte nur bei Hunger erfolgen. Bei Hunger nach Spannungsabfuhr ist Füttern die falsche Antwort und leitet einen Teufelskreis ein. Für diese Interpretation spricht auch die Erfahrung, dass die Dreimonatskolik bei auf dem Bauch getragenen Kindern eingeborener Mütter unbekannt ist. Diese Babys haben durch den dauernden Hautkontakt und das ständige Schaukeln genug Spannungsabfuhr.

Vielleicht, so könnte man vermuten, ist die Dreimonatskolik überhaupt nur der symptomatische Versuch des Kindes, den (Haut-)Kontakt zu bekommen, den es zu seiner Entwicklung so dringend braucht. Hierfür spricht auch die Erfahrung, dass bereits der Einsatz eines Schnullers hilfreich sein kann und sogar das Schlafen in einer schaukelnden Wiege. Heimkindern bringt das Schreien wenig, da keine besorgte Mutter darauf reagiert und sie auf diesem Weg keine Zuwendung erreichen. Dadurch werden sie auch nicht zur unpassenden Zeit ernährt und ersparen sich die Koliken. Die Besserung nach drei Monaten kommt nach Spitz zu Stande, weil die Kinder jetzt noch andere Möglichkeiten entwickelt haben, sich von ihren Spannungen zu befreien, zum Beispiel können sie sich nun schon selbst wiegen.

Stillprobleme

Stillprobleme können ihre Wurzeln sowohl bei der Mutter als auch beim Kind haben und ebenfalls krisenhafte Züge annehmen. Hat die Mutter keine Milch, wird das häufig als Mangel empfunden, was es ja auch unübersehbar ist. Dahinter steckt ein selbstverständlich unbewusster, aber doch deutlicher Versuch, dem Kind nichts von sich zu geben, es eben nicht zu nähren. Einzig diese Be-Deutung ist für das Krisenhafte der Situation ausschlaggebend, denn technisch ist das Problem gering – rein materiell gesehen wäre die adaptierte Ersatzmilch sogar schadstoffärmer. Für die seelischen Bedürfnisse aber bleibt Kunstmilch aus der Flasche eben doch nur Ersatz.

Bei dem seltenen Phänomen der nach innen gerichteten Brustwarzen ist die Abkehr von der äußeren Welt, zumindest was diese Region betrifft, unübersehbar. Die von frecher Mode sogar offensiv betonten Knospen der Brust haben sich hier nach innen zurückgezogen. Allerdings scheint sich diese Defensivhaltung häufiger auf die erotische Rolle der Brust zu beziehen und kann vom Neugeborenen manchmal sogar korrigiert werden. Seine Gier nach Leben vermag die Situation umzukehren und die Brustwarze unter permanentem Saugdruck zu zwingen, sich zu zeigen. Oft können kleine »Prothesen« aus Plastik die Lage verbessern.

Trinkt das Kind von sich aus nicht, liegt die Verantwortung offensichtlich bei ihm, wobei hier zu unterscheiden wäre, ob es nicht kann oder nicht will. Möglicherweise ist es einfach zu schwach oder so unreif, dass der Saugreflex noch gar nicht funktioniert. In solchen Fällen wäre natürlich die dafür verantwortliche Situation vorrangig zu deuten. Verweigert dagegen ein reifer Säugling die mütterliche Brust, ist die Krise häufig programmiert. Während die Mutter, die ihre Milch verweigert, sich immer noch in medizinische Rationalisierungen flüchten kann, ist die Deutlichkeit der Botschaft jetzt schmerzlich klar: Das Kind nimmt nichts von ihr und will damit auch nichts von ihr. Viele Mütter spüren das sehr direkt und fühlen sich verschmäht. Die Gründe dafür können in der Schwangerschaft, aber genauso gut in noch früheren Erfahrungen liegen.[27]

Das eine und das andere Bett

Die Anlässe und Gründe, aus denen die Kleinen den Weg ins elterliche Bett finden, sind unübersehbar vielfältig: während oder nach einer Krankheit, was dem Kind nebenbei beibringt, wie viel man aus Krankheiten herausholen kann; in Urlaubssituationen, wo kein eigenes Kinderzimmer zur Verfügung steht; wenn es bei Oma ist, wo es nicht stört, weil die sich sowieso einsam fühlt usw. Was anfangs meist als süß und beim nächtlichen Stillen sogar als ganz praktisch empfunden wird, kann mit der Zeit an die Nerven der Eltern gehen und als reizend in des Wortes Doppelsinn empfunden werden. Einmal erworbene Rechte werden von Kindern hartnäckig verteidigt.

Wer der Meinung ist, Kinder hätten noch kein Ego oder Machtbewusstsein, wird an diesem Punkt schnell eines Besseren belehrt. Wie später im Leben werden Gewohnheitsrechte oft laut schreiend verteidigt. Solche Kämpfe können, solange keine Seite nachgibt, einige Zeit anhalten und manche Eltern das Staunen lehren bezüglich Ausdauer und Energiereserven des eigenen Nachwuchses. Häufig gibt der Klügere nach, und das sind natürlich die Eltern, die damit den ersten Machtkampf verloren geben, um eine Krise abzuwenden. Damit aber ist schon die nächste Krise vorprogrammiert und oft auch einiger Zündstoff in die Beziehung gebracht, von den eigenen Opfern an Schlaf und Lust ganz zu schweigen.

Zahnen

Der offizielle Einbruch der Aggression ins Leben läuft auf verschiedenen Ebenen beinahe parallel ab. Während wir den Aufbau des kindlichen Immunsystems nicht bewusst miterleben, wird das zeitlich koordinierte Durchbrechen der Zähne selten unbemerkt bleiben. Anfangs war die zur Verteidigung des Körpers nötige Offensivkraft von der Mutter in Form von Antikörpern geborgt, und bei der Geburt konnte sich das Kind noch zusätzlich zur eigenen auf ihre vitale Kraft in Form der Presswehen verlassen. Wenn aber das Härteste, was der Körper zu bieten hat, der Zahnschmelz, durch das Zarteste, die Mundschleimhaut, bricht, ist äußere Hilfe nur noch begrenzt möglich, und das Kind ist weitgehend auf sich gestellt. Es wird mit anhaltendem Schmerz konfrontiert, von dem es sich herzhaft brüllend zu befreien sucht. Am Anfang mag das für die Eltern mit Hausmitteln wie Chamomilla, Nelkenöl oder Bernsteinketten noch zu bewältigen sein. Wenn aber die Kleinen nach vielen Wochen nachts immer noch herumgetragen werden wollen und trotzdem schreien, können die Großen gut testen, wie weit und bewusst die eigene Aggressionsproblematik erlöst ist.

Die chronische Entzündung des betroffenen Zahnfleisches verrät den zu Grunde liegenden Konflikt um die Aggression. Wenn die Zähne sich selbst durchbeißen müssen, beißt und brennt es im Mund. In der bayerischen Mundart ist der Ausdruck »zahnen« ein Synonym für weinen. Schmerz und Entzündung gehören gleichermaßen zur marsischen Thematik, mit der nicht nur viele Babys, sondern auch die meisten Erwachsenen unserer Gesellschaft ihre liebe und manchmal auch schreckliche Not haben.

Abstillen

Eine ebenfalls herbe Krise kann sich mit dem Abstillen verbinden. Wenn Kindern dieses letzte Stück Schlaraffenland genommen werden soll, können sie sich erheblich wehren und sogar ein Erpressungsspiel inszenieren. So selbstverständlich dem Kind die Versorgung über die Nabelschnur war, so natürlich und zwingend notwendig erscheint ihm nun das Zugangsrecht zur mütterlichen Milch(bar). Bei manchen Dreijährigen kann man sich tatsächlich des Eindrucks nicht erwehren, dass sie direkt vom Busen an die Bar wechseln wollen. Mit Hunger hat es kaum noch etwas zu tun, wenn sie ihre Drinks einfordern. Allein die Art des Zugriffs auf die Milchquelle kann die im Spiel befindliche Machtproblematik verdeutlichen. Kaum hat die Elternfront – hier stellen sich viele Väter erzieherisch und aus Eigeninteresse recht engagiert an die Seite ihrer Frau – im häuslichen Bereich einen scheinbaren Sieg errungen, kann in einer öffentlichen Situation die Schreiwaffe erneut triumphieren und das ganze Drama von neuem entfachen.

Besonders wenn sich das Abstillen bereits in den Zeitraum der Trotzphase zieht, wäre es für beide Seiten notwendig, dass die Kleinen lernen, dass Erpressung nicht zum Ziel führt und dass man mit bestimmten Härten auskommen kann, dass das Leben weitergeht, auch wenn man nicht alles bekommt, ja dass es gerade dann auf einer nächsten Entwicklungsstufe erst richtig beginnt.

Aus der Problematik des Abstillens ergibt sich direkt der spätere Umgang mit dem Thema Verzicht. Hört das Bedürfnis, gestillt zu werden, nicht von allein auf oder wird dieses vermeintliche Recht mit Nachdruck verteidigt, lässt das auf anhaltende Versorgungswünsche des Kleinkindes schließen. Es handelt sich sozusagen um ein verspätetes Rückzugsgefecht auf dem Weg aus dem Schlaraffenland, und es muss mit weiteren Kämpfen gerechnet werden.

Kleinkinderkrisen

Von Krabblern, Leseratten und Legasthenikern

Wie wichtig jede Phase für sich genommen ist, stellt sich manchmal erst spät heraus und auch dann häufig nur an auftauchenden Problemen. Heute wissen wir zum Beispiel ziemlich sicher, dass Krabbeln wichtig für die Entwicklung und Koordination beider Gehirnhälften ist, denn wenn die Krabbelphase verkürzt oder behindert wird, können Probleme wie Legasthenie auftreten. Therapeuten war schon länger aufgefallen, dass gerade ehrgeizige Eltern häufig Kinder haben, die sich als Legastheniker vergeblich mit der Reihenfolge der Buchstaben plagen. Wahrscheinlich war es bereits derselbe Ehrgeiz dieser Eltern, der ihren Kindern zu früh auf die eigenen Beine verhalf. Später wird solcher Ehrgeiz durch das Symptom gleich therapiert. Das frühe Aufrichten überfordert offenbar die linke Gehirnhälfte bzw. gibt der rechten zu wenig Zeit, notwendige sinnliche Erfahrungen zu machen. Der Kontakt zu Mutter Erde scheint als Basis wichtig zu sein, um darauf aufzubauen. Bodenständige Hingabe und aufstrebender Leistungsanspruch haben jeweils ihre Zeit und sollten sie bekommen. Legasthenikern fehlt es später nicht an Intelligenz, sondern an der Fähigkeit, Ordnung in ihren Buchstabensalat zu bringen. Konsequenterweise erlaubt man ihnen heute von therapeutischer Seite, ihre Krabbelphase auch in jugendlichem Alter noch nachzuholen, und hat damit gute Erfolge. Wer zu früh zum Vater Himmel strebt, ohne sich noch mit Mutter Erde ausgesöhnt zu haben, bekommt offenbar leicht Probleme mit den Höhen der Schreibkultur. Krabbeln ist nicht besser als Aufstehen, aber beides hat seine Zeit, die es zu respektieren gilt.

Der Aufstand für die Aufrichtigkeit

Der Kampf um das Aufrechtsein ist wie der Übergang ins Luftreich ein Stück Wiederholung menschlicher Evolutionsgeschichte. Das wird von den Kindern durchaus als Krise erlebt, an der sich sehr anschaulich nachvollziehen lässt, worauf es bei allen Krisen ankommt. Wichtig ist die Entscheidung aufzustehen; die dafür notwendige Zeit ist vergleichsweise unwichtig. Das Kind ist absolut entschlossen, die Krise zu bewältigen und sich aufzurichten, und auch die oft lange Kette von Misserfolgen kann es nicht entmutigen.

Wie schwer der Menschheit dieser entscheidende Schritt gefallen sein mag, lässt sich an jedem kleinen Kind nachvollziehen. Das Bedeutungsschwangere des ersten Schrittes in Richtung eigener Schritte dürfte auch an der darin verborgenen Thematik deutlich werden, denn hier geht es um nichts Geringeres als um die Aufrichtigkeit.

Von keinem noch so gelehrigen Tier erwarten wir Aufrichtigkeit. Solange ein Kind auf allen vieren krabbelt, lassen wir es mit diesem Anspruch ebenfalls in Ruhe. Sobald es aber aufrecht geht, beginnen in seiner erwachsenen Umgebung die Ansprüche an Aufrichtigkeit. Auch unter diesem Aspekt ist die Aufrichtung auf die Hinterfüße der entscheidende und einzigartige Schritt in der Evolution. Es ist auch der Punkt, ab dem das Kind frühestens von sich »ich« sagt, und es war wahrscheinlich der Moment, ab dem die Menschheit Ich-Bewusstsein entwickelte.

An diesem Punkt machen Eltern häufig ihren Ehrgeiz fest und liefern Kindern die frühzeitige Möglichkeit, sie auflaufen zu lassen. Sagt die eine Mutter: »Meiner konnte schon mit einem Jahr laufen.« Sagt die andere: »Das ist gar nichts, meine ging schon mit neun Monaten allein.« Wird ein kleiner Bub im Sportcoupé vorbeigeschoben, lehnt sich lässig hinaus und meint: »Ich lass mich mit vier noch fahren und tragen.«

Erstes Nein und Trotzphase

Während die Aufrichtung auf die Hinterbeine vor allem für das Kind eine Krise markiert, kann das erste Nein manchmal auch für die Eltern zur Krise werden. Das Kind fängt nun unüberhörbar an, sich abzugrenzen und seinen Willen zu verbalisieren. War es bisher meist einverstanden und hat mitgemacht, ändert sich das nun einschneidend. Es fängt zunehmend an, Dinge aus seinem Leben auszuschließen, wobei das Fremdeln, die so genannte Achtmonatsangst, ein Vorläufer dieser Entwicklungsstufe ist. Der Weg in die Polarität erfordert den Auf- und Ausbau des Ego, und dieses wird vor allem durch Abgrenzung genährt. In der Einheit des Paradieses, in der Mitte des Lebensmandalas, gibt es keinerlei Unterscheidung und damit auch kein Ego. Erst durch den Sturz aus dem Paradies, den Sündenfall, sondern sich die Menschen von der Einheit ab und fangen an, sich zu unterscheiden und abzugrenzen. Auf dem weiteren Lebensweg wird dieses Thema immer wichtiger und findet im ersten Nein seine erste definitive Ausprägung und schließlich in der Trotzphase einen ersten Höhepunkt.

So wichtig es für das Kind ist zu lernen, sich abzugrenzen und Nein zu sagen, so wichtig ist es, dass es bei den Machtproben der Trotzphase auch zu verlieren lernt. Kinder, die hier generell siegen, werden in der Zukunft selbst am meisten darunter leiden und ständig auf der Suche nach verlässlichen Grenzen ihre Umwelt herausfordern. Je später das Leiden am eigenen Dickkopf einsetzt, desto schlimmer für das Kind. Genauso wichtig wie es für die Egoentwicklung ist, Grenzen zu setzen, ist es zu erkennen, dass es noch andere Egos mit Grenzen gibt, die in Grenzen respektiert werden müssen, weil man sich sonst eine blutige Nase holt.

Kinder, die keinerlei Grenzen gesetzt bekommen, wie etwa die Opfer einer missverstandenen antiautoritären Erziehung, provozieren ihre Umgebung in der Hoffnung, doch noch auf Grenzen zu stoßen, und betteln manchmal geradezu um Ohrfeigen. Das Ego kann sich nur an Grenzen spüren und braucht sie folglich, um sich zu entwickeln. Grenzen zu spüren gibt ihm Halt, keine Grenzen zu erleben führt nur zu oft in die Haltlosigkeit.

Ganz abgesehen von den Gefahren, denen Kinder ohne einschlägige *Grenzerfahrungen* in unserer heutigen Gesellschaft ausgesetzt sind, etwa ihrer Suchtanfälligkeit in der allgegenwärtigen Drogenszene, machen Eltern, die sich alles gefallen lassen, kurzfristig sich selbst und langfristig ihren Kindern das Leben nur schwer. Mit seinem Nein provoziert das Kind geradezu andere Neins. Bekommt es die nicht rechtzeitig, wird es sich auch nicht rechtzeitig daran gewöhnen, dass nicht alles nach seinem Kopf gehen kann. Wenn die ersten schweren Frustrationen in die Zeit nach der Berufsausbildung fallen, wo der elterliche Schutz nicht mehr hinreicht, ist es oft zu spät. Die großen Kinder reagieren beleidigt auf die ungewohnte Versagungssituation und fliehen nicht selten, anstatt sich zu stellen und mit Durchsetzungskraft und Kompromissbereitschaft ihren weiteren Weg zu gehen. Es muss nicht immer gleich Flucht in die Drogen sein, aber immerhin stammt eine nicht geringe Zahl von Drogensüchtigen aus dem Kontingent jener gutbürgerlichen Kinder, die in ihrer frühen Zeit Opfer so genannter Overprotection (Überfürsorge) und mangelnder Konfrontation mit Versagungssituationen waren. Die andere große Gruppe hat fast nur Frustrationen erlebt und kaum je Hinweise erhalten, wo es langgeht im Leben.

In der Erziehung ist es besonders wichtig, sich klar zu machen, dass es nicht darum gehen kann, Krisen und schon gar nicht Übergangskrisen zu verhindern, sondern darum, sie zu verstehen und adäquat auf sie zu antworten. So ist es Sinn und Ziel der Trotzphase, Grenzen wahrnehmen zu lernen, ohne daran seelisch zu Grunde zu gehen. Das Kind kann in diesen ersten bewussten Machtspielen den Umgang mit Sieg und Niederlage lernen. Wo das nicht geschieht, werden Despoten und Tyrannen in ein häufig zum Scheitern verurteiltes Leben entlassen.

Klassische Machtkämpfe

Generell fällt bei den frühkindlichen Krisen auf, welch zentrale Bedeutung der Aggression zukommt. Mars ist die Energie des Anfangs, des ersten Impulses, und hat damit eine natürliche Beziehung zu allem Anfang. Es gibt keine Möglichkeit, dieses Urprinzip aus dem Spiel des Lebens herauszuhalten, auch nicht mithilfe von Konzepten wie sanfter Geburt und antiautoritärer Erziehung. Die Vermeidung eines Urprinzips führt lediglich dazu, dass es sich andere Ventile sucht und seine unerlösten Ebenen hervorkehrt.

Die Geburt wird immer Mut und Offensivkraft von beiden Seiten erfordern, genau wie die frühe Kindheit Durchsetzungswillen und Kraft. Die positive Chance dieser Erkenntnis liegt in der Möglichkeit, erlöste Ebenen des Prinzips mutig zum Einsatz zu bringen und geschehene Entgleisungen wenigstens einordnen zu können. Natürlich sind Schläge eine primitive und unerlöste Möglichkeit, sich durchzusetzen, aber die in der Tasche geballte Faust ist das noch größere Übel. Die im Affekt ausgerutschte Hand kann das Kind ganz gut einordnen und wird daran erfahrungsgemäß keinen schweren Schaden nehmen. Die vormittägliche Androhung einer aggressionsgehemmten Mutter »Warte nur, bis der Papa heimkommt!« ist dagegen eine üble Form der Psychofolter, weil sie das Kind mehrere Stunden in Angst hält. Abends, wenn der weniger aggressionsbehinderte Vater dann zur angekündigten Exekution der Strafe schreitet, fehlt bereits der Bezug zur begangenen Missetat. Jetzt feiert die unerlöste Seite des Aggressionsprinzips viel zu späte Triumphe, die wirklich schweren Schaden anrichten können.[29]

Das Gros der Probleme mit kleinen Kindern konzentriert sich auf drei einfache Themenkomplexe: Die Kleinen essen das eine Töpfchen nicht leer, machen das andere nicht voll und wollen nicht so zu Bett gehen, wie sich die Eltern das vorstellen. Hier handelt es sich um klassische Machtkämpfe, die von der beiderseitigen Frontenbildung leben. Oft wird die zu Grunde liegende Thematik übersehen, weil die Eltern ihren Kindern in diesem zarten Alter dergleichen Motivationen noch nicht zutrauen mögen. Das wiederum hat damit zu tun, dass sie ihr eigenes Machtproblem nicht wahrhaben und den Spiegel, den ihnen die Kleinen bereitwillig vorhalten, nicht nutzen wollen. Dabei wäre es enorm nervenschonend, die zu Grunde liegenden Machtmechanismen frühzeitig zu erkennen. Vor allem ist es nützlich zu wissen, dass zu jedem Machtkampf immer wenigstens zwei Seiten gehören.

Das eine (obere) Töpfchen: Probleme mit dem Essen

Normalerweise trinkt und isst ein Kind, wenn es Hunger hat. Lediglich wenn es spürt, dass das Essen eine über das natürliche Maß hinausgehende Bedeutung für die Eltern besitzt, sind Schwierigkeiten angesagt. Es isst nun nicht mehr für sich selbst, sondern den Eltern zuliebe, und da stellt sich ihm natürlich irgendwann die Frage, ob es andauernd so lieb zu ihnen sein soll. Besonders auf gesunde Ernährung gepolte Eltern, die schon normalerweise einiges an Ideologie ins Essen einspeisen, sind an diesem Punkt von ihren Sprösslingen leicht zu erpressen.

Die Lösung ist einfach: Sobald die Eltern ihr eigenes Problem erkennen und ihre Ladung vom Thema abziehen, kann sich die Situation bei Tisch wieder entspannen. Selbst größere Kinder, die schon einige Erfahrung mit den wunden Punkten ihrer Eltern im diesbezüglichen Machtkampf sammeln konnten, reagieren meist rasch auf deren innere Umstellung. Hier ist das Wissen von Vorteil, dass Kinder, auch wenn sie aus Trotz einmal ein paar Mahlzeiten auslassen, so schnell nicht verhungern. Bekommen sie zwischendurch nichts anderes, werden sie meist recht bald anfangen zu essen, was angeboten wird.

Können sich die Eltern dann noch dazu durchringen, die Sauberkeitserziehung nicht schon mit dem Zwang des Tellerleeressens zu beginnen, wird das Kind bald ganz vernünftig reagieren. Wenn es Hunger hat, wird es essen und natürlich am liebsten, was ihm wirklich schmeckt. Darin liegt eher eine Chance als ein Problem. Viele Erwachsene leiden sehr darunter, noch immer zwanghaft alles aufessen zu müssen, was auf den Tisch kommt. Dieser Anspruch stammt aus Zeiten, wo das Essen knapp und jede Gelegenheit entsprechend auszukosten war. Heute haben wir aber eher das gegenteilige Problem und sollten froh sein, wenn Kinder frühzeitig ihren eigenen Geschmack entwickeln und aufhören *können*, wenn es ihnen reicht. Dazu gehört dann allerdings, bis zur nächsten Mahlzeit warten zu lernen. Denn natürlich kann das Thema Essen auch von den Kindern zu einem Macht- und manchmal sogar Terrorsystem ausgebaut werden.

Da wir spätestens nach der Pubertät auf die schlanke Linie setzen, macht es keinerlei Sinn, in der Kindheit kleine Pummelchen und süße Dickerchen zu züchten und auf die Anlage einer übertrieben großen Zahl von Fettzellen zu bauen. Im Anfang liegt alles, weiß die esoterische Tradition, und das gilt auch für die Figur- und Gewichtsentwicklung.

Besonders die raffinierten Fütterungstricks sollten einer kritischen Prüfung unterzogen werden. »Einen Löffel für die Mama und noch einen für den Papa« verknüpft die Zuneigung zu den

Eltern auf geschickte, aber recht unpassende Weise mit der Nahrungsaufnahme wider Willen. Essen als Liebesbeweis ist ein denkbar schlechtes Programm für das weitere Leben. Auch Feststellungen wie »Einmal ist keinmal« entsprechen zwar dem magischen Denken des Kindesalters und sind deshalb erfolgreich, bleiben aber als Verführung zum Essen problematisch.

Bei allen sich um die Machtproblematik rankenden Krisen der frühen Kindheit bewährt es sich, die Kleinen wie vollwertige intelligente Erwachsene zu behandeln und entsprechend zu ernähren. Generell kann man davon ausgehen, dass sie viel mehr verstehen, als wir gemeinhin annehmen. In diesem Zusammenhang fallen eine Reihe Unstimmigkeiten auf, die mit der elterlichen Eigenproblematik aufs Engste verknüpft sind. Während die Kinder einerseits angeregt werden, möglichst viele Entwicklungsschritte schon vor der Zeit zu bewältigen, werden sie andererseits mittels übertrieben lange praktizierter Babysprache und Fütterungszeremonien an ihrer Weiterentwicklung gehindert und künstlich auf Babyniveau festgehalten.

Eltern, die bemerken, dass ihre Kinder in der Sprachentwicklung schon deutliche Fortschritte gemacht haben, die sich aber einfach nicht trennen können von den allerliebsten allerersten Ausdrücken ihrer Kleinen, könnten sich überlegen, ob es nicht sinnvoller wäre, dieser Phase bei sich selbst mehr Augenmerk zu schenken im Sinne der Entdeckung des eigenen inneren Kindes. Lieber sollten sie das Kind in sich mehr plappern lassen, und tatsächlich ist es ja dieses *innere Kind*, das sich nicht lösen will von den süßen Babyworten. Sie sollten dem Kind neben sich die Chance geben, so schnell zu wachsen, wie es kann und von sich aus will. Besonders hinderlich für die Entwicklung des Kindes wird es, wenn beide Phänomene, über ihre Zeit hinausgetragene Babysprache und Babyfütterung, zusammenkommen. Der richtige Zeitpunkt ist auch hier von entscheidender Bedeutung, und was gerade noch lieb und nett war, kann auf der nächsten Entwicklungsstufe schon peinlich und schädlich sein.

Das andere (untere) Töpfchen: Probleme mit dem Sauberwerden

Ganz ähnlich liegen die Dinge bei der nahe mit dem ersten oberen Töpfchen verbundenen Problematik des zweiten unteren Töpfchens. Was oben hineinkommt, muss irgendwann unten wieder hinaus. Das wird im Normalfall ohne Problem im natürlichen Rhythmus ablaufen. Die Risiken bei diesem Machtkampf sind ähnlich gering wie beim ersten Töpfchen, was sich schon daran ablesen lässt, dass gestillte Kinder normalerweise mehrere Tage ohne Stuhlgang problemlos verdauen.

Im Normfall, wenn der Stuhlentleerung kein übertriebenes Interesse entgegengebracht wird, treten hier keine Engpässe auf. Versammelt sich allerdings die ganze Familie erwartungsvoll um das auf seinem Töpfchen thronende Kind und ersehnt das neuerliche Geschenk, wird sich das Kind mit der Zeit überlegen, ob es die Familie jeden Tag so reich beschenken soll. Es wird das Töpfchen tatsächlich zu seinem Thron machen und von hier aus die Familie regieren. Ist die Verzweiflung in seinem Reich ziemlich angewachsen, wird es auch mal wieder gnädig ein kleines hartes Geschenk herausrücken, ansonsten aber eher sparsam mit seinem Reichtum umgehen. Ausdrücke für den kindlichen Stuhl wie »großer Wunsch«, »Mamas Geschenk« usw. verraten, welches Stück hier gespielt wird.

Dass das Kind symbolisch im Recht ist, wenn es in seinem Stuhl einen Schatz sieht, bestätigen die Psychoanalyse wie auch die Märchen, die sich um den Goldesel ranken, der »goldene Dukaten scheißt«. Auch der Volksmund weiß Bescheid und prophezeit materiellen Reichtum, wenn jemand in Hundedreck tritt. Schließlich ist der Kot das Einzige, was ein kleines Kind materiell zu verschenken hat, und schon von daher sein wertvollster Schatz.[30]

Das lästige Problem mit dem frühkindlichen Geiz verschwindet auch hier, sobald die Eltern die Ladung von dem Problem nehmen und allen Ehrgeiz fahren lassen, ihr Kind besonders früh oder überhaupt sauber zu bekommen. Die banale Alltagserfahrung zeigt, dass praktisch alle Kinder mit dem Schulbeginn sauber sind. Diese Tatsache könnte Zuversicht geben. Wer Geduld hat, wird erleben, wie die Kinder rechtzeitig von selbst anfangen mitzuarbeiten.

Besser als alle Dressur, übertriebene Erwartungen und hochgesteckte Lernziele wäre die Ausbildung der eigenen Intuition. Tatsächlich merkt man es den meisten Kindern an, wenn sie drücken. Wird in diesem entscheidenden Moment schnell das Töpfchen zum Einsatz gebracht, hat man den gewünschten Effekt ohne den Aufwand langer, mühseliger Sitzungen. Das Gefühl für den richtigen Augenblick ist durchaus natürlich und, wo es verloren gegangen ist, wieder zu entwickeln, wie folgende Geschichte zeigt: Ein pragmatisch orientierter Missionar fragte eine Eingeborene, die sich ihr nacktes Baby mit einem Tuch umgebunden hatte, wie sie merke, wenn es sein Geschäft machen müsse. Ganz verständnislos fragte sie ihn, wie er das denn bei sich merke.

Zapfenstreich: Die Bettstunde

Das Problem mit dem abendlichen Bettritual hat eine ähnliche Machtkomponente, aber auch noch eine tiefere Dimension. Müde im Sinn von schlaff und kaputt wird der Mensch vor allem durch den Widerstand gegenüber seinem Alltag. Ist jemand von einer Sache begeistert, wird sie ihn nicht annähernd so ermüden wie eine vergleichbare, aber langweilige Angelegenheit. Frisch Verliebte brauchen fast gar keinen Schlaf und genießen doch jeden Moment ihres Zusammenseins. Je begeisterter und bewusster im Augenblick gelebt wird, desto weniger kommt Ermüdung ins Spiel, oder wenn doch, nur eine angenehme, gesunde Müdigkeit.

Nun verbringen viele Erwachsene große Teile ihres Tagewerks im Widerstand, indem sie Arbeiten verrichten, die ihnen nicht wirklich behagen oder jedenfalls weniger Spaß machen als zum Beispiel Urlaub oder ein langes Wochenende. Folglich sind sie in Gedanken gern voraus und denken an den angenehmeren Feierabend, das Wochenende oder die nächsten Ferien. Dieses Nicht-im-Moment-Sein macht sie müde, und wenn sie schließlich den rettenden Abend erreicht haben, wollen sie vor allem ihre Ruhe. Genau an diesem Punkt sind sie mit Kleinkindern konfrontiert, die den lieben langen Tag über ziemlich genau das gespielt haben, was ihnen im jeweiligen Moment am meisten Spaß gemacht hat. Versunken in den Augenblick, haben sie aus Erwachsenensicht begeistert irgendwelchen Unfug getrieben und sind dabei natürlich wenig ermüdet. So werden sie auch abends kaum müde, den erschöpften Eltern ihre ungebrochene Vitalität zu beweisen. Das Phänomen wird verstärkt oder stellt sich noch unangenehmer dar, wenn sie – wie viele Großstadtkinder – körperlich in keiner Weise ausgelastet sind und ihre Energien tagsüber nicht verbraucht haben. Dann sind die Kinder müde im Sinne der Erwachsenen, wollen aber auch nicht ins Bett, weil sie noch ähnlich unbefriedigt sind. Sie haben noch zu wenig von den Eltern gehabt. Oder sie können noch nicht vom Tag loslassen, weil er ihnen noch zu viel schuldig geblieben ist.

Wann die Bettstunde geschlagen hat, bestimmen aber die Eltern zumeist nicht danach, sondern aus ihrer angespannten nervlichen Situation und im Hinblick auf einen möglichst langen Abend ohne die »kleinen Quälgeister«. Der Interessenkonflikt liegt auf der Hand und äußert sich in Quengeleien und massiven Machtkämpfen. Wenn Eltern die Nacht zum Tag machen und erst am Abend auf ihre Kosten kommen, ist es eigentlich selbstverständlich, dass Kinder ihnen nacheifern und der Abend auch für sie besondere Wichtigkeit erhält.

Vor allem an Tagen, wo die Eltern etwas vorhaben und der kinderfreie Abend von Bedeutung für sie ist, machen ihnen intuitive und machtbewusste Sprösslinge mit Vorliebe einen Strich durch die Rechnung und schlafen auch mit erprobten Tricks partout nicht ein. Das wiederum liegt daran, dass Kinder viel weniger als Erwachsene auf äußere Zeitabläufe achten und stattdessen intuitiv auf Gefühle und Stimmungen reagieren. Wenn Papa schon über eine halbe Stunde »eingeheiert«

hat, mag das für das Kind noch gar nichts sein, weil es spürt, dass er in Gedanken bereits im Konzert ist und ständig hofft, das kleine Geschöpf möge endlich die Augen schließen und einschlafen. Jedes spekulative Nachkontrollieren des angestrebten Müdigkeitsniveaus von Seiten der Eltern aber macht die Kleinen wieder richtig wach und stößt sie geradezu auf die eigene Machtposition. Ganz abgesehen davon, dass es meist nicht im Interesse der Kleinen liegt, dass sich die Großen (oft auch noch heimlich) davonmachen.

Am sichersten funktioniert das Ganze, sobald auf Elternseite wirklich entspannte Gleichgültigkeit herrscht in der Gewissheit, dass es sich um kein wirkliches Problem handeln kann, weil jeder Mensch seinen Schlaf braucht, auch ein so kleiner. Vor allem wenn man das Kind konsequent am Morgen weckt und damit verhindert, dass es *bis in die Puppen schläft*, wird sich mit der Zeit wieder ein natürlicher Rhythmus einstellen.

Im Prinzip besteht zwischen Schlafproblemen von Kindern und Erwachsenen kein wesentlicher Unterschied. Auch die so genannten schlaflosen Erwachsenen schlafen durchaus, nur nicht zu den Zeiten, die ihnen passen. Hier tobt der Machtkampf zwischen verschiedenen Fraktionen der eigenen Psyche. Am wichtigsten ist es, allen Dogmatismus aus dem Spiel zu lassen und zu akzeptieren, dass einige Menschen mehr und andere weniger Schlaf brauchen, einige ohne ihren Mittagsschlaf nicht sein können und wieder andere sich danach sogar schlecht fühlen. Sätze wie »Ein Kind (Mensch) braucht mindestens soundso viel Schlaf« sind die Quelle von überflüssigen Problemen in jedem Alter.

Wie viel Schlaf das eigene Kind braucht, kann man am besten empirisch herausfinden. Dass der Schlaf vor Mitternacht so wichtig sei, meinen vor allem Eltern, die sich selbst überhaupt nicht danach richten, diese Regel aber für ihre Kinder enorm praktisch finden. Selbstverständlich durchschauen intelligente Kinder solch ein Doppelspiel. Tatsächlich ist die Einhaltung natürlicher Lebensrhythmen gesünder als ihre Missachtung, das aber gilt für jedes Alter.

Sehr gut hilft Kindern ein stimmiges und stabiles **Einschlafritual**, um sanft in Hypnos' Reich hinüberzugleiten. Sandmännchens Besuch und die Gutenachtgeschichte sind dabei unübertroffen. Besonders geeignet ist natürlich der eigens zu diesem Zweck erfundene Fortsetzungsroman, dessen weiterer Verlauf das Kind wirklich brennend interessiert. Geschickten Erwachsenen stehen dabei zahlreiche wundervolle Möglichkeiten offen, die beiden Seiten Freude machen können. Bei sinnvollem inneren Aufbau der Geschichte beginnt das Ganze mit einer Zusammenfassung des Bisherigen und einem spannenden Einstieg in neue Episoden, wobei dann die Handlung immer beruhigender und schlaffördernder werden sollte.[31] Den Schluss könnte eine geschickte Entlassung in die Traumwelt bilden.

Ähnlich lässt sich ein **Essritual** aufbauen, das wie alle Rituale durch die Einhaltung eines fest gefügten Rahmens gewinnt. Die immer wiederkehrenden selben Zeiten helfen ebenso wie ein eigener, nur dem Essen vorbehaltener Stammplatz. Auch besonders schönes Esswerkzeug wie zum Beispiel ein silberner Schieber[32], den sonst niemand verwendet, könnte unterstützend wirken. Wie bei Erwachsenen ist für Kinder zudem von herausragender Bedeutung, dass dem Essen genug Zeit in ruhiger, entspannter Atmosphäre vorbehalten ist. Ein kurzer Moment der Besinnung oder – wo noch möglich – ein Tischgebet fördert das Ritual substanziell. Wenn das Essen für die Eltern etwas Besonderes darstellt und sie in den Lebensmitteln wirklich noch Mittel zum Leben sehen, die ihnen von höheren Orts oder jedenfalls von der großen Mutter Natur geschenkt wurden, wird sich diese Haltung auf die Kinder übertragen. Wobei hier natürlich darauf zu achten wäre, dass das Ganze nicht etwa zu ernst, frömmelnd oder überhaupt unkindlich gerät.

Am Abend könnten Kerzen und sanfte Musik die notwendige Atmosphäre fördern. Wenn das Essen nicht nur gesund, sondern auch schön angerichtet ist und zelebriert wird, kann häufig das Schlachtfeld auf dem Tisch vermieden werden – besonders wenn die vitalen Marskräfte tagsüber schon anders und ausreichend befriedigt wurden: Unter dem Weihnachtsbaum richten die meisten Kinder im Übrigen auch kein Schlachtfeld an. Die Atmosphäre von Bewusstheit und Achtung, die hier von den Erwachsenen aufgebaut wird, verhindert das.

Ein entsprechendes **Töpfchenritual** kann von ganz kleinen Dingen bis zu übertriebenem Ausbau reichen. Hier ist der Ritualcharakter vielen Eltern noch am ehesten zugänglich, und aus dem Schatten droht sogar die Gefahr der Übertreibung. Das Plätschernlassen des Wasserhahns ist ein weit verbreiteter kleiner Ritualbaustein, dessen praktische Wirksamkeit spontan einleuchtet. Eine entsprechend vor sich hin plätschernde Musik, die nur für diesen bedeutenden Anlass reserviert ist, könnte ein weiteres dazutun. Kleine Maßnahmen können große Wirkung bekommen, weil sich bedingte Reflexe bahnen, das heißt, kaum hört das Kind die Musik, lässt es auch schon los. Damit dürfte auch klar sein, warum diese Musik unbedingt für diese Geschäfte reserviert bleiben sollte.

Je natürlicher Eltern mit ihren Loslassritualen umgehen, desto einfacher haben es Kinder. Allerdings gibt es viele Eltern, die notgedrungen dieses Ritual bei sich selbst überbetonen. Dann sammeln sich nicht selten kleine Bibliotheken auf dem WC, werden besonders weiche und heizbare Sitzkränze zum Einsatz gebracht, und das *stille* Örtchen wird zum wichtigsten Zimmer umdekoriert. Wenn es der einzige wirklich stille Ort einer Wohnung ist, mag das eine überzeugende Notlösung sein. Noch besser wäre sicherlich, ein Meditations- oder Lesezimmer einzurichten und dem Loslassen auch in anderen Lebenslagen den ihm zustehenden Raum zu geben. Der Name »stilles Örtchen« jedenfalls verrät schon, dass dieses Geschäft wie viele andere auch eine gewisse Ruhe und sogar besinnliche Stille braucht. Manche Erwachsene schwören auf diese Minuten, die nur ihnen gehören, und dehnen sie zu Stunden. Hier produzieren sie neben Stuhl gute Ideen und Konzepte für ganz andere Geschäfte.

Natürlich bekommen Kinder so etwas mit, und es wäre sicherlich verkehrt, sie rigoros von allen Toilettenaktivitäten auszuschließen, zumal sie ihnen von sich aus meist neugieriges Interesse entgegenbringen. In ihrem Nachahmungsbedürfnis werden sie den Akt des Hergebens entsprechend zu inszenieren suchen. Ist es für die Eltern ein normales und natürliches Geschehen ohne Abwehrzauber gegen eingebildeten Schmutz, ohne abführende Nachhilfeorgien, dafür aber mit der notwendigen Ruhe und entspannten Natürlichkeit, werden den Kindern auch große Geschäfte ähnlich leicht fallen.

Grundsätzlich leben nicht nur die Sauberkeits-, sondern alle Rituale aus der Bewusstheit ihrer Durchführung. Die Weckung dieses Bewusstseins kann bei den kleinsten Nichtigkeiten beginnen. Das Händewaschen vor dem Essen ist ein schönes kleines Ritual, mit dem die Einstellung auf das Essen bereits beginnen könnte. Es lohnt sich, vor dem Zutischgehen die Hände in Unschuld zu waschen, was man auch immer daran kleben haben mag. Der hygienische Aspekt ist hierbei sicherlich der unwichtigste. Ginge es wirklich darum, müssten wir unsere Hände wie die Chirurgen waschen: mehrere Minuten zuerst unter sehr heißem Wasser mit einer extraharten Bürste schrubben, dann einige Minuten mit hochprozentigem Alkohol waschen, und danach sind die Hände noch so schmutzig, dass man Gummihandschuhe brauchte. Mit ein paar Sekunden unter lauwarmem Wasser und laschem Seifengeschmier ist hygienisch nichts zu gewinnen – im Gegenteil.

Kinder mit ihrem magischen Denken, das natürlicherweise vor allem im Bildhaften beheimatet ist, sind besonders empfänglich und dankbar für eine solche Einbeziehung innerer Vorstellungen. Schließlich geben Rituale dem Leben Sicherheit und Struktur und auf erlöste Weise auch jene verlässlichen Grenzen, die sie so sehr brauchen. Darüber hinaus ist es wahrscheinlich die einzige Möglichkeit, ihnen Interesse fürs Waschen und Sauberkeit im Allgemeinen zu vermitteln.

Fragen zum Baby- und Kleinkindalter

1. Wie stelle ich mich auf neue Situationen ein?
   - Wie reagiere ich nach einem Umzug auf die neue Umgebung (Land, Stadt, Wohnung)?
   - Wie reagiere ich nach einem Stellungswechsel auf das neue Arbeitsfeld, den neuen Chef und die neuen Mitarbeiter?
2. Welchen Versorgungsanspruch habe ich bezogen auf Staat, Gesellschaft, Firma, Familie oder Partner?
   - Würde ich mich mehr zum Beamten oder besser zum Selbstständigen eignen?
3. Wie gehe ich mit Alleinsein um?
   - Alleinsein in meiner Wohnung.
   - Alleinsein nachts im Bett.
4. Wie reagiere ich, wenn Aggression ins Spiel kommt?
5. Wie leicht setze ich mich durch?
6. Habe ich gelernt, andere Meinungen und Standpunkte zu akzeptieren und mich dareinzufügen, wenn ich sie nicht ändern kann?
7. Welche Rolle spielt Macht für mich?
8. Fällt es mir leicht oder schwer zu geben? Mache ich gern Geschenke? Wie wertvoll sind sie?
9. Weiß ich, wann Schluss ist? Finde ich gut einen Abschluss? Gehe ich heute rechtzeitig zu Bett?
10. Gebe ich der Regeneration genug Raum in meinem Leben?

4. *Kindheitskrisen*

Aus dem Tagebuch eines Zweijährigen:

»Donnerstag, 8.10 Uhr. Kölnischwasser auf Teppich gespritzt. Riecht fein. Mama böse. Kölnischwasser ist verboten.

8.45 Uhr. Feuerzeug in Kaffee geworfen. Haue gekriegt.

9.00 Uhr. In Küche gewesen. Rausgeflogen. Küche ist verboten.

9.15 Uhr. In Papas Arbeitszimmer gewesen. Rausgeflogen. Arbeitszimmer auch verboten.

9.30 Uhr. Schrankschlüssel abgezogen. Damit gespielt. Mama wusste nicht, wo er war. Ich auch nicht. Mama geschimpft.

10.00 Uhr. Rotstift gefunden. Tapete bemalt. Ist verboten.

10.20 Uhr. Stricknadel aus Strickzeug gezogen und krumm gebogen. Zweite Stricknadel in Sofa gesteckt. Stricknadeln sind verboten.

11.00 Uhr. Sollte Milch trinken. Wollte aber Wasser! Wutgebrüll ausgestoßen. Haue gekriegt.

11.10 Uhr. Hose nass gemacht. Haue gekriegt. Nassmachen verboten.

11.30 Uhr. Zigarette zerbrochen. Tabak drin. Schmeckt nicht gut.

11.45 Uhr. Tausendfüßler bis unter Mauer verfolgt. Dort Mauerassel gefunden. Sehr interessant, aber verboten.

12.15 Uhr. Dreck gegessen. Aparter Geschmack, aber verboten.

12.30 Uhr. Salat ausgespuckt. Ungenießbar. Ausspucken dennoch verboten.

13.15 Uhr. Mittagsruhe im Bett. Nicht geschlafen. Aufgestanden und auf Deckbett gesessen. Gefroren. Frieren ist verboten.

14.00 Uhr. Nachgedacht. Festgestellt, dass alles verboten ist. Wozu ist man überhaupt auf der Welt?«

Hellmut Holthaus

Alle weiteren Krisen sind letztlich nur Vergrößerungen des Geburtsmusters und als solche sehr von der Lösung der vorangegangenen Krisen abhängig. Ungelöste Probleme werden immer weiter mitgeschleppt. Konnte sich das Kind schon bei der Geburt nicht richtig lösen und wollte es lieber in seiner gewohnten warmen Höhle bleiben, wird es wahrscheinlich auch nicht so forsch aus dem Elternhaus wollen, weder Richtung Kindergarten noch später Richtung Lehre oder Universität. War die Abnabelung bei der Geburt nur unter Schwierigkeiten möglich, ist auch bei der ersten Abnabelung vom heimischen Nest Vorsicht geboten.

Von Kinderkrankheiten und Impfkampagnen

An diesem Thema wird unsere generelle Einstellung zu Krankheitssymptomen und Problemen deutlich. Wir wollen meist nichts davon wissen, sondern alles möglichst wegzaubern, sodass nicht der geringste Schatten die Oberfläche unserer Heile-Welt-Illusion trübt. Insofern dürfen unsere Kinder auch nicht mehr krank sein. Praktisch alle Kinderkrankheiten werden heute systematisch mit Mehrfachimpfungen nach dem Motto »Fünf auf einen Streich« weggeimpft. Die schöne Illusion ist, dass wir mehrere unangenehme Infektionskrankheiten gegen einen Piks der Injektionsnadel eintauschen. Dieser Kuhhandel ist aber ohne den Schatten gemacht, der sich wie immer nur kurzfristig be*seit*igen lässt. Auf die Seite abgeschoben, taucht er von dort in Formen wieder auf, die uns meist noch lästiger werden. Die durchgeimpften Kinder sind dann auch alles andere als gesund. Zwar bekommen sie nun keine Masern mehr, aber dafür kränkeln sie nicht selten über lange Zeiten vor sich hin und leiden an untypischen Symptommischungen, die zwar weder typische Röteln noch richtige Masern sind, aber deswegen nicht weniger stören.

Unsere Großeltern wussten noch, dass Kinderkrankheiten wichtig sind, weil sie Reifungsschritte ermöglichen und das Immunsystem für den lebenslangen Kampf mit einer Welt voll aggressiver Erreger trainieren. Jede Infektionskrankheit ist eine Auseinandersetzung, und wenn der Organismus sie für sich entscheidet, gewinnt er Kraft und Durchsetzungsvermögen. Früher hatten wir noch genug Vertrauen, Kindern solche Reifungskrisen zuzumuten, heute haben wir dafür eine Schulmedizin, die auch das verhindern kann. In anderen Bereichen wissen wir dagegen noch um die Sinnhaftigkeit von Kinderkrankheiten und benutzen sogar denselben Ausdruck. Gerade entwickelte Autos, neue Computergenerationen dürfen anfangs Kinderkrankheiten haben. Einmal durch dieses Stadium hindurch, sind sie ausgereifter und verlässlicher.

Natürlich sind Impfungen ein Segen und bewahren uns vor viel Elend. Daraus folgt aber nicht, dass es Sinn macht, jeden kleinen Konflikt schon im Vorfeld unmöglich zu machen. Eine vergleichbare Haltung wäre, dem Militär zu verbieten, ins Manöver zu ziehen. Mit der Zeit würde es degenerieren und völlig unfähig werden, auf etwaige ernste Herausforderungen angemessen zu reagieren. Wir müssen bei Impfungen also unterscheiden, ob wir (sinnvollerweise) auf wirklich bedrohliche Krankheitsbilder wie Wundstarrkrampf oder Kinderlähmung zielen oder auf an sich harmlose wie Masern und Mumps oder gar die Grippe.

Vom Schicksal her betrachtet, können wir uns keineswegs durch Impfungen Lebensaufgaben ersparen. Wir werden in jedem Fall lernen, was zu lernen ist. Allerdings können wir wie immer die Ebene des Lernens mitbestimmen, und da wären Pocken und Polio sehr gefährliche Einlösungsvarianten. Es bleibt jedoch fraglich, ob sich bei völliger Verhinderung aller Infektionen bessere Möglichkeiten ergeben, die kindliche Aggressions-

und Durchsetzungsthematik und die notwendigen Reifungsschritte zu bewältigen.

Wie immer liegt die Lösung in der Mitte: Impfungen sind an sich weder gut noch schlecht, sie sind manchmal angemessen und manchmal überflüssig und dann zugleich gefährlich. Überhaupt nicht zu impfen und nur zu vertrauen ist in einer Zeit, wo wir recht problemlos impfen können, sicher nicht mutig, sondern waghalsig. Es empfiehlt sich nicht, bei den eigenen Kindern mehr zu riskieren als bei sich. Selbst gegen alles geimpft, die Kinder aus Prinzip nicht zu impfen ist ebenso bedenklich, wie ohne Bedenken alles niederzuimpfen. Es bleibt uns auch in diesem Punkt nicht erspart, mitzudenken und die Verantwortung für unser Handeln zu übernehmen. Die Tatsache, dass wir impfen können, ist eine Chance und keine Verpflichtung, es blind zu tun. Vertrauen ist gut, aber blindes Vertrauen ist gefährlich. Wenn wir die Straße überqueren, werden wir zuerst nach links und rechts schauen und dann im Vertrauen auf Gott hinübergehen. Vor lauter Gottvertrauen gar nicht zu schauen ist abwegig, denn wir haben ja nicht zufällig von ihm Augen bekommen. Im Sufismus heißt ein geflügeltes Wort: »Binde dein Kamel an und vertraue auf Allah.«

Kindergartenspaß oder Vorschulstress?

Als milder Übergang in Richtung des unweigerlich näher rückenden Lebensernstes ist der Kindergarten in unserer Leistungsgesellschaft in Gefahr, zur Vorschule zu verkommen. Dabei könnte er besonders für Einzelkinder eine Chance sein, soziale Spielregeln und Gruppenverhalten spielerisch einzuüben. Gerät er unter den Einfluss gesellschaftlichen oder elterlichen Ehrgeizes, kann er aber genauso zur vorgezogenen Kaderschmiede für spätere Leistungsträger entarten. Wenn hier – wie mit dem APGAR-Schema kurz nach der Geburt begonnen – die leistungs*gerechte* Punkteverteilung weitergeführt wird, dient der Kindergarten der Verkürzung der Kindheit und ist eher ein Jammer(platz) und

Jahrmarkt für erwachsene Eitelkeit. Gerade weil diese Tendenz so nahtlos in unsere Zeit passt, lohnte es sich, die Kindheit davor zu schützen.

Wie kinder- und eigentlich gefühlsfeindlich diese Zeit und Gesellschaft sind, zeigt sich natürlich besonders an ihrer Haltung gegenüber Kindern. Sie werden bei uns von Anfang an in Käfige gesperrt, die wir Gitterbett, *Ställ*chen oder Gehschule nennen. In solchen Käfigen schützen wir sie vor der gefährlichen Umwelt, uns aber auch vor ihnen. Unsere Städte haben wir zu Autoparadiesen gemacht. Für Kinder haben wir darin winzige Reservate geschaffen, Spielplätze genannt, die den Aufbewahrungsorten für die ebenfalls (außer natürlich bei Kindern) ungeliebten Indianer in mancher Hinsicht ähneln. An den alten Indianergesellschaften ließe sich erkennen, wie eine kinderfreundliche Welt aussehen könnte. Statt in Schluchten aus glänzendem Autolack konnten deren Kinder in unzerstörter Naturlandschaft aufwachsen, und die Erwachsenen hatten Zeit für sie, weil Zeit noch nicht mit Geld gleichgesetzt wurde. Uns Deutschen gelten heute Amerikaner und Italiener als besonders kinderfreundlich, doch nur im Vergleich zu uns, die wir besonders kinderunfreundlich sind.

Ein Garten lässt sich nutzen, um möglichst viel *junges Gemüse* möglichst effizient aufzuziehen, oder aber er ist dem Genuss und der Sinnenfreude gewidmet und bietet Blumen, Düfte und natürliche Schönheit. Von der Symbolik eignet sich nur letztere Variante als Kinder-Garten.

Es müsste auch schon ein besonders schöner Garten sein, der den täglichen Abschied von zu Hause rechtfertigt. Selbst wo diese Variante verwirklicht ist, können Kinder erhebliche Schwierigkeiten mit der notwendigen Ablösung vom heimischen Nest haben. Der Auszug aus dem elterlichen Bett und das Abstillen sind offensichtlich gute Vorübungen für diese Mutprobe. Auch das Verlassen der sicheren Ausgangslage bäuchlings auf Mutter Erde und das erste abgrenzende Nein sind notwendige Vorstufen, um dann auf der Grundlage des mitgebrachten Urvertrauens auszuziehen und allmählich Schritt für Schritt die äußere Welt zu erobern.

Sind Kinder zu solchen eigenständigen Schritten spontan bereit, ist das ein gutes Zeichen für die bisherige Entwicklung. Gerade selbstständige Kinder, die sich häufig vom Arm der Eltern losreißen und auf eigenen Füßen in die Welt streben, zeigen, wie sehr sie ihren Eltern vertrauen und sich auf sie verlassen. Kinder, die ängstlich am Rockzipfel der Mutter hängen, dokumentieren damit weniger ihre Liebe als eine Abhängigkeit, die Verunsicherung verrät. Wenn Kleinkinder in ihrer Wut einmal nach einem Elternteil schlagen, ist das auch ein Zeichen, dass sie sich der Zuneigung der Eltern absolut sicher sind und nicht einmal befürchten, sie durch diesen aggressiven Ausbruch zu verlieren.

Eine Kindergartenverweigerung kann natürlich auch an einem ungeeigneten Garten und überfordernden oder langweiligen *Gärtner(inne)n* liegen. Ist das nicht der Fall, wäre, auch wenn sich das Kind mit seiner Verweigerung vorläufig noch durchsetzt, daran zu denken, dass dieser Sieg ein relativer bleiben wird, da mit der Einschulung die nächste Krise sicher ist. Die Zwischenzeit könnte in solchen Fällen wertvollen Spielraum liefern, das (Selbst-)Vertrauen des Kindes zu stärken und es in Selbstständigkeit zu üben. Das mag mit entsprechenden Turnübungen beginnen, bei denen sich das Kind nach hinten fallen lässt und immer wieder erlebt, wie es aufgefangen wird, und bis zu allmählich auszudehnenden Zeiten reichen, wo es ohne Eltern auszukommen lernt und die Erfahrung macht, dass sie ihm trotzdem erhalten bleiben. Der Kindergarten umfasst eine kindliche Gesellschaft, in der man spielend ein Stück weiter in die Welt hinausgeht und sich schon einmal mit fremden Kindern auseinander setzt, bevor man lernend in der Schule die Vorstufe zur Erwachsenengesellschaft erlebt, in der gearbeitet wird.

Erster Schultag

Hier beginnt nun endgültig der *Ernst* des Lebens, manchmal noch etwas abgefedert und vorbereitet durch ein Vorschuljahr.

Auch die größten Schultüten voller Leckereien können nicht darüber hinwegtäuschen. Sie wollen nur den Abschied von der eigentlichen Kinderzeit etwas versüßen und ein wenig die Strenge der anbrechenden neuen Lebensphase verschleiern. Dem kleinen Schlaumeier nutzt es wenig, das Spiel frühzeitig zu durchschauen und zu melden: »Komm, Mutti, wir gehn, hier gefällt's mir nicht!« Über kurz oder lang landen sie alle am vorgeschriebenen Platz in der vorgesehenen Schule und lernen zuerst einmal, erwachsen zu spielen und die Vorrechte der Kindheit »freiwillig« zu opfern. Trotz aller pädagogischen Beteuerungen und kindgerechten Lehrpläne geht es jetzt daran, die Kindheit zu verlassen, das Spielerische zu überwinden und effizient zu werden. »Schlaf nicht! Träum nicht! Spiel nicht! Phantasier hier nicht herum! Konzentrier dich lieber!«, ist der herbe schulische Tenor mit dem durch*schlagenden* Erfolg, dass irgendwann all das gründlich verwirklicht ist. An den Früchten dieser (Miss-)Bildung finden dann später Psychotherapeuten ihr Auskommen und bringen Erwachsenen wieder bei, zu phantasieren, zu träumen, spielerische Elemente in ihr Leben zurückzuholen und das lange unterdrückte innere Kind wieder zu erwecken, ja zu entdecken, dass das Leben mehr als Konzentration und Leistung ist. Selbst das Schlafen muss manchmal recht mühsam neu gelernt werden.

Sinnvolle Aufgabe der Schule wäre es eigentlich, zur bildhaften Wahrnehmung das analytische Denken dazuzubringen, nicht in einem Verdrängungsfeldzug, sondern in einem spielerischen Prozess, der dem Kind auch an den neu zu erwerbenden Fähigkeiten Freude vermittelt. So wichtig es sein mag, die herbe Veränderung, die die Schule mit sich bringt, zu verarbeiten, so wünschenswert wäre es natürlich, die Lehrinhalte würden sich auch etwas an der Schule des Lebens orientieren. Der momentan durchgezogene neun- bis dreizehnjährige Vorbereitungskurs auf die Marktwirtschaft macht die fertigen leistungsorientierten, effizienten und erfolgsmotivierten Produkte zu seelischen Halbmenschen, die ihre andere Hälfte, den weiblichen Teil ihrer Seele, bestenfalls auf teuren psychotherapeutischen Spielwiesen wieder entdecken.

Wem das zu hart klingt, der möge sich zum Beispiel klar machen, dass die großen deutschen Ärzte der Vergangenheit nach den modernen zensurorientierten Zulassungsbestimmungen ausnahmslos keine Erlaubnis zum Medizinstudium erlangt hätten. Die meisten Nobelpreise für bahnbrechende wissenschaftliche Leistungen gehen an US-Amerikaner, die im Wesentlichen von Eliteschulen kommen, wo nach ganz anderen, kreativitätsfördernden Kriterien unterrichtet wird. Heere von Managern versuchen auf der Jagd nach Ideen und Visionen, ohne die Unternehmen nun einmal nicht gut zu führen sind, Kreativität und spielerische Leichtigkeit in psychotherapeutischen Workshops zu erhaschen. Schließlich wäre auch zu bedenken, dass heute bereits in Oberschulen mit dem Herzinfarkt, dem Markenzeichen der Hochdruckgesellschaft, zu rechnen ist.[33]

Private Schulen erhalten zwar stetig wachsenden Zulauf, sind aber nicht der Weisheit letzter Schluss – schon gar nicht für alle Schüler. Letztlich können wir darauf hoffen, dass wir mit dem sich als Paradigmenwechsel anbahnenden Umkippen des alten, auf rein männlicher Logik aufbauenden Weltbildes für eine umfassendere Pädagogik[34] reif werden, die nicht mehr vor der Tatsache zurückschreckt, dass Menschen Seelen haben, sondern diese Gewissheit in ihr Handeln einbezieht und praktisch umsetzt.

Fragen zur Kindheit

1. Wie gut habe ich gelernt, mich zu behaupten? Wie trainiert ist mein Immunsystem?
2. Wie erlebte ich den Kindergarten? Oder warum war ich nicht dort?
3. Wie unabhängig war ich als Kind? War ich eher ein Schoßkind? Oder strebte ich hinaus in die Welt?
4. Wie habe ich den ersten Schultag erlebt?

5. Wie selbstständig habe ich die Schulzeit bewältigt? Konnte ich meine Aufgaben allein lösen?
6. Wie leistungsbereit war ich am Anfang und am Ende der Schule? Was sagten meine Noten aus?
7. Wie steht es heute um meine Phantasie und Kreativität?

Übungen für Kinder

1. Eine über Jahre gehende und in vieler Hinsicht lohnende Möglichkeit ist, dem Kind zu erlauben, mit einem Tier aufzuwachsen. Es bekommt so die Chance, frühzeitig und auf »unpädagogische« Weise Verantwortung für das Wohlergehen eines abhängigen Wesens zu übernehmen. Es kann Freude und Leid mit seinem Gefährten teilen und ihm seine ganze Liebe schenken, die gerade durch die Überbrückung der weiten Kluft bis zum Tierreich oft besonders tief geht. Das Kind wird so auch rechtzeitig mit den Phasen des Lebens und seinen Wechselfällen vertraut bis hin zum Tod und dem damit verbundenen Abschiednehmen.
2. Weniger tief ins Familienleben greift folgende Übung ein: Wenn man einem Kind die Sorge für einen Baum überträgt, kann es sich ebenfalls um ein lebendiges Wesen kümmern und wird dabei die Lebensphasen in den Jahreszeiten sehr bewusst erfahren. Auch ein Baum kann zu einem Freund werden und einen Ruhepol ins Leben bringen. Ähnliches ließe sich auf ein Stück Garten übertragen, das in kindlicher Eigenverantwortung gedeihen darf, oder in einer Stadtwohnung zur Not auch auf ein Aquarium oder Terrarium.

5. Die Pubertät

Die Faulheit der Jugend
ist die Generalprobe für die Unfähigkeit des Alters.

Sufi-Weisheit

Probleme und Krankheitsbilder

Statt inoffiziell mit der Einschulung sollte die Kindheit offiziell mit der Pubertät zu Ende gehen. Das Kind, das ja auch grammatisch neutral ist, wandelt sich in *die* Frau oder *den* Mann. In alten Zeiten und archaischen Kulturen wurde dieser Übergang zu einer entscheidenden Zäsur im Leben, die nicht übersehbar war. Wir Modernen ignorieren das Geschehen dagegen weitgehend und hoffen auf möglichst wenig Ärger mit den Kindern in dieser »schwierigen Zeit«. Am liebsten würden wir gar nichts von der Pubertät bemerken. Das hat den Effekt, dass auch die Kinder zu wenig und nur schwer Einzuordnendes mitbekommen. Verblüffend ist, dass wir die Kindheit einerseits mit überzogenen Lernanforderungen vorzeitig beenden, sie aber andererseits auch wieder nicht richtig zu Ende gehen lassen, wenn es höchste Zeit ist.

Der Körper kümmert sich wenig um solche Missachtung und mangelnde Einstellung. Er lässt den Hormonspiegel steigen, Brüste schwellen, die Stimme brechen, Schamhaare sprießen, den Samen sich ergießen und die Periode in die inzwischen nur noch scheinbar heile Kinderwelt einbrechen. Hält die seelische Entwicklung mit der körperlichen nicht Schritt, kommt es wie immer zu krisenhaften Symptomen.

Der Einbruch der Periode ins unbeschwerte Leben ist natürlich kein Krankheitssymptom; durch mangelnde Aufklärung und fehlende Einführung ins Reich des Weiblichen kann die Periode aber dazu verkommen. Noch immer gibt es in dieser angeblich aufgeklärten Zeit Mädchen, die, vom blutigen Ereignis überrascht, sich in Krankheitsängsten und Todesfurcht ergehen. Die damit zum Ausdruck kommende Missachtung jugendlicher Bedürfnisse ist glücklicherweise selten geworden, häufig ist jedoch noch die Herabsetzung der Periode, was sich in degradierenden Bezeichnungen wie »Schweinerei«, »Blutstage«, »Unpässlichkeit« oder »Unzeit« ausdrückt. Versuche, auch neutrale Bezeichnungen wie »meine Tage«, »Mens« und »Periode« durch den Ausdruck »Mondzeit« zu ersetzen, fanden noch wenig Resonanz. Die Herabsetzung dieses urweiblichen Geschehens bereitet jenen Bodensatz, auf dem viele Periodenbeschwerden wuchern, die oft schon in der Pubertät ihren Anfang nehmen oder doch ihre Wurzeln haben. Menstruationsbeschwerden sind folglich häufig mit unverarbeiteten Pubertätsproblemen verknüpft.

In letzter Zeit wächst die Beachtung für den weiblichen Pol der Wirklichkeit, was sich in zunehmendem Selbstbewusstsein vieler Frauen spiegelt. Zugleich gibt es aber eine Zementierung alter Vorurteile, an deren Bildung Frauen mitwirken, die zum Beispiel vor Gericht die Periode als eine Zeit verminderter Zurechnungsfähigkeit in Anspruch nehmen, wie in den USA mit Erfolg geschehen.

Die Periode birgt noch eine Reihe Geheimnisse. Neben ihrer eigentlichen gynäkologischen Bedeutung ist sie sicher eine Zeit der Reinigung für den Organismus im Sinne eines willkommenen Aderlasses und fördert somit Regeneration und Erholung. Die meisten Beschwerden erzwingen ja auch über ihre Symptomatik Ruhe und Entspannung. Könnte sich der Körper darauf verlassen, ihm Zustehendes freiwillig zu bekommen, müsste er es nicht erzwingen. »Die Tage« könnten als ein Raum der *Unzurechnungsfähigkeit* im tieferen Sinn verstanden werden, da mit der Frau in dieser Zeit nicht zu rechnen ist, weil sie für sich selbst zu sorgen hat.

Sicherlich sind die regenerierenden körperlichen Auswirkungen der Periode der Grund, weshalb Frauen in verschiedensten Gesellschaften trotz eines eher anstrengenderen Lebens deutlich älter als Männer werden. Der körperlichen Schon- und Erholungszeit auch eine seelische Entsprechung zu sichern ist das überwiegende Anliegen der Menstruationsprobleme. Würden »die Tage« zur Garantie für einen Freiraum, wo nicht mit Frauen zu rechnen ist, wären sie in der zentralen Zeit ihres Lebens *unberechenbar*. Das aber würde dem weiblichen Archetyp durchaus entsprechen.[35] Alles zu berechnen ist ein Anliegen des männlichen Pols. Solange der allerdings die Regeln des Lebens bestimmt, wird Unberechenbarkeit eine Schande bleiben und Spontaneität ein Schattendasein fristen.

Stimmbruch

Der Stimmbruch gehört zu den harmlosen Brüchen und verrät, dass mit Stimmung und Stimme der Jungen etwas nicht mehr stimmt. Die Stimmbänder müssen neu gestimmt und einige Lagen tiefer gelegt werden. Die Stimmlage spiegelt die Stimmungslage und schwankt hin und her zwischen dem gewohnten und dem neuen Niveau. Die alte Höhe stimmt nicht mehr, und die neue krächzende Tiefe ist es auch noch nicht ganz. Die tiefe Stimme verrät bereits die Erdung, die nun fällig ist; die »peinlichen« Kiekser verraten dazwischen immer wieder Rückfälle in den Kinderhimmel, der nun zu verlassen ist. Bleiben solche Symptome über die typische Zeit hinaus erhalten, verrät das, welch anhaltende Probleme der Junge mit der Umstellung zum jungen Mann hat. Das Wachstum des Kehlkopfes mit der Entwicklung des Adamsapfels als Attribut der Männlichkeit liefert die körperliche Grundlage des Geschehens. In den Kieksern und Überschlägen wird deutlich, wie sehr sich die Ereignisse jetzt überschlagen und wie unpassend die alte Kinderstimme plötzlich aus dem erwachsen werdenden Körper klingt. Der Junge verlässt nun zwar selbstverständlich den Knabenchor, aber oft leider nicht das Reich der Kindheit.

Zu lernen wäre für Buben und Eltern, dass mit der neuen Stimme eine neue Stimmung ins Leben gehört. Die Jungen künstlich im überlebten Kinderreich festzuhalten ist im wörtlichen Sinne unmenschlich. Es geschieht damit auf der seelischen Ebene, was früher Kirchenfürsten auf der körperlichen Ebene vollzogen, wenn sie Knaben rechtzeitig kastrieren ließen, um sie sich mit ihren engelhaften Stimmen für den Kirchenchor zu erhalten. Was wir auf der körperlichen Ebene als grausam durchschaut haben, ist auch auf seelischer nicht in (der) Ordnung.

Pubertätsakne

Die häufig auftretende Pubertätsakne trägt eine deutliche Botschaft. Statt der pubertierenden Sexualität brechen Pickel hervor. Wie kleine Vulkane erheben sie sich auf dem Boden einer im Untergrund ständig wachsenden Spannung – bis die Spitze sich explodierend absprengt und erleichternder Entspannung Platz macht. Die Pubertierenden können diese Ausbrüche meist gar nicht erwarten und unterstützen sie nach Kräften mit den Fingern, sodass sie kleine Narben als Erinnerung an diese intensive Zeit zurückbehalten. Statt ihre drängenden Triebe drücken sie Pickel aus. *Bezeichnen*derweise markieren diese genau jene Regionen, über die sich die pubertäre Sexualität ausdrücken sollte. Was bei einem mutig geschnittenen Abendkleid frei bleibt, kann als Spielfeld der anstehenden Aufgabe entzündlich *gezeichnet* sein.

Die Pickel auf Gesicht, Dekolleté und Rücken vollbringen, was Aufgabe der Jugendlichen wäre. Sie überwinden die eigenen Grenzen, öffnen sie und *drücken* damit eine Offenheit aus, die ihren Besitzern noch fehlt. Die Jugendlichen drücken Pickel aus und sind so nicht nur gezwungen, ihre (Haut-)Grenze zu öffnen, sondern ihr auch jene Zuwendung zu geben, die sie jetzt braucht.

Allerdings geschieht das nur körperlich und auch hauptsächlich nur auf der Ebene des marsischen Anteils der Zuwendung. Der venusische kommt in der Pflege der Wunden und Narben nur am Rande zum Zuge. Auch die Wärme intensiver Sonnenbestrahlung kann lindern, wie auch deren künstlicher Ersatz mittels Höhensonne. Die beste Therapie wäre natürlich die Reise ans Meer mit entsprechender Sonnenbräune und einem Flirt, der der bedürftigen Haut zur notwendigen Zuwendung und der eigentlich anstehenden Thematik zu ihrem Recht verhilft.

In jedem Fall ist es nötig, dass die Betroffenen irgendwann über ihren Schatten springen und den drängenden Trieben nachgeben. Ihre Gegenargumente sind dabei genauso eindrucksvoll wie die jedes Patienten. »Wer will schon Pickel küssen?«, protestierte ein deutlich gezeichneter Junge. Therapeutisch in die Disko verwiesen, handelte er sich – seinem Misserfolgsprogramm entsprechend – nur Körbe ein. Als er den Auftrag bekam, an den Ort seiner Schmach zurückzukehren und sich zehn Körbe zu holen und diese genau schriftlich zu dokumentieren, kam er in die Klemme. Geknickt berichtete er, dass er es trotz intensiver Bemühung bis drei Uhr morgens nur auf acht Körbe gebracht habe, weil wider Erwarten einige Mädchen mit ihm getanzt hätten. Das Misserfolgsprogramm wurde durch die Forderung nach Misserfolgen in Frage gestellt. Der Ratschlag schließlich, sich eine Freundin mit Akne zu suchen, zuerst vehement und mit guten Argumenten abgelehnt, brachte dann den entscheidenden Erfolg. Bis über beide Ohren verliebt, wurde der Akne schmusend ihr Nährboden bzw. ihre Stellvertreterrolle entzogen. Auch das gar nicht in Therapie befindliche Mädchen konnte seine Akne loslassen.

Pubertätsmagersucht

Die Pubertätsmagersucht verrät über den Namen sogleich ihren Anspruch und ist mit ihrer schlechten Prognose weit problematischer. Fast ausschließlich auf Mädchen beschränkt, ist sie bei deutlichen Steigerungsraten in den letzten Jahrzehnten offenbar typisch für unsere Zeit. Tatsächlich huldigte der Zeitgeist jahrzehntelang – und tut das zum Teil noch heute – einem pubertätsmagersüchtigen Figurideal. Die (schlanke) Linie hat per Definition keine Kurven, und die sind auch der Schrecken der Magersüchtigen. Das schlanke, ranke Mädchen ist ein eigenartig unerwachsenes Ziel. Offenbar ist nicht die Frau, sondern das hübsche Mädchen Traum vieler (entsprechend unreifer) Männer und damit auch Frauen. Die Magersüchtigen eifern diesem Ideal am konsequentesten nach und verhindern ihr Frauwerden nicht nur seelisch, sondern auch körperlich. Kaum bilden sich bei ihnen weibliche Formen, hungern sie dagegen an. Die auftretende Periode wird konsequent und meist mit Erfolg weggehungert, unter Hormondruck drängende Brüste werden an ihrer Entfaltung gehindert. Sie wollen halb- oder unbewusst nicht Frau werden, sondern vielmehr Mädchen bzw. Knaben bleiben und sich nicht auf den mit der Pubertät anstehenden Entwicklungsschritt einlassen. Die geforderte tiefere Verwicklung in die Polarität ist ihnen ein Gräuel. In ihren Phantasien streben sie an, die saubere Sphäre einer engelhaften und damit geschlechtslosen Existenz beizubehalten. Essen, das sie zu Frauen machen würde, markiert ihnen den direkten Weg ins unsauber empfundene Reich weiblicher Geschlechtlichkeit. Falls sie doch einmal dem Gegenpol ihrer reinen geschlechtslosen Askese zum Opfer fallen, ihren knabenhaften Figuridealen untreu werden und normal essen, kann sie das nachträglich so belasten, dass sie mutwillig wieder erbrechen. Danach empfinden sie häufig ein Gefühl von Befreiung, wiedergewonnener Reinheit und Erleichterung.

Bulimie

Wird die Notmaßnahme des Erbrechens zur Routine, ist der schmale Grat zur Bulimie oder »Fress-Kotz-Sucht« überschritten. Dieses Krankheitsbild ist damit praktisch die Ergänzung oder der Gegenpol der Magersucht und aufs Engste mit ihr verbunden. Beide Zustände werden mit Recht als Sucht bezeichnet, denn sie hängen in ihrer Tiefe mit der Suche nach dem Entwicklungsweg und dem Ziel der Einheit zusammen. Oberflächlicher betrachtet imponiert vor allem die Flucht, in beiden Fällen aus der als unrein empfundenen Polarität mit all dem bedrängend Weiblichen. Besonders wo dieses zum Mütterlichen tendiert, ist die Abwehr hoch. Was auf Gebären und fruchtbare Lebendigkeit hinausläuft, löst bewusst oder unbewusst Grauen aus, erinnert es doch an die eigene abgelehnte Bestimmung.

Da die Askese und das mit ihr verbundene hohe Ideal der Reinheit auf dem Boden der Verweigerung des nächsten Entwicklungsschrittes gedeihen, sind sie nicht durchzuhalten. In Momenten der Schwäche bricht sich der genussorientierte Gegenpol umso hemmungsloser Bahn, je länger und erfolgreicher er verdrängt war. Ganze Kühlschränke können so von links oben bis rechts unten leer gefressen werden ohne Ansehen des Inhaltes. Je intensiver die »Fressorgie«, desto schlimmer die anschließenden Schuldgefühle und desto heftiger das als Reinigung und manchmal auch als Buße erlebte Brechen.

Das Verschlingen so großer Mengen Nahrung geschieht meist wie im Rausch und verschafft weder Genuss noch Befriedigung; insofern ist das Wort »Orgie« nur halb zutreffend. Es ist gerade auch das orgiastische Element des Lebens, das in der Sexualität, aber auch in anderen sinnlichen Genüssen wie dem Essen abgelehnt wird. Im Symptom kommt es als Karikatur zum Ausdruck in einer Gier, die ewig unerfüllt bleibt, und deutet den Weg an, mit dem es sich auszusöhnen gilt, um wirklich heil zu werden: echte Sinnlichkeit, die er*füllt*. Das ferne Ziel ist Erfüllung in der Religion, die jene religiöse Leichtigkeit vermittelt, die den Betroffenen schon so früh am Herzen liegt.

Ähnliche orgiastische Durchbrüche kommen auch im Sexuellen vor, wo der Schritt aus der Askese in völlige Hemmungslosigkeit anschließend genauso bereut wird. Auch hier fehlt meist der Genuss, und der Entschluss, ab jetzt noch strenger mit sich zu sein, folgt meist auf dem Fuß.

Grundsätzlich wäre gegen das Ideal der Reinheit und Überwindung der Polarität nichts einzuwenden, ist es doch letztlich das Ziel aller menschlichen Entwicklung. Die Einheit aber kann nur durch Überwindung der Polarität erreicht werden, nicht durch Flucht vor ihr, wie es Mager- und zum Teil auch Fresssüchtige versuchen.

Den **Magersüchtigen** bleibt nur die Aussöhnung mit ihrer weiblichen Bestimmung und damit der Weg zurück ins Leben. Es gilt, den Elfenbeinturm körperloser Reinheit zu verlassen und hinunter in die Niederungen des polaren Lebens zu steigen. Sich einfach zu *verdünnisieren* und aus dem Leben zu schleichen führt zwar über den Tod auch in die Einheit, aber nur für recht kurze und unbefriedigende Zeit. Beim Wandel im Kreis der eigenen Bilder, der jenseits der Todesschwelle folgt, stellt sich der Fluchtversuch des Selbstmordes durch Verhungern so unangenehm deutlich dar, dass der begangene Irrtum unübersehbar wird. Der einzige Weg, um definitiv und für alle Zeiten die Einheit zu gewinnen, führt *durch* die Pole und in diesem Leben auch durch den weiblichen.

Bei vielen Süchten kann die Überdosis töten, bei Magersüchtigen ist es wie bei den Drogensüchtigen nur besonders offensichtlich. Ihnen erscheint das Leben wirklich lebensgefährlich. Die einzige wirkliche Chance liegt in der Bewusstmachung der Ablehnung der einen (weiblichen) Hälfte des Lebens mit dem Ziel, irgendwann Freude an der Ganzheit zu finden.

Magersüchtige können ihre Mitmenschen vieles lehren. Zum einen, dass die Verdrängung einer Hälfte der Wirklichkeit langfristig mit dem Leben unvereinbar ist. So wie ohne Ausatem der ganze Atem verschwindet und ohne Licht der Schatten, kann es ohne den weiblichen Pol kein Leben geben. Zum anderen zeigen Magersüchtige die herausragende Bedeutung und schier unüberwindliche Macht seelischer Programme. Die jungen, fast immer sehr intelligenten Patientinnen lassen sich durchaus intellektuell überzeugen, dass sie essen müssen, um zu überleben.

Aber bereits bei der nächsten Mahlzeit zeigt sich das seelische Muster stärker als der Verstand, und das Essen verschwindet überall, nur nicht im eigenen Mund. Die wirkliche Chance liegt wie bei allen Symptomen auch bei der Magersucht in der Umformung der im Symptom gebundenen Energie, ohne das anstehende Thema zu verdrängen. Ist der Hintergrund der Ablehnung des weiblichen und hier insbesondere des mütterlichen Prinzips erkannt und wurde eingesehen, dass das Ziel in Form von Weiblichkeit beibehalten, der eingeschlagene Weg aber geändert werden muss, wird alles Weitere leichter.

Sowohl der bewusste Weg in den abgelehnten Pol des Weiblichen als auch der offensive Versuch, ganz in bewusste Askese einzutauchen, etwa in Form eines Klosteraufenthaltes, bieten Entwicklungschancen. Das klösterliche Leben als gleichsam rituelle »Vermeidungsstrategie« hat gegenüber der alltäglichen unbewussten Lebensverweigerung der Patientinnen zwei Vorteile: Zum einen gibt es hier Exerzitien, die den Grad der Bewusstheit erhöhen und so die Möglichkeit anbieten, sich mit den Hintergründen des eigenen Lebens und langfristig damit auch der weiblichen Lernaufgabe auszusöhnen. Zum anderen kann sich in der strengen Form eines asketischen Lebens der genussorientierte und bisher unterdrückte Pol so stark melden, dass er sich allmählich ins Bewusstsein hocharbeitet, weil ja der Weg in den unbewussten Exzess versperrt ist. Schließlich mag auf einem Weg, der alles integrieren will, auch die eigene Geschlechtsrolle akzeptiert und die Pubertät als Chance angenommen werden. In solchen »Therapiesituationen« wird der eklatante Mangel an entsprechenden Übergangsritualen besonders deutlich.

Die anstehende Aussöhnung mit dem Weiblichen ist sicher auch erschwert durch dessen nach wie vor bestehende Abwertung in unserer Zeit. Es ist offenbar für viele Mädchen noch immer nicht sehr verlockend, in unserer Gesellschaft Frau zu werden, und so lehnen sie es unbewusst ab und zwingen den Körper, diese Ablehnung auszudrücken.

Auch **Fresssüchtige** müssen sich letztlich mit all dem aussöhnen, was sie so zum Kotzen finden. Die Lösung ist für beide Krankheitsbilder ähnlich. Die Betroffenen spiegeln einander ihre Probleme und könnten voneinander lernen. Die Symptome zeigen wie immer Problem und Aufgabe zugleich: Es gilt, das Leben zu verschlingen, aber die Fülle der Lebensmittel ist auf der ganz konkreten Ebene eher *zum Kotzen*. Orgiastische Fülle ist das Lernziel, aber natürlich nicht nur bezogen auf Essen und nicht als Reaktion auf einen asketisch motivierten Genussstau. Ob die ekstatische Erfahrung, dass man alles in sich hat und in allem ist, auf dem klösterlichen Weg der Askese oder in der alltäglichen Erfahrung der Lebensbewältigung erlebt wird, ist gleichgültig. Sicher ist allerdings, dass der Versuch, diesen Zustand über das physische Verschlingen alles Essbaren zu verwirklichen, bisher noch nie zum Ziel geführt hat. Das menschliche Bewusstsein ist prädestiniert, die ganze Schöpfung in sich aufzunehmen, der menschliche Magen ganz offenbar nicht.

Askese heißt ursprünglich kunstvoll arbeiten und meint Lebenskunst; Leben bedeutet unter anderem Geben und Nehmen in rhythmischem Wechsel. Rudolf Steiner formulierte, Leben sei Rhythmus. Bei der Magersucht wird in diesem Rhythmusgeschehen der Wellenberg gegenüber dem -tal maßlos überbetont, bei der Bulimie das Tal gegenüber dem Berg. Sowohl Essen als auch Erbrechen sind an sich in Ordnung. Essen ist (über-)lebenswichtig, Erbrechen ist ausgesprochen erleichternd, wenn man Unbekömmliches zu sich genommen hat. Essen ist als Form des Nehmens in Ordnung und Erbrechen als eine im Notfall angemessene Form des Gebens. Es gilt aber dringend, die Mitte zu finden, wo Essen – in Maßen genossen – das Leben erhält und dem Ziel der Einheit näher bringt und Geben den nötigen Ausgleich herstellt und nicht zum Dauermissbrauch einer Notfallmaßnahme wird. Das ganze Thema würde auf einer nicht so körperlichen Ebene den Patientinnen mehr Spaß und mehr Ehre machen. Praktische Übungen, die auf die Mitte zielen wie Tai Chi, Töpfern auf der rotierenden Scheibe und Mandalamalen, wären hier hilfreich.

Fresssüchtige verdrängen den saturninen Aspekt des Lebens, den sie über Rituale der Mäßigkeit wie Fasten und Askese lernen könnten. Magersüchtige negieren mit dem mondhaften Anteil des Lebens ihre Körperlichkeit und würden von ritueller Sexualität und entsprechendem Genuss profitieren. Nicht selten ist die Magersucht die Vorstufe der Bulimie, was wieder die Nähe der beiden gegensätzlichen Pole zeigt. Das zentrale Thema ist identisch, denn weder Fress- noch Magersüchtige erfahren erfüllende Sinnlichkeit als Vorstufe sinnlicher Fülle und letztendlicher Erfüllung.

Pubertätsrituale

Traditionelle Rituale

Archaische Gesellschaften kennen die beschriebenen Pubertätsprobleme nicht, dafür aber eine Fülle von Übergangsritualen. Diese Einweihungen in die Welt der Erwachsenen bewirken, dass Krankheitsbilder im Zusammenhang mit Pubertätsverweigerungen und die Problematik einer Gesellschaft von uneingeweihten erwachsenen Kindern praktisch unbekannt sind.

Für Menschen moderner Industrienationen nehmen solche Rituale meist einen erschreckenden Verlauf. Mädchen werden manchmal tagelang in dunkle Erdhöhlen gesperrt und Jungen nicht selten in der Wildnis ausgesetzt, absichtlich zu Tode erschreckt und oft auch sichtbar verletzt. Aus unserer vergleichsweise verweichlichten Sicht besonders grausig erscheinende Mutproben gehören ebenso dazu wie der oft kompromisslose Abschied von den Eltern. Es wäre undenkbar, dass Eltern ihren in Panik versetzten Sprösslingen zu Hilfe eilten. Im Gegenteil, der ganze Stamm steht zusammen, um das überlieferte Ritual in seiner stimmigen Form und unter den Augen der Götter zu begehen. Ältere Stammesangehörige verwandeln sich zum Beispiel unter Benutzung schrecklich anzusehender Masken in Geister und sorgen für die notwendige Panik, während andere laut wehklagend den Verlust der Kinder betrauern und den Eltern der Einzuweihenden beistehen, die nicht selten parallel zur Initiation ihrer Kinder eine Art Totenfeier begehen, um sich ein für alle Male rituell von ihnen zu verabschieden. Die Kinder müssen sterben, um als Erwachsene wieder geboren zu werden. Nach vollzogenem Ritual haben die Eltern keine Tochter, keinen Sohn mehr. Der Stamm aber hat eine junge Frau, einen jungen Mann mehr, und so liegen Trauer und Freude hier noch nahe beieinander.

Bei den Aborigines in Australien wird den jungen Burschen im Vorfeld der Pubertät gerüchteweise hinterbracht, dass ihnen beim Übergang in die Erwachsenenwelt von den Dämonen das kindliche Fleisch von den Knochen gerissen würde und sie solcherart sterben müssten. Wenn die Zeit dann reif ist, werden sie in einer dunklen Neumondnacht von erwachsenen Männern des Stammes aus dem elterlichen Heim oder von der Feuerstelle geraubt und in den tiefen Wald verschleppt, wobei ihnen die Augen verbunden sind, sodass das Ziel der Reise im Dunkeln bleibt. Die Mütter folgen den Kinderdieben laut schreiend und klagend bis an die Grenzen des Dorfes, wo sie ihrem ganzen Schmerz und ihrer Trauer in kathartischen Ausbrüchen Luft machen. Während sie so Abschied nehmen, erleichtern sie sich seelisch und müssen nicht die entsprechenden Verlassenheitsgefühle für den Rest des Lebens mit sich herumtragen wie viele moderne Eltern.

Während die Mütter noch das Totenritual für ihre nun verlorenen Jungen begehen, werden diese in den dunklen Wald zu einem besonderen Kultplatz geschleppt, wo sie sich ihr eigenes Grab schaufeln müssen. Jeder für sich allein wird dann eingegraben, nur der Kopf ragt noch aus der Erde. Den Jungen wird zum Abschied mitgeteilt, dass sie nun die nach ihrem Fleisch gierenden Dämonen zu erwarten hätten, die an ihrem unmenschlichen Geheul zu erkennen seien. Die Jungen liegen in ihren Gräbern und horchen auf die Geräusche der nächtlichen Wildnis. Ganz von Ferne zuerst und nur langsam näher kommend, erschrecken die als Dämonen verkleideten Männer die Jungen die ganze

Nacht über mit schrecklich heulenden Tönen eigens zu diesem Zweck gebauter Instrumente. Erst wenn die Panik der Jungen zum Morgengrauen ihren Höhepunkt erreicht, kommen die Männer zurück, entzünden ein großes Feuer, befreien die erwachsen gewordenen Jungen aus ihren Gräbern und reichen ihnen feierlich die Hand zum Bund der Männer.

Wir können uns dergleichen kaum vorstellen und neigen dazu, den oft grausigen Vordergrund zu betonen, übersehen aber mangels eigener Erfahrung die enorme Wirksamkeit der hier herrschenden Bewusstseinsfelder. Deren Einfluss geht so weit, dass die initiierten jungen Erwachsenen nicht einmal die Regeln der Erwachsenenwelt erlernen müssen. Mit der Eingliederung in das Bewusstseinsfeld des Erwachsenseins teilen sich ihnen Wissen und Gebräuche dieser Sphäre wie von selbst mit. Sie werden im wahrsten Sinne des Wortes der Einweihung teilhaftig, und der *Einfluss* der Erwachsenenwelt in ihr Bewusstsein geschieht jenseits aller kausalen Logik.

Da wir gern die Wichtigkeit von Übergangszeiten wie der Pubertät übersehen, die letztlich geringen Verletzungen bei der Initiation aber überbewerten, sind viele westliche Menschen froh, solch »grausamen Aberglauben« hinter sich zu haben. Was aber bedeutet der Verlust eines Zahnstückes, eine Fleischwunde bzw. die davon bleibende Narbe oder ein gehöriger Schreck gegenüber der Chance, wirklich erwachsen zu werden?

Moderne »Riten«

Die »Herzlosigkeit«, mit der Eingeborene ihre jungen Leute manchmal aus dem Nest werfen, wird bei uns gern fehlinterpretiert. Wir sprechen recht schnell von Rabeneltern, wobei wir schon den Vögeln mit diesem Ausdruck Unrecht tun. Rabeneltern versorgen ihre Kinder und auch die Nesthocker optimal. Wenn aber alle Aufforderungen nichts fruchten, werfen sie den Nachzügler hinaus bzw. stoßen ihn über die Nestkante. Dann hat er je nach Baumhöhe noch fünf oder sechs Meter Zeit zu überlegen, ob er doch noch eine Rabe werden will. Meistens klappt das, und das Junge verwandelt den Sturz aus seinem Paradies in den freien Flug in die Unabhängigkeit der nächsten Lebensphase.

Was wir mit unseren jungen (Leuten) treiben, die häufig lange über die Zeit im elterlichen Nest hocken bleiben, ist die eigentliche Katastrophe. Bereits von akademischen Würden und mit Doktorhüten dekoriert, lassen sie sich immer noch von Muttern behüten und bekochen. So etwas könnten die Raben angesichts des drohenden Winters nicht überstehen, und bei genauer Betrachtung stehen sich auch die Menschen dabei nicht gut. Die Jungen werden nicht erwachsen, und die Alten kommen ebenfalls nicht weiter. Psychoanalytiker sprechen in diesem Zusammenhang von der »ungesunden Katastrophe«. Sie hat etwas Unspektakuläres und fällt auch deshalb bei uns kaum auf. Die so genannte Reifeprüfung oder Matura (lateinisch: Reife) ist heute geradezu ein Beleg für Unreife. Die eigentliche Reifeprüfung findet beim Führerscheinerwerb statt, der zwar Zugang zur Autogesellschaft verschafft, aber trotzdem kein bisschen reif macht.

Früher gab es auch bei uns eine Reihe von Ritualen für die Übergangszeit der Pubertät. Die Handwerksburschen mussten, ob sie wollten oder nicht, nach Abschluss ihrer Lehre in die Fremde ziehen. Auch wenn sie in diesen Wanderjahren häufig Not litten[36], wurden sie doch in gewisser Hinsicht unabhängig und welterfahren.

Als Aupairmädchen ins Ausland zu gehen erfüllte lange Zeit ein ähnliches Bedürfnis nach Erfahrung und Weltoffenheit. Plötzlich in fremder Umgebung auf sich allein gestellt, mussten die jungen Mädchen zuerst einmal die Sprache lernen. Das blieb lange Zeit Vorwand, diese Praxis beizubehalten. Heute wird nur noch selten so viel wertvolle Zeit »verschwendet«.

Die jungen Männer, die eben noch keine waren, hatten früher gewisse Chancen, beim Militär nachzureifen. Aus Prinzip in weit entfernte Garnisonen verfrachtet, mussten sie in einer wenig zimperlichen Männerwelt ohne elterlichen Beistand auskommen. Natürlich ist es praktischer, sie in die nächstgelegene

Kaserne zu stecken, wie es heute geschieht. Dann können sie auf ihren Heimfahrten die Züge der Bahn nicht mehr demolieren; der Staat spart sich die Fahrtkosten, und sie liegen überhaupt mehr den Eltern als dem Staat auf der Tasche – nur erwachsen werden sie so eben nicht mehr.

Ähnliches passierte im studentischen Bereich, wo Zulassungsbedingungen so lange reformiert wurden, dass die jungen Leute heute in nächster Nähe ihrer Heimatstadt studieren und in kürzester Zeit fertig werden müssen. Früher hatten sie immerhin die Chance, von zu Hause wegzukommen, zwischendurch die Universität zu wechseln, um auch andere Städte und Sitten kennen zu lernen, vielleicht sogar für ein paar Semester ins Ausland zu gehen. Heute wird schneller studiert, durch das Zuhausewohnen knapper Wohnraum gespart und durch die Zulassungsbeschränkungen des Numerus clausus effizienter geplant. Aus den Universitäten sind Schulen geworden, aber bestimmt nicht solche des Lebens, und erwachsen wird durch ihren Besuch auch niemand mehr. Wie in den archaischen Kulturen, wo die Übergangsriten Teil des Kultes und damit Sache von Medizinmännern, Schamanen und Priestern waren, übernahm auch bei uns früher die Religion diese Verantwortung. Mit unserem *kult*urellen Niedergang aber geriet der Kult immer mehr zur Nebensache und trat in den Hintergrund. Mit ihm verloren auch die aus ihm hervorgegangenen Übergangsrituale an Einfluss und Verbindlichkeit. Im Prinzip haben wir bis heute mit der Erstkommunion und *Firm*ung im katholischen und der Kon*firm*ation[37] im protestantischen Bereich typische Einweihungsrituale in die Erwachsenenwelt der christlichen Gesellschaft. Erst ab dieser Einweihung dürfen Erstkommunikanten und Konfirmanden als vollwertige Mitglieder an den Riten des jeweiligen Kultes teilnehmen, vor allem am Abendmahl. Allerdings ist heute das Bedürfnis, vollwertiges Gemeindemitglied zu werden, bei den meisten Jugendlichen gering und deckt sich in ihrer Vorstellung nicht mehr im Geringsten mit Erwachsenwerden. Dieser Zusammenhang ist weitgehend aus dem Bewusstsein geraten und wird selbst von Pfarrern nur noch schwach geladen. Jugendliche und ihre Angehörigen nehmen diese Ereignisse immer weniger wichtig und entladen damit die Rituale, die zu Familienfeiern verkommen. Als solche mögen sie nett sein. Was das Erwachsenwerden angeht, sind sie aber eher bedeutungslos. Sobald Rituale über längere Zeit nicht mehr mit Bewusstseinsenergie aufgeladen werden, nimmt ihre Wirkung ab.

Alles in allem wurden die alten Riten und Bräuche wegrationalisiert, um Zeit und vor allem Geld zu sparen sowie aus Bequemlichkeit oder mangelnder Glaubwürdigkeit. Alles drängt so schnell wie möglich an die jeweiligen Futterkrippen, und Sicherheit rangiert weit vor Erfahrung. Die Religion bringt diesbezüglich wenig, hat sich unglaubwürdig gemacht und spielt demgemäß nur noch eine untergeordnete Rolle. Das konsequente Ergebnis ist eine Gesellschaft von nicht rechtzeitig und oft gar nicht Erwachsengewordenen, die auf mehr oder weniger komische Weise erwachsen spielen oder krampfhaft versuchen, sich als Frau oder Mann zu beweisen.

Moderne Kindergesellschaften

Das Fehlen ritueller Übergangsmöglichkeiten ins Erwachsensein und die ebenso angestrengten wie unbewussten Versuche, die notwendigen Schritte nachzuholen, führen geradewegs in eine teils lächerlich, teils gefährlich kindische Gesellschaft. Durch das Nichterwachsenwerden können Erwachsenenqualitäten von ihren Mitgliedern kaum erreicht werden. Die kindlichen Qualitäten verkommen andererseits zu immer unerlösteren und oft bedrohlichen *Spielarten*. C. G. Jung sagt diesbezüglich: »*Die Menschheit ist in der großen Hauptsache psychologisch noch in einem Kindheitszustand*... Weitaus die meisten bedürfen der Autorität, der Führung und des Gesetzes.«[38]

Indizien für die Existenz von Kindergesellschaften in der Ersten Welt sind heute überall zu finden. Am offensichtlichsten wird das noch an ausgewiesenen Orten wie Disneyland. Hier wird ein riesiges Geschäft mit der Propagierung einer (typisch US-amerikanischen) Kinderwelt gemacht. Der Konzern hat eine Marktlücke erschlossen und gedeiht prächtig. Zum einen ist ein wirkliches Kinderland in einer ansonsten kinderfeindlichen Umwelt eine Art Oase. Zum anderen schenkte Walt Disney mit seiner Mischung aus Kindlichkeit und amerikanischer Kinderideologie einer in Bürokratismen erstarrenden Welt eine erfrischende Vision: »If we can dream it, we can do it!« (»Wenn wir es träumen können, können wir es auch tun!«). Die materielle Basis des Millionendollarimperiums sind aber nur sehr indirekt die wirklichen Kinder. Tatsächlich sind es vor allem die darbenden inneren Kinder all der pseudoerwachsenen Besucher, die unter dem Vorwand, ihren Kindern etwas zu bieten, die Gelegenheit wahrnehmen, das eigene innere Kind herauszulassen. Dass nicht allein Kinderliebe hinter solchen Unternehmungen steht, mag man schon daran erkennen, dass die Eintrittspreise entschieden auf Erwachsenenniveau zugeschnitten sind, Kinder allein gar nicht hineindürfen und der enorme Werbeaufwand in solchen Parks sicher nicht nur auf kindliches Taschengeld zielt.

Vor allem das *Kind im Manne* wird in zahlreichen Themenparks angesprochen, die in den USA, aber zunehmend auch bei uns aus dem Boden schießen. Das wachsende Freizeitangebot, die um sich greifende Langeweile und der Mangel an Übergangsritualen versprechen eine gute Rendite. Will man die Zukunft solcher Projekte kennen lernen, muss man in die Heimat der Themenparks blicken. Auf riesigen Spielplätzen wie »Magic Mountain«, »Six Flags over Texas« und vielen ähnlichen werden gekonnt inszenierte Mutproben für »Erwachsene« geboten. Hier liegt die Heimat der Riesenachterbahnen mit Mehrfachloopings und vieler nervenkitzelnder so genannter Ritte (englisch: *rides*). Der alte amerikanische Traum, dass man durch gewagte Bravourritte durch den Wilden Westen zum Mann reifen könne, wird hier geschickt aufgenommen, wenn er auch nicht mehr annähernd erfüllt werden kann. In perfekten Geisterbahnen mit computergesteuerten Ungeheuern kann man sich vom Teufel reiten lassen oder in außer Kontrolle geratenen Zügen (runaway-trains) und auf gefährlich schwankenden Flößen in schäumendem Wildwasser seine Angst besiegen. Es gibt Ritte, wo man, aufrecht in Metallrahmen geschnallt, mit enormer Geschwindigkeit durch futuristische Welten geschossen wird, andere, wo man in Stahlkäfigen den freien Fall ausprobieren kann. »Magic Mountain«, der Zauberberg, kann die profane effiziente Alltagsgeschäftswelt vergessen machen und einen zurückverzaubern in die Kinderwelt, um sich dann mit waghalsigen Mutproben im letzten Moment doch noch als erwachsener Held zu erweisen. Zumeist müssen die mitgebrachten Freundinnen und Ehefrauen zuschauen, wie ihre Teenagermänner sich selbst und ihnen zu beweisen suchen, dass aus ihnen doch noch richtige Männer werden könnten.

Was kann es sein, wenn nicht das Bedürfnis, sich im Angesicht von Lebensgefahr als Mann zu beweisen, das junge Burschen und Mädchen, die ebenfalls ihren Mann stehen wollen, noch dafür bezahlen lässt, sich unter Übelkeit und Schweißausbrüchen in solche »Abenteuer« zu stürzen? Alle Versuche, seinen Mann zu stehen, verraten ja bereits sprachlich, dass er noch nicht richtig steht.

Was treibt junge Menschen in Geisterbahnen, wo mit allen möglichen Tricks lebendig gemachte Geistergestalten mit computergesteuerten Knochenarmen aus Lichtwolken durch einen hindurchgreifen und wo echten Untieren täuschend ähnliche Attrappen einem das Blut gefrieren lassen, wenn nicht ein tiefes Bedürfnis nach Horror und *Pan*ik? Noch immer müssen und wollen junge Leute ausziehen, das Fürchten zu lernen. Sie scheuen kaum ein Opfer, um Gott Pan zu begegnen, und folgen so unbewusst dem wohl bekannten Märchenmuster: Der junge Prinz muss hinaus in die Welt ziehen und Abenteuer bestehend seine Grenzen kennen lernen. Nur so kann er sich aus den häuslichen Strukturen des Elternhauses lösen und frei werden, eines fernen Tages als selbstständige Autorität mit seiner in schweren Bewährungsproben eroberten Prinzessin zurückzukehren und sein angestammtes königliches Erbe anzutreten.

Die Beispiele solcher Spielplätze für Pseudoerwachsene sind Legion, ganze Städte wie Las Vegas in den USA und Lost City in Südafrika sind dem »erwachsenen« Wunsch nach Spiel und Spannung gewidmet und dem verzweifelten Bedürfnis, sich zu beweisen. Man wird dort allerdings eher arm als erwachsen. Natürlich zielen auch Volksfeste wie das Münchner Oktoberfest mit ihren prinzipiell ähnlichen, wenn auch in der Ausführung bescheidenen Möglichkeiten auf diese Bedürfnisse. Das Oktoberfest hat allerdings den fragwürdigen Vorteil, dass man sich vor den Mutproben noch reichlich Mut antrinken kann. Wie existenziell die hier angesprochenen Möglichkeiten vielen Menschen fehlen, zeigt die Tatsache, dass allen Ernstes »Erwachsene« aus fremden Ländern wie besonders den USA und Japan tausende von Kilometern anreisen, um sich zusammen mit ihresgleichen – auf harten Holzbänken sitzend und zu deftig-primitiver Blasmusik schunkelnd – mit überteuertem Bier voll laufen zu lassen. Hier steht wohl nicht die Mutprobe im Vordergrund, sondern der Wunsch, in der alkoholseligen Stimmung die Welt als rund und sich in Ordnung finden zu dürfen. Das Oktoberfest ist einer der wenigen Orte bzw. Anlässe innerhalb der modernen Welt, wo kollektive Drogenexzesse vom Staat sogar gefördert werden und moderne Menschen ungestraft einen Rest von Ekstase erleben dürfen. Das Erwachen am nächsten Tag ist allerdings herb, weil die nächtliche Illusion den morgendlichen Kater niemals überlebt und man selbst durch die Teilnahme an einer der regelmäßig inszenierten Schlägereien wieder einmal nicht erwachsen geworden ist. Auch die anderen abendlichen und begrenzt abenteuerlichen Attraktionen wie etwa Schaukeln bis zum Überschlag, Fliegen mit Raketen oder Simulieren von Zusammenstößen im Autoscooter können letztlich das Grundbedürfnis ebenfalls nicht befriedigen.

Kurz nach den jeweiligen Mutproben, wie etwa dem außerhalb der Rummelplätze immer populärer werdenden Bungeespringen, fühlt sich das unzufriedene, wachstumsbedürftige Halbstarken-Ich zwar etwas besser, aber langfristig bleibt doch die ernüchternde Erkenntnis, dass es mal wieder nicht geklappt hat. Das Bungeespringen ist in diesem Zusammenhang interessant, weil es auf ein archaisches Initiationsritual zurückgeht, bei dem junge Männer sich mit Lianen an den Füßen kopfüber in die Tiefe stürzen. Was dort zweifellos funktioniert, ist bei uns nur ein spannender Jahrmarktsgag. Der Unterschied liegt nicht nur in den unelastischen Lianen und der tatsächlich bestehenden Gefahr einer harten Landung, sondern vor allem im rituellen Rahmen und dem geladenen Bewusstseinsfeld der archaischen Initiation. Immerhin hat auch unsere Variante noch Vorteile, handelt es sich doch um einen ziemlich bewussten Schritt in die Leere, wenn man sich kopfüber ins Abenteuer des freien Falls stürzt.

Ähnliches gilt für das in der Esoterikszene in Mode gekommene Feuerlaufen. Es stammt zweifelsfrei von Vorbildern in spirituellen Traditionen und hat dort, rituell eingebunden, auch tiefe Wirkungen. Aus dem Kontext herausgenommen und ohne rituellen Rahmen kann die Wirkung bei uns aber nur sehr begrenzt sein. So gut sich die Überwindung der eigenen Angst jedes Mal wieder anfühlt, so wenig dauerhaft ist das dadurch entstehende Feld, vom Erwachsenwerden ganz zu schweigen.

Der in den letzten Jahrzehnten aufgekommene Extremsport erfüllt ähnliche Funktionen. Die Mutproben sind beeindruckend, aber auch noch so spektakuläre und selbst lebensgefährliche Aktionen beim freien Bergsteigen (Free Climbing), Drachenfliegen oder Wildwasserfahren können die jungen Helden nicht erwachsen machen, wenn das entsprechende rituelle Feld fehlt. Da das Bedürfnis nach Wachstum ungebrochen weiterbesteht, werden immer gefährlichere Heldentaten gesucht, um das eigentliche, wenn auch unbewusste Ziel vielleicht doch noch zu schaffen. Dass es sich dabei um Erwachsensein mit all seinen anspruchsvollen Attributen handelt, wie sie im Kapitel »Adoleszenz« beschrieben werden, ist den wagemutigen Helden oft nicht einmal mehr klar. Häufig stehen der Wunsch, einer Freundin zu imponieren, und die Sehnsucht, zu den »Eingeweihten« zu gehören oder Anschluss an eine Männerrunde zu finden, im Vordergrund. Über die Eskalation der Gefährlichkeit führt dieser Weg nicht selten in die Sucht, denn Gefahr kann über die Adrenalinausschüttung körperlich abhängig machen. Letztlich bleibt es ein Zeichen von Unreife, wenn man sich nur noch in Lebensgefahr lebendig fühlen kann.

Von ewigen Jünglingen und zeitlosen Jungfrauen

In diesem Zusammenhang zeichnet sich das Muster des ewigen Jünglings ab, das in unserer Kindergesellschaft hoch im Kurs steht. Der kleine Prinz[39] hat unzählige Nachahmer gefunden, kleine bis mittelalterliche Prinzen, die sich charmant durchs Leben bringen und sich eher spektakulär umbringen, als dass sie sich wirklich darauf einlassen. Saint-Exupéry, der Vater des *Kleinen Prinzen*, hat es seinem kleinen Helden nachgemacht, Marilyn Monroe und James Dean sind diesem Muster gefolgt, und Robert Redford hat es in dem Kultfilm *Jenseits von Afrika* exemplarisch vorgeführt: lieber eine Legende werden als eine Beziehung aushalten und die ganze Heldenreise auf sich nehmen. Natürlich haben auch die ewigen Jünglinge ihre erlöste Seite, die sich beim kleinen Prinzen besonders schön zeigt. Das Problem liegt wie immer in der Fixierung. Die Leichtigkeit des Seins, die kindlichen Qualitäten des Staunens und die Weigerung zu urteilen gehörten in den Bereich der Aufgabe, *wieder zu werden wie die Kinder*. Das Problem ist das Kindbleiben bzw. die Weigerung, erwachsen zu werden. Wer das nicht geschafft hat, kann nicht wieder werden wie die Kinder.

Eine besonders anspruchslose Version des ewigen Jünglings verkörpern Playboys und auch einige -girls, wobei die männliche Version typischerweise viel mehr Zuspruch erfährt. Das um die Zeitschrift gleichen Namens entstandene *Playboy*-Imperium zeigt durch seinen Erfolg[40], wie viele Männer auf dieser Ebene stehen geblieben sind. Das ganze Leben wird hier als spannendes Spiel ohne Tiefgang vermarktet. Die *Spielbuben* sehen in Frauen vor allem Gespielinnen und eigentlich Spielzeug, verantwortliche Beziehungen mit weiter reichenden Konsequenzen liegen ihnen fern. Nun ist aber nur ein kleiner Teil der in die Hunderttausende gehenden Leserschaft wirklich diesem Muster verhaftet. Die große Menge der vor allem männlichen Leser ist längst Beziehungen eingegangen, träumt aber insgeheim von diesem Rückschritt in genussvolle Verantwortungslosigkeit. Bezeichnenderweise hat die Umkehrung, das Playgirl, weder als Zeitschrift noch als Gesellschaftsmuster Chancen. Die Zeitschrift voller nackter Männer hatte nie entsprechenden Erfolg bei Frauen und konnte wohl nur durch den regen Zuspruch homosexueller Männer überleben. Für Frauen ist das Stehenbleiben auf dieser kindlichen Stufe weniger verlockend: zum einen, weil ihnen bessere Chancen bzw. Rituale des Erwachsenwerdens zur Verfügung stehen; zum anderen, weil diese Gesellschaft mittelalterlichen Spielbuben durchaus etwas abgewinnen kann, mittelalterliche Spielmädchen aber sogar wenig bewussten Menschen in ihrer Kindlichkeit peinlich sind. Unter einem für Hintergründe offenen Blickwinkel erregen natürlich auch in die Jahre (der Lebensmitte) gekommene Playboys nur noch Mitleid.

Der Fernsehkindergarten

Wetten, dass sich die Kindlichkeit dieser Gesellschaft auch in ihren Lebensgewohnheiten und insbesondere im Mehrheitsmedium Fernsehen zeigt? Immer mehr Menschen sehen immer mehr fern und immer kindlichere Programme. Die Inflation der zur Auswahl stehenden Möglichkeiten kann nicht darüber hinwegtäuschen, dass das Gebotene immer einheitlicher und kindischer wird. Genau genommen endet die Kinderstunde erst spät nach Mitternacht. Spielshows, bei denen nie sicher ist, ob die Werbung noch läuft oder schon ernst ist, weil es eigentlich nie ernst wird, und an deren Ende die Laiendarsteller selbst kaum wissen, warum sie was gewonnen haben, langweilige Ballspiele um horrende Geldpreise und dümmliche Actionfilme beherrschen die Szene und verraten eine augenfällige Infantilisierung. Besonders das Genre des Actionfilms, das mit Vorliebe Halbstarke und solche, die es geistig geblieben sind, fasziniert, bedarf eines ausgesucht kindlichen Gemütes. Jeder halbwegs intelligente Mensch weiß, was einem Menschen blüht, der mit voller Wucht seine Faust auf das Kinn eines anderen donnert. Er landet wie sein Gegner beim Arzt oder Chirurgen. In den einschlägigen Produktionen prügeln sich die Helden aber anderthalb Stunden durch den Film, und offenbar fällt niemandem etwas dabei auf. Selbst hierin ließe sich noch ein erlöster Aspekt entdecken, denn dieses Genre bringt uns wie kein anderes das Thema Tod nahe, wird hier doch wie am Fließband und auf die spektakulärsten Arten und Weisen vorgestorben.

Neben solcher Fantasy der dümmlichen Art steht das eigentliche Fantasy-Genre für das hohe Bedürfnis erwachsener Kinder nach Phantasiegeschichten, wie sie jede Kindheit füllen. In diesem Bereich muss man der Filmbranche enorme Fortschritte attestieren, was die technische Umsetzung der Fantasiewelten angeht. Regisseure wie Steven Spielberg zaubern die archetypischen Träume von Millionen für Millionen gekonnt auf die Leinwand. Allein schon der finanzielle Aufwand für solche Projekte zeigt, wie ernst es uns mit der einerseits verlorenen und andererseits nicht losgelassenen Kinderwelt ist.

Und all das ist noch gar nichts gegen die Cyberspace-Welle[41], die uns mit Sicherheit demnächst erreicht und kindliche Phantasieausflüge ermöglichen wird, die abenteuerlicher wirken als richtige Reisen.

Die Horrorfilmwelle zeigt dagegen die schon behandelte Ursehnsucht nach Angst und Schrecken. Hollywood kommt hier einem echten Bedürfnis nach, ohne jedoch das eigentliche Ziel der kindlichen Sehnsucht erfüllen zu können. Niemand wird durch Gruselfilme erwachsen. Eher eskalieren auch hier die Ansprüche, die Filme werden immer entsetzlicher und (die erwachsenen) Kinder zu Horrorfilmfans. Sie bleiben an ihrem ungelösten Problem hängen in Gestalt der einschlägigen Filme. Und trotzdem ist das Bedürfnis an sich in Ordnung, was sich noch an dem Wort »Panik« zeigt, dem doch immerhin ein Gott Pate stand. Jener Pan eben, bis zur Gürtellinie ein hübscher, auf der

Flöte spielender Jüngling, unter der Taille aber jener geile, dauererregte Mann, der die Nymphen, die er mit seiner gewinnenden oberen Hälfte angelockt hatte, mit seiner unteren vergewaltigte und damit in Panik versetzte. Er war einst als Gott der Natur eine recht zentrale Gestalt und von den Nymphen so gefürchtet wie gesucht. Das griechische Wort »daimon« heißt auch göttliche Begeisterung und verweist auf denselben Zusammenhang.

Neben den fertig ins Haus gelieferten Programmen machen zunehmend individuellere Möglichkeiten von sich reden. Mittels Video- und Computerspielen begeben sich Kinder und solche, die es auf diese peinliche Weise geblieben sind, auf die vielfältigsten Heldenreisen. Als Ritter und Raumfahrer, Rennfahrer und Drachenkämpfer können sie ihr Bestes geben – aber das wird mit Sicherheit nicht reichen. So ist auch hier ein gewisses Suchtpotenzial unverkennbar, denn so geschickt man sich auch im jeweiligen Spiel zeigt, erwachsen wird man eben nicht.

Kinderessen für alle

Ein weiteres reiches Indizienfeld für die unbewusste Kindlichkeit stellt unsere Art des Essens dar. Das Nahrungsangebot selbst verrät bereits zunehmend den Einfluss kindlichen Geschmacks, wobei das Wort »Geschmack« hier etwas vergewaltigt ist, denn Kindergeschmack ist eigentlich kein Geschmack. Im Kinderzimmer mag man vieles finden, aber sicher keinen guten Geschmack oder gar Stil, und so ähnlich geht es einem in modernen Lebensmittelmärkten in verschiedener Hinsicht. Immer schöner, größer und geschmackloser präsentieren sich Früchte und Gemüse, aber auch die übrigen Nahrungsmittel werden mit Farbe und Dekoration bunt und verführerisch gestaltet. Geschmack bleibt Nebensache, wenn nur das Aussehen ansprechend ist. Hier spiegelt sich sehr drastisch ein Thema unserer Gesellschaft, der die äußere Form immer wichtiger wird und der Inhalt immer unwichtiger.

In den Restaurants unserer Zeit kommt das noch krasser

zum Ausdruck; bereits der Name wird zum Hohn. Wie soll ein Mensch in einem Schnell-Futter-(Fastfood-)*Rest*aurant Ruhe (englisch: *rest*) finden, und wie könnte er hier im Stehen auf die Schnelle seine Kräfte restaurieren? Lebensmittel sollte er hier sowieso nicht erwarten, bestenfalls Nahrungsmittel. Zum Überleben reicht das sicherlich eine gewisse Zeit; Leben aber brauchte mehr und vor allem anderes. Erwachsene dürften an solchen Plätzen kaum zu finden sein, sie verzichten im Allgemeinen darauf, ihr Hühnchen in Würfelform als »Chicken-Nugget« zu sich zu nehmen. Da sie mit normalen Kartoffeln umgehen können, brauchen sie sich dieselben wie auch ihren Fisch nicht in Stäbchenform hineinzuschieben. Zumeist genießen sie auch ihr Fleisch nicht gern als unstrukturierten Einheitsfladen zwischen hochelastisches Weißbrot geklemmt und mit Einheitssaucen, die keinerlei Bezug zur Fleischmasse haben. Wo Geschmack vorhanden ist, liegt es wohl fern, über das Ganze die immer gleiche rote »Tomaten«-Sauce zu gießen. Dass solche Futterstellen, in denen die dargebotenen Zumutungen obendrein noch in Plastikcontainern und -schachteln serviert werden, dennoch nicht nur Kinder anlocken, kann nur daran liegen, dass viele Erwachsene beim Essen ehrlich werden und ihrem inneren Kind den Vortritt lassen.[42] Es ist Kindernahrung für große Kindsköpfe, die nicht gerne kauen, sondern es bevorzugen, alles strukturlos durchpassiert und in Puddingform zu sich zu nehmen – Hauptsache, es rutscht gut.

Bei den Getränken ist die Situation analog, verbirgt sich doch hinter all den Limonaden im Wesentlichen Zuckerwasser mit Farbstoffen frei nach der Regenbogenskala. Ganz abgesehen davon, dass all dieses klebrige Zeug nachweislich gesundheitsschädlich ist, kann es den Durst nicht löschen, sondern nur kindliche Bedürfnisse für kurze Zeit befriedigen.

Ähnlich kindisch gerät uns zunehmend die Mode, und das richtet sich am wenigsten gegen die Kindermode, sondern eher gegen die Tatsache, dass es fast nur noch solche gibt. Der Modebranche kommt der gesellschaftliche Trend, den Inhalt hinter der äußeren Form zu vergessen, naturgemäß besonders entgegen. Kleider machen noch immer Leute, heute aber vor allem kindische. Teenager achten weniger auf das Material ihrer Kleidung als auf die richtigen Firmenbezeichnungen, die besonders dick und gut sichtbar außen aufgedruckt sind. Früher versuchten Hersteller durch ihren Stil und ihre Linie zu wirken und wohl auch erkannt zu werden, und einige versuchen es erfreulicherweise immer noch. Das Gros aber setzt darauf, dass sich ihre Kunden als Reklamesäulen nicht zu schade sind und kostenlos für ihr Markenzeichen Werbetouren drehen. Auch so etwas wie Farbkultur war die längste Zeit eine Selbstverständlichkeit. Gab es früher bestimmte Modefarben, ist heute vor allem kunterbunt gefragt. Auch hierin enthüllt sich in aller Ehrlichkeit die schon bekannte Kinderzimmermentalität. Besonders im Sport wird dieser Trend zu kindlich-frohen Farben überdeutlich und zeigt, wie sehr gerade hier kindliche Bedürfnisse zum Zuge kommen.

Wo Latz- und Strampelhosen die Szene beherrschen wie in der Alternativ- und zum Teil auch der Frauen(bewegungs)szene, wird jede Deutung überflüssig, da sich die betroffenen Kindsköpfe meist ganz freiwillig zu ihrer Kindlichkeit bekennen und diese auch noch idealisieren. Dass das ganze Phänomen auch wieder nicht so neu ist, zeigt die Babydollmode, die in den USA frühe Triumphe feierte und deren Name bereits alles sagt.

Was sich wie eine Kritik an der Modebranche anhören mag, ist nicht so gemeint. Ähnlich wie der Filmindustrie können wir auch der Bekleidungsindustrie eher dankbar sein, dass sie sich der herrschenden Probleme so kreativ annimmt und abbildet, was überall sonst auch sichtbar ist. Hätten wir nicht die kindische Mode, müssten wir das Thema nur in anderen Bereichen noch drastischer leben, und es gibt wenige so harmlose wie das (Spiel-)Feld der Mode.

Eine Mode, die mit der entsprechenden Branche nur noch wenig zu tun hat, aber dafür in ihrer Deutlichkeit nichts zu wünschen übrig lässt, ist der Trend zum Schnullertragen unter Jugendlichen der Wohlstandsgesellschaft. Lehrer berichten verzweifelt, dass ihnen halbe Schulklassen mit Glasschnullern um den Hals gegenübersitzen und sich damit sehr wohl zu fühlen scheinen. Was die einen so glücklich und die anderen so gereizt macht, ist die übertriebene Ehrlichkeit der Botschaft: »Wir sind eigentlich noch Babys, und wir zeigen es ganz offen.« Wie Indianer tragen sie ihre Medizin um den Hals. Medizin soll heil machen, indem sie das Fehlende ins Leben bringt. Auch in dieser Hinsicht ist die Schnullermode ehrlich. Es wäre das Nachholen der fehlenden Kindheit, das diese jungen Menschen heil machen könnte.

Das Kind im Manager

Selbst an Orten, wo man es nicht vermutet, feiert das Bedürfnis nach Pubertätsritualen seltsame Triumphe, zum Beispiel im Management. Bei Trainings für Führungskräfte kann man sich als Leiter die Arbeit leicht machen, wenn man dieses Defizit bearbeitet. Auch hochkarätigen Entscheidungsträgern bereitet es die größte Freude, wenn man sie weit weg in unwegsames Gelände verfrachtet und dort ohne Geld und Kreditkarten aussetzt. Jungen Indianern gleich schlagen sie sich dann tagelang zum Seminarzentrum durch und fühlen sich nach vollbrachter Tat ganz prächtig – nur erwachsen werden sie davon im Gegensatz zu den Indianerjungen leider nicht. Dazu wäre mehr Bewusstheit nötig, das heißt, das Ganze müsste mehr Ritualcharakter bekommen. Selbst wenn das erfüllt würde, wäre es immer noch die falsche Zeit. Besonders Letzteres lässt sich nur durch sehr viel Aufmerksamkeit und bewussten Einsatz kompensieren. All die Versuche mit Extremerfahrungen arbeiten im Grunde bewusst oder unbewusst an diesem Thema. Ob man die

Einweihungssuchenden am Berg ins Seil fallen und über dem Abgrund schweben lässt, sie zu Wüstendurchquerungen oder anderen Entbehrungen animiert, seelischen oder physischen Härten aussetzt, immer ist die Hoffnung dabei, es möge ihnen »etwas« bringen. Dieses »Etwas« aber ist fast immer der nächste Entwicklungsschritt. Die Ehefrauen werden sie zu Hause mit dem Wunsch entlassen haben, dass hoffentlich nichts passiert. Insgeheim aber träumen sie davon, dass doch endlich einmal etwas passieren möge, irgendein Abenteuer wenigstens, das sich lohnt und sie wirklich befriedigen könnte. Das größte Abenteuer von allen aber wäre, dem Entwicklungsweg zu folgen und die überfällige Hürde Pubertät zu nehmen, um ein eigen- und selbstständiger, selbstbewusster Erwachsener zu werden, der sich gerade nicht mehr davor fürchtet, dass etwas passieren könnte, sondern im Gegenteil sehnsüchtig erwartet, dass ihm das Leben mit all seinen Aufgaben begegnet.

Kindliche Berghelden

In diesem Umfeld dürfte auch die eindrucksvolle Vorliebe der Menschen besonders aus kult(ur)losen Gesellschaften wurzeln, die höchsten Berge zu erklimmen. Einen Berg zu bezwingen bedeutet für viele offenbar symbolisch, ihr Leben zu bewältigen. Das Leben als Berg ist ein altes Motiv, und von oben »aus Gottes Sicht« betrachtet, stellt er sich tatsächlich als Mandala mit dem Gipfel als Mittelpunkt dar.[43] Nicht wenige Menschen riskieren an diesem Symbol ihr Leben. Je höher der Anspruch ans Leben, desto höher der erwählte Berg. An einem einzigen Tag des Jahres 1993 trafen sich auf dem Gipfel des Mount Everest achtunddreißig Menschen. Bergsteigerisch soll es interessantere Berge geben, aber es gibt nur einen höchsten Gipfel der Welt, und da müssen die hinauf, die es symbolisch nötig haben. Wenn Bewusstheit für das eigentliche Anliegen dazukäme, wäre nichts dagegen einzuwenden, und es würde sogar mehr dabei herauskommen als die Müllhalden am Fuße des Berges.

Die in ihrem Kult verwurzelten Völker, die unter diesen

Gipfeln leben, fanden es nie notwendig, auf sie hinaufzuklettern, denn sie verspürten meist auch zu großen Respekt vor den Gipfeln, die sie als Wohnstätten der Götter ausgemacht hatten. Ihnen halfen im Übrigen wirksame Rituale, die Stufen des Lebensweges zu erklimmen, und sie fühlten sich, auch ohne ihr Leben in Felswänden riskieren zu müssen, erwachsen.[44] Erst durch den Boom westlicher Abenteurer fingen die Einheimischen an, deren Gepäck auf die Gipfel zu schleppen. Inzwischen bildet sich am Fuß des Mount Everest ein riesiges Abfalllager aus Müll, den die jungen Himmelsstürmer hinterließen. Die vielen Träume, die hier zu Bruch gingen, dürften diesen Müllhalden entsprechen. Trotzdem haben die *Gipfelerlebnisse* große Vorteile, denn sie beenden Illusionen, und auf dem Abstieg wird den meisten »Helden« klar, dass das Leben weiterhin wie ein Berg vor ihnen liegt. Aus der Symbolik des einen Erfolges kann aber ganz gut der Mut für den zweiten und wichtigeren Versuch erwachsen, den Gipfel des Lebens zu meistern. Wirklich befriedigend sind Gipfelerlebnisse (peak experiences) erst im Sinne des Psychologen Abraham Maslow, der mit diesem Ausdruck die Momente zeitloser Glückseligkeit bezeichnet, die Menschen in besonderen Augenblicken widerfahren.

Hängen gebliebene Babys

Zum Peinlichsten, aber auch Ehrlichsten gehören in England die Babyklubs für männliche »Erwachsene«. Sie sind die Spitze eines geradezu komisch-traurigen gesellschaftlichen Eisberges. Hierher flüchten sich weniger jene, die die Hürde der Pubertät nicht nehmen konnten, als die, die nicht genug Kindheit und Babyzeit genießen durften. Ihnen fehlt dieses Stück Paradies so sehr, dass sie weder Zeit noch Ausgaben scheuen, an Wochenenden und in den Ferien in eine Babywelt für Erwachsene abzutauchen. Dort bekommen sie für ihr Geld, was ihnen vor allem fehlt: Babyerlebnisse. Sie vertauschen ihre Anzüge mit Strampelhosen und Windeln, erhalten Spezialanfertigungen von Schnullern und trinken ihre Milch aus überdimensionalen Flaschen. Sie reiten auf großen Schaukelpferden und werden zu Kinderliedern gewiegt, mit Gutenachtgeschichten ins Bett gebracht, dürfen nach Herzenslust im Essen manschen und für Aufpreis sogar die Windeln nass machen. Nur beim großen Geschäft ist Regression verboten, weil es der Klubleiterin sonst zu viel und zu intensiv würde. Sie schätzt, dass es in England über fünftausend solcher erwachsener Babys gibt, und weiß aus Erfahrung, dass sie vor allem aus besseren gesellschaftlichen Kreisen stammen: Es sind Bankmanager und Polizeibeamte, Vikare und vor allem viele aus dem Militär. Die Zahlenangaben dürften nichts aussagen, da die Dunkelziffer völlig unkalkulierbar ist. Für Deutschland existieren auch keine Untersuchungen des Phänomens, aber ganz sicher ist es ebenfalls vorhanden.

Bedrohliche Kinderwelt: Die Suchtgesellschaft

Neben den eher amüsanten Zeichen kollektiver Kindlichkeit gibt es auch eine Reihe wenig lustiger Phänomene, die zweifelhafte bis beängstigende und oft gefährliche Versuche des Erwachsenwerdens und Sichbeweisens enthüllen. Einige Male klang schon die Suchtgefahr an bei all den notwendig zum Scheitern verurteilten Versuchen, das richtige Ziel mit untauglichen Mitteln zu erreichen. Das Prinzip »Immer mehr vom selben« kann häufig die Suche zur Sucht machen, wie wir es sehr deutlich beim **Rauchen** sehen. In seiner Heimat, der indianischen Gesellschaft, ist es ein Erwachsenen vorbehaltenes Ritual. Das zumindest haben wir von den Indianern übernommen. Kinder, die brennend gerne erwachsen wären, sind natürlich versucht, jenes typische Verhalten zu imitieren, und so bietet sich Rauchen geradezu an. Es ist ihnen einerseits noch verboten, andererseits aber sind Zigaretten überall zu haben. Der Mutprobenaspekt kommt hinzu, denn schließlich gilt es als lebensgefährlich. Viele Erwachsene riskieren es trotzdem, und so wollen es die Kinder dann auch irgendwann wissen. Alle Warnungen bewirken eher das Gegenteil, denn sie suchen ja das Risiko. Der Gefahr trotzend, ziehen sie aus, das Fürchten zu lernen, und hoffen, erwachsen zu werden. Und wenn sie sich mit Gleichgesinnten zu einem Pubertätsersatzritual an geheimem Ort zusammenfinden, sind sie zu vielem bereit. Die scheußlichen Auswirkungen der ersten Züge überspielen sie heldenhaft. Wehren sich die Lungen hustend, wird dieser sinnvolle Abwehrreflex ebenso niedergerungen wie die Revolte im Darm. Natürlich *haben* sie *die Hosen voll* und *bekommen* nicht selten (Dünn-)*Schiss*, aber die Angst fordert sie erst recht heraus. Auch dass ihnen zum Erbrechen übel und schwindelig ist, muss in Kauf genommen werden bei dem anstehenden Wagnis. Der *Schwindel* ist so ehrlich wie der *Schiss*, denn sie schwindeln ja bezüglich ihres Erwachsenseins. Aller Protest des Körpers aber wird niedergekämpft um des großen Zieles willen, wenigstens im kleinen Kreis erwachsen zu wirken. Selbstverständlich macht sie dieses Ersatzritual nicht erwachsen, sondern über das enorme Suchtpotenzial des Nikotins eher zu Kettenrauchern. Denn bis sie gemerkt haben, dass der Versuch nichts bringt, haben sie es schon zu oft versucht und sind längst süchtig.[45]

Ähnlich ist die zunehmende **Alkoholproblematik** unter Jugendlichen zu sehen. Auch hier handelt es sich um ein nur Erwachsenen vorbehaltenes Suchtmittel. Als typische Rauschdroge mit Verdrängungscharakter ist Alkohol zusätzlich geeignet, Hemmschwellen und Ängste kurzfristig zu reduzieren. Davon aber haben in Bezug auf echte Übergangsrituale im Stich gelassene Pubertierende genug, sodass sie jede Menge Gründe finden, sich Mut anzutrinken. Wer mag es ihnen verdenken, wenn sie in dieser schwierigen Lage bezüglich des fehlenden Mutes zum gesellschaftlich erprobten Mittel greifen und ihn sich antrinken? Auch hier führt immer mehr vom selben eher zu Alkoholismus denn zum Erwachsenwerden. Werbung nutzt manchmal diese Illusion aus, etwa in dem alten Slogan »Puschkin für harte Männer«. Bis Jugendliche den Schwindel durchschaut haben und merken, dass nichts so impotent macht wie exzessiver Alkoholgenuss, ist es schon zu spät. Sie sind keine Jugendlichen mehr, aber auch noch nicht erwachsen, dafür oft abhängig.

Mutproben im Auto

Auch für Außenstehende gefährlich ist der Versuch, nach bestandener Zulassung zur Autogesellschaft durch die Führerscheinprüfung auf den Straßen auszuziehen, das Fürchten zu lernen. Im Nebeneffekt lehren es die verhinderten Helden dabei anderen Verkehrsteilnehmern. Die Unfälle im ersten Führerscheinjahr sind rational nicht verständlich, hat ein Polizeipsychologe herausgefunden. Dabei sind sie sehr wohl verständlich, nur nicht aus verkehrstechnischer Sicht. Wenn jemand ohne Bremsspur direkt gegen einen Autobahnbrückenpfeiler rast, handelt es sich eher um eine zu weit getriebene Mutprobe als um ein gleichzeitiges Versagen von Steuerung und Bremsen. James Dean legte in dem Film *Denn sie wissen nicht, was sie tun* die problematische Fährte. In alten Autos rasen dort Pubertierende auf eine Klippe zu. Sieger ist, wer am knappsten vor dem Abgrund aus der rasenden Kiste springt. Im Film gibt es einen Toten und einen Sieger, der allerdings dadurch nicht erwachsen wird.

Wenn Jugendliche immer häufiger auf die falsche (Autobahn-) Seite geraten und als Geisterfahrer von sich reden machen, hat das ebenfalls wenig mit ungenügender Verkehrszeichenkenntnis oder Orientierungsproblemen im Straßenverkehr zu tun. Ihre Orientierungsprobleme liegen eher auf dem Lebensweg, und hier sind sie auf die falsche Seite geraten. Es dürfte sich um Mutproben handeln, die an Wirtshaustischen über Imponiergehabe, alkoholgestützten Mut und Wetten zu Stande kommen: »Wer mehr als zwei Ausfahrten schafft, ist ein Kerl…« Dass er in Wirklichkeit ein ganz armer Schlucker ist, vielleicht schon bald ein Totschläger und Toter, realisiert er nicht vor der überdimensionalen Herausforderung, den anderen zu beweisen, dass er ein Kerl, ein richtiger Mann ist. Die Lebensgefahr ist der

Kitzel und die eigenartig anonyme Publizität wohl ein weiterer Anreiz.

Wer angesichts dieser Situation die Probleme im ersten Führerscheinjahr durch Geschwindigkeitsbeschränkungen lösen will, verrät nur, wie beschränkt seine Wahrnehmung der Problematik ist. Das würde die todesmutigen »Helden« eher noch mehr anstacheln, weil es den Mutprobenaspekt verstärkt und die Herausforderung erhöht.

Gefahrensuche um ihrer selbst willen

Dieselbe Problematik ist beim so genannten S-Bahn-Surfen noch leichter zu durchschauen. In Brasilien schon längst ein Hit unter Halbstarken, kommt das Aufspringen auf die Dächer fahrender Züge auch bei uns in Mode. Im Geschwindigkeitsrausch aufrecht stehend, ducken sie sich erst im letzten Moment unter den elektrischen Leitungen weg. Diese Art von Mutprobe fordert auch bei uns bereits Todesopfer.

Hierher gehört auch das so genannte Autosurfen, wo *man* sich springend auf fahrende Autos stürzt, um dann bei wachsenden Geschwindigkeiten auf dem Dach auszuhalten. In ähnlicher Manie werden Skateboards zu »downhill«-Ritten missbraucht, bei denen Geschwindigkeiten um die hundert Stundenkilometer erreicht werden.

Solche Mutproben werden bei uns als Unfälle abgehandelt und häufig auch peinlich verschwiegen, weil die Hinterbliebenen das Ganze als jugendlichen Selbstmord missverstehen. Dabei wäre keine Deutung falscher, handelt es sich doch im Gegenteil um den krampfhaften Versuch, endlich ins Leben zu kommen und seinen Platz als erwachsen gewordener Held einzufordern.

Gemeinsam sind wir (halb-)stark

Gegen die modernen Mutproben wirken die der schlagenden Studentenverbindungen geradezu antiquiert und harmlos. Aus langer Tradition verunstalten sich hier spätpubertierende Studenten, die diese Tatsache vehement bestreiten, bei Säbel- oder Degengefechten. Ihre Narben, stolz Schmisse genannt, sind ihnen nicht Zeichen unreifer Dummheit, sondern erwachsener Männlichkeit. Solch schmissige Leute sind sicher nicht erwachsen, da sie aber im engen Schulterschluss ihre Karriereambitionen verfolgen und auf kampferprobte Kameradschaft setzen können, sind sie als Gruppe ziemlich erfolgreich. Auch hier lässt sich der ursprüngliche Anspruch noch unschwer erahnen. Über Kampfrituale, in denen er Mut und Umsicht beweisen muss, gewinnt der junge Kämpfer Anschluss an eine Männerrunde, die nach bestandener Mutprobe wie Pech und Schwefel zusammenhält. Solche Bünde und »Seilschaften« haben auch heute in unserer modernen Gesellschaft enormen Einfluss, was einmal mehr das Bedürfnis nach männlicher Bewährung und Zusammenhalt unter Männern dokumentiert.

Diese Sehnsucht nach Männerbünden ist meist Ausdruck von Reifungsproblemen. Ganz allgemein versprechen solche und ähnliche Gemeinschaften, die drängenden Probleme des Wachstums mit vereinten Kräften leichter zu meistern. Studenten, die ihre leibliche Mutter mit der Alma *Mater* vertauscht haben, scheinen lediglich besonders empfänglich dafür zu sein, wie die vielen Studentenverbindungen belegen. Die Pfadfinderidee trägt diesen Anspruch bereits im Namen. Mädchen neigen weniger zu solchen Gründungen, verfügen aber auch über andere und zum Teil reifere Methoden des Erwachsenwerdens.

Gruppen oder Vereine scheinen eine ähnliche Ersatzfunktion zu besitzen. Männern, die sich selbst nicht als vollwertig empfinden, vermittelt die Gemeinschaft mit Leidensgenossen das Gefühl, gemeinsam stärker zu sein und es vielleicht doch noch zu schaffen. Geteiltes Leid ist halbes Leid, und in der Gemeinschaft kann man sich und anderen leichter etwas vormachen. Streitereien um an sich völlig belanglose Vorsitze und Funktionen sind Hinweise auf Ersatzritualkämpfe. Andererseits gibt es auch hier wieder die erlöste Ebene. Tatsächlich ist *man* in der Gemeinschaft stärker, was eine uralte Erfahrung aus den Anfängen der Menschheit sein dürfte, wo das Überleben überhaupt nur über Zusammenhalt möglich war. Diese Ahnung dürfte die tiefe Basis vieler Zusammenschlüsse sein – von so profanen wie den Lionsbrüdern und Rotariern bis zu den Freimaurern, die wie keine andere Gruppierung unsere Zivilisation bestimmt haben.

Bei Fußballvereinen wird der Effekt auf allen Ebenen besonders deutlich und soll hier stellvertretend beleuchtet werden, zumal es sich um das Lieblingsritual vieler Zivilisationsmenschen handelt. Das oft nur mäßig inszenierte, aber mit erstaunlicher Verbissenheit durchgezogene Theater ist von der Organisationsspitze bis zum Fußvolk zu beobachten. Das Gerangel um die Präsidiumssessel entspricht dem um Trainerstühle und den Tumulten auf den Tribünen. Das Uninteressanteste ist noch das Gerangel der zweiundzwanzig Millionäre auf dem Platz. Dass diese Probleme mit ihrem Erwachsenenstatus haben, ist hinlänglich bekannt. So (einfluss-)reich können sie gar nicht sein, dass nicht Verein oder Trainer bestimmt, wann sie ins Bett zu gehen und das Licht zu löschen haben. Ihre eigene Meinung dürfen sie schon gar nicht sagen, widrigenfalls setzt es Strafen. Ob sie bei Turnieren ihre Frau dabeihaben und gar mit ihr schlafen dürfen, entscheiden weder die Frauen noch sie selbst, sondern bestimmt ein Trainer. Das aber ist genau die Situation, die Pubertierende so nervt, und so kommt es denn auch bei den Fußballern immer wieder zu kleinen Indianeraufständen. Die Presse weiß seitenlang von ihren pubertären Streichen zu berichten, immerhin geht es um das Lieblingsritual der Mehrheit.

Die schon zahlenmäßig wichtigste Gruppe im Fußballgeschehen sind die Anhänger oder Fans, von denen das Ganze lebt. Sie fiebern mit den spielenden Millionären mit, haben selbst aber objektiv nur Nachteile, wenn sie hohe Eintrittspreise für im Allgemeinen langweilige Spiele[46] berappen oder in oft mühsamen Fahrten ihren Mannschaften zu Auswärtsspielen hinterherhecheln, während die Stars vorausfliegen. Was die Akteure in der Spitze der Fußballhierarchie immer reicher werden lässt, macht die Basis der Pyramide, die Fans, immer ärmer, vor allem wohl auch geistig. In der Fangruppe, die danach trachtet, ganze

Bahnwagons und Tribünenabschnitte en bloc zu besetzen, müssen sie etwas bekommen, das ihnen all die Mühsal und das schlechte Abschneiden bei dem Unternehmen Fußball aufwiegt. Der tiefere Grund dürfte in der Hoffnung liegen, mit ihrer Mannschaft etwas zu werden, zum Beispiel Landes-, besser noch Europa- oder am besten Weltmeister. Dahinter liegt das Problem, dass sie sonst nichts sind, jedenfalls nichts, mit dem es sich zu identifizieren lohnte. Tatsächlich haben sie auch von der gewonnenen Weltmeisterschaft nur Kosten und werden davon selbst kein bisschen meisterlicher oder gar erwachsener. Einen kurzen Moment fühlen sie sich aber als Meister, und das Problem der eigenen Kindlichkeit tritt bei dem johlenden Spektakel in den Hintergrund. Die Spielzeuge, Lärminstrumente und Maskottchen der Fans sind ihrer Art nach allerdings dem Kinderzimmer entlehnt. Der Wunsch, jemand Respektabler zu sein, mag all diese hoffnungslosen Versuche rechtfertigen – junge Fans mögen in ihren Verkleidungen sogar noch witzig sein, ältere tragen schon erkennbar tragische Züge.

Gefährlich wird das Ganze, wenn die kindliche Horde in die Trotzphase gerät. Wenn überhaupt nichts Erfolgreiches in ihrem und im Vereinsleben läuft, können sie recht wütend werden. Manche kommen überhaupt nicht mehr aus dieser Trotzphase heraus und machen als Rowdys ganze Städte unsicher. Bei den so genannten Hooligans, die den Fußball nur noch zum Anlass für Zerstörungswut und Kriegsgebaren nehmen, ist der Zusammenhang mit Arbeitslosigkeit und Frustration belegt. Es sind selbstunsichere, unerwachsene Menschen, die die Gruppe brauchen, um ihr Versagen im echten Leben durch Erfolge im Vereinsleben oder in Straßenschlachten zu kompensieren. Wenn sie zu vielen sind und sich den grundsätzlich fehlenden Mut angetrunken haben, trauen sie sich sogar Kampf zu, zwar nicht den Lebenskampf, aber doch Ersatzhandlungen. Sobald sie anschließend allein vor Gericht stehen, ist heulendes Elend angesagt, und das arme Würstchen tritt zu Tage. Dass manchmal die Grenze des von der bürgerlichen Gesellschaft Tolerierten überschritten wird und es bei den Kämpfen Tote gibt, nehmen viele *Schlachten*bummler bewusst in Kauf. Die Bürger aber sind betroffen, weil der Hintergrund für einen Moment zu deutlich hervortritt. Wenn nach einer Fußballschlacht mit über dreißig toten Italienern am nächsten Morgen auf einem Lkw in Liverpool zu lesen ist: »FC Liverpool – FC Genua 34:0«, geht das offenbar zu weit. Es zeigt aber andererseits, dass es sich hier nicht um den gesunden Sport zur Körperertüchtigung dreht, sondern um nationale Ritualschlachten. Sie werden als Ventile für die aufgestaute Frustration und den Zorn über das eigene Scheitern benutzt und gleichen als Ersatzschlachten fast militärischen Kriegen.

Ganz ähnliche Phänomene spielen sich in Rockergemeinschaften ab und all den Gruppen, die krampfhaft versuchen, fehlendes Selbstwertgefühl ihrer Anhänger durch aggressive und andere herabsetzende Ideologie zu überspielen wie etwa die rechtsradikalen Schlägerkommandos. Bei ihnen wie ja auch ihren geschichtlichen Vorbildern wird die Diskrepanz zwischen der Härte und Brutalität der randalierenden Gruppe und der kläglichen Einzelfigur besonders deutlich. Es sind Benachteiligte, die über Projektion versuchen, auf dem Rücken anderer doch noch etwas aus sich zu machen. Der Versuch scheitert immer und kostet die Projektionsopfer oft das Leben.

Anspruchsvollere und tödliche Ersatzrituale

Natürlich gibt es solche Phänomene nicht nur auf primitiven Ebenen, obwohl sie hier am einfachsten zu durchschauen sind, sondern auch auf gesellschaftlich höherem Niveau. Große Teile jenes Phänomens, das als Trophäenjagd bekannt ist, haben hier ihre Wurzeln. War es in frühen Zeiten wirklich ein Zeichen von erwachsener Männlichkeit, ein großes Wild im (Überlebens-)Kampf zu erlegen, ist die moderne Großwildjagd eher ein kläglicher Versuch, sich als erwachsener Held zu erweisen. Von gut gepolsterten Sitzen ihrer Geländewagen knallen manche modernen Trophäenjäger die letzten großen Tiere aus sicherer Entfernung und ohne alle Not ab. Erst wenn das Wild erle(di)gt ist, trauen sie sich zum Siegesfoto heran, der Jagdführer hält den Kopf der gemeuchelten Kreatur hoch, und der klägliche Held stellt sich in Siegerpose dazu. Was anderen peinlich erscheint, gibt den Jagdherren offenbar ein Gefühl von Wert und Wichtigkeit. Sie zahlen enorme Summen für diese Art unerwachsener Selbstbestätigung, für einen Moment des Tötens, für das Gehörn und die Haut ihres Opfers. Diese hängen sie sich als Trophäen auf und hoffen wohl auf die Bewunderung naiver Gemüter. Dass das immerhin in Grenzen funktioniert, zeigt, wie viele andere Menschen mit einem ähnlichen Selbstwertproblem geschlagen sind und aus der Eigenblindheit heraus auf das peinliche Arrangement hereinfallen. Natürlich lässt sich das alles auch anspruchsvoll umschreiben und von Hemingway sogar literarisch verpacken. Das Thema Erwachsenwerden aber bleibt weitgehend unerlöst. Hemingway machte es, wohl aus eigener Betroffenheit, zu seinem Hauptanliegen, wenn man seine Vorliebe für Stierkämpfe, Hochseefischerei, Großwildjagd oder Kriege betrachtet. Es ging ihm im Wesentlichen um das Thema Männlichkeit, und er versuchte auch privat alles Mögliche, um es für sich zu bearbeiten. Dass er dabei auf alte, ritualisierte Muster wie Jagd, Kampf und Krieg zwischen Völkern und Geschlechtern kam, zeigt, wie stimmig sein Gefühl für die Problematik war. Selbst der Stierkampf, bei uns allgemein als Tierquälerei abgelehnt, zeigt bei genauer Betrachtung die Nähe von männlichem Kampf und Ritual.

Eine zwar gesellschaftlich irrelevante, aber recht typische Möglichkeit für frustrierte Männer, mit dem Erwachsenwerden zu ringen, sind auch die Fremdenlegionen verschiedener Länder. Bei diesen Söldnertruppen werden Härte, Kampfbereitschaft, Aggression und ganz allgemein Soldatentum als Ideale der Männlichkeit offen propagiert und ausgelebt. Obwohl der Krieg eine klassische Möglichkeit für Mannbarkeitsrituale ist, kann selbst bei so offener Auslebung der Effekt weit hinter der Anstrengung zurückbleiben, wenn das entsprechende Bewusstsein fehlt.[47]

Der Krieg ist sicherlich die schlimmste Ebene, auf der das

Problem des Mannwerdens ausgetragen wird. Wenn junge Burschen statt mit Bällen mit abgeschlagenen Köpfen Fußball spielen, ist Krieg; wenn Frauen zu tausenden vergewaltigt werden, ebenfalls. Ein erwachsener Mann, der sich seiner Männlichkeit sicher ist, hat es gar nicht nötig, über Frauen herzufallen und sie mit dieser pervertierten Art von Männlichkeit zu verletzen. Ein reifer Mensch ist seelisch überhaupt nicht in der Lage, einen Menschenkopf als Fußball zu benutzen. Dazu sind nur armselige Burschen fähig, denen fast jede Form menschlicher Reife fehlt und die jedenfalls alles andere als erwachsen sind. Die nötige Enthemmung ist fast nur in Kriegszeiten gewährleistet. Alle Erniedrigungen, die man anderen fühlenden Wesen antut, zielen darauf, sich selbst ungerechtfertigt zu erhöhen. Das wiederum haben nur niedrige Menschen nötig. All jene Rambogestalten, die auf allen Seiten der Fronten in Jugoslawien und in aller Welt Patronengurte auf der nackten Bubenbrust tragen, versuchen krampfhaft, ihrer mickrigen Existenz durch Gewalttaten Gewicht und sich selbst ein Gefühl von Macht und Männlichkeit zu verschaffen.

Die Faszination, die Kriegsfilme und -erzählungen auf viele »Männer« haben, hängt sicherlich mit der Problematik der Heldenreise zusammen. Kaum eine andere Situation gibt jugendlichen »Männern« so viele Gelegenheiten, im negativen wie im positiven Sinne über sich hinauszuwachsen. Wachsen aber ist ihre eigentliche Sehnsucht, wenn sie nicht erwachsen sind. Wie sollte man es anders erklären, dass alte Männer noch Jahrzehnte später immer wieder unaufgefordert vom Krieg erzählen? Offensichtlich war es das Wichtigste in ihrem Leben, eine Zeit, wo Wachstum möglich war und sie sich in unmittelbarer Nähe des Todes lebendig fühlten. Selbst Männer, die in ihrem Leben keinen Krieg erlebt haben, sind fasziniert von Videokriegsspielen, und wenn es Live-Übertragungen sind wie beim Golfkrieg, wird es noch spannender.

Bei all den schrecklichen bis grauenhaften Assoziationen zu diesem Thema fällt auf, dass sogar in Religionen der Krieg als Möglichkeit der Reifung eine große Rolle spielt. Bei den Indianern ist »Krieger« eine Ehrenbezeichnung, und im Islam wird der Tod im heiligen Krieg mit dem siebten Himmel belohnt. Auch das Christentum blickt auf eine stattliche Anzahl von Kreuzzügen zurück, in denen ebenfalls der heilige Krieg propagiert wurde. Glaubt man der Tradition der Sufis, der esoterischen Richtung des Islam, handelt es sich hier um die Verwechslung von außen und innen. Der heilige Krieg ist für sie ein inneres Geschehen, bei dem der Gläubige mit seinen inneren Dämonen, seinem Schatten letztlich, ringt, und dieser Krieg mündet tatsächlich in die Erleuchtung. Insofern ist dieser innere Krieg wirklich der einzige, der die Bezeichnung »heilig« verdient, weil er ins Heil mündet. Er lässt den Menschen vollkommen werden, indem der Schatten durch das Licht der Bewusstheit überwunden wird. Äußere Kriege machen die Menschen dagegen alles andere als vollkommen, und wenn Männer darin reifen, dann, weil sie entsprechende innere Prozesse durchmachen. Insofern ist die erlöste Ebene des Krieges immer eine innere und der innere heilige Krieg durchaus zu empfehlen.

Rituale des Frauwerdens

Bei Frauen besteht kollektiv unter anderem deshalb weniger die Tendenz zu pervertierten Ersatzritualen, weil mit der Schwangerschaft und dem Akt der Geburt ein großes natürliches Ritual vorliegt, das, bewusst oder sogar unbewusst durchlebt, Erwachsenwerden im weiblichen Bereich sicherstellen kann, wenn auch nicht muss. Das führt nicht nur zu einer verhältnismäßig großen Zahl erwachsener Frauen, sondern auch dazu, dass sie ihren Töchtern und jungen Mädchen ganz allgemein mehr Raum und Anleitung geben können, was dieses Thema anbelangt. Dass viele Frauen nach einer Kaiserschnittentbindung ein weiteres Kind trotz der jetzt bestehenden Gefährdung unbedingt auf natürlichem Weg bekommen wollen, hat sicherlich mit der unbewussten Ahnung vom Mysterium der Geburt zu tun. Früher wurde dieser Aspekt noch ganz direkt angesprochen. Heute wird die Geburt vor allem unter technischen und äußerlichen Gesichtspunkten gesehen, und trotzdem wirkt das Ritual offenbar ziemlich unvermindert weiter.

Für Mädchen ist auch das Erlebnis des ersten Geschlechtsverkehrs oft noch eher eine Einweihungserfahrung als für Jungen. In »primitiven« Gesellschaften finden wir viele anschauliche Beispiele, wie dieser wesentliche Schritt ins Erwachsenenzeitalter, rituell begangen, zu einem Fest werden kann. Grundsätzlich wäre das heute natürlich immer noch möglich. Betrachtet man aber das »Balzverhalten« moderner Pubertierender, wird klar, dass ihre auf »Coolness« angelegten Ersatzrituale wenig seelische Tiefe vorsehen. Diese wird sogar als Zeichen von Schwäche ausgelegt und abgelehnt. So bleibt die moderne Situation unbefriedigend. Die fundamentalistischen Rückkehrversuche zu den Anfängen dürften hier ihre Wurzeln haben. So gibt es vor allem in den USA schon wieder Jugendbewegungen, die vorehelichen Sex ablehnen und bei denen die Jungfrau im anatomischen Sinn wieder salonfähig wird. In der normalen Großstadt müsste ein Mädchen nach der Pubertät diese Tatsache allerdings meist noch schamhaft verschweigen, wollte sie sich nicht unmöglich machen. Im Fundamentalismus liegt sicher keine Chance für seelisches Wachstum, dazu ist die ganze Bewegung zu entwicklungsfeindlich. Aber mehr Bewusstheit bezüglich der Sexualität würde große Möglichkeiten eröffnen. Von Natur aus hat der erste Geschlechtsverkehr bereits alles, was ein Ritual ausmacht: Es wird eine Grenze überschritten und eine Barriere durchstoßen, die marsische Kraft allen Anfangs tritt hinzu, und es fließt Blut. Unter Schmerzen öffnet sich ein neuer Erfahrungsbereich, der, kaum ist das Eis gebrochen, Freude und Lust gewähren kann. Auch wenn diese Erfahrung bewusst kaum noch als Passageritus gewürdigt wird, ist das natürliche Muster so stark, dass es offenbar für viele Mädchen – ähnlich wie spätere Geburten – den Charakter einer Einweihung behält.

Spezifisch weibliche Schwellenrituale sind wohl auch deshalb bei uns relativ unbekannt, weil dem männlichen Entwicklungsweg in der dokumentierten Geschichte die ungleich größere

Bedeutung eingeräumt wurde. Speziell zu erwähnen wären vielleicht die Einführungsbälle ins Gesellschaftsleben für junge Mädchen aus besserem Haus. Bei Gelegenheiten wie etwa dem Chrysanthemenball oder dem Wiener Opernball werden diese »höheren Töchter« in die Gesellschaft eingeführt. Hier leben alte Muster weiter, denn die Mädchen werden damit ja erstmals auf dem Heiratsmarkt angeboten und für erwachsen erklärt. Die jungen Männer sind bei diesen Gelegenheiten eher Staffage, wobei darauf geachtet wird, dass sie etwas darstellen. Früher konnte man auf die Kadetten von Offiziersschulen zurückgreifen, heute ist es wohl etwas schwerer geworden, einigermaßen respektabel und erwachsen aussehende Männer aufzubieten.

Auf der Suche nach Ersatzritualen

Rituale der Suche

Der Mangel an Pubertätsritualen wird im Zuge der generellen Beachtung, die das Thema gewinnt, immer mehr Menschen auch in unserer Gesellschaft bewusst. Die sich daraus ergebende Kopie archaischer Rituale ist allerdings ein eher fragwürdiger Kompensationsversuch, weil selbst bei identischer Wiederholung alter Rituale kaum Zugang zum ursprünglichen Feld und damit zur notwendigen Bewusstheit herstellbar ist. Klemmt man einen Jugendlichen zwischen die gespaltenen Hälften eines jungen Baumes, wie es manche Zigeuner machen, so führt das vielleicht zum Tod des Baumes, aber kaum zur Geburt des Erwachsenen durch den symbolischen Tod des Kindes. Um Wirksamkeit zu erreichen, müsste man sich für längere Zeit auf die Welt der Zigeuner einlassen und ihr Denken und Fühlen zu seinem eigenen machen, umso zu den Mustern, die ihr Leben strukturieren, Zugang zu finden. Eigene Kreationen, die nur alte Elemente übernehmen, haben anfangs noch gar kein Feld und sind von daher weniger wirksam. Sie erforderten enorme Bewusstheit, um das Fehlen des Feldes auszugleichen.

Der für uns einfachste Weg wäre sicherlich die Wiederbelebung der alten christlichen Übergangsrituale, einfach weil sich hier noch auf das zwei Jahrtausende alte Feld zurückgreifen lässt. Allerdings müssten die Muster von Konfirmation und Firmung zu diesem Zweck wieder neu geladen und den Jugendlichen wie auch den sie begleitenden Erwachsenen vom Priester bis zu Eltern und Paten in ihrer Bedeutung und Tiefe klar und vor allem wichtig werden. Sie zu laden hieße, ihnen zentralen Stellenwert im Leben einzuräumen, bewusst darauf hinzuleben und die durch das Ritual erwirkte Zäsur auch umzusetzen. Es würde konkret bedeuten, dass die Konfirmanden nach dem Ritual nicht nur als Erwachsene behandelt, sondern auch so gesehen werden müssten. So einfach wie Eingeborene, die ohne Alternative in ihre angestammte Weltordnung hineingeboren werden, haben wir es schon deshalb nicht, weil uns ständig der zweifelnde Intellekt im Weg steht, der nicht glauben mag, dass jemand allein durch ein Ritual erwachsen wird.

Ist der Rückzug auf die ange*stammten* Rituale der eigenen dahinsiechenden Religion[48] versperrt, sind allerdings alle anderen mit Bewusstheit geladenen Versuche besser als keine. Wahrscheinlich sind wir in dieser Zeit des Umbruchs darauf angewiesen, neue Wege zu beschreiten. Den Rückweg scheinen wir uns durch unsere intellektuelle Entwicklung und durch die Geschichte der die Religion vertretenden Organisationen versperrt zu haben.

Allein wenn klar ist, was hinter einer Bergtour symbolisch steckt, wird sie bereits ein wenig zum Ritual. Die Kletternden werden, ob sie wollen oder nicht, bewusster bezüglich aller Vorkommnisse auf dieser Tour und werden anfangen, sich nach deren Bedeutung zu fragen. Das Bewusstsein für Symbolik ist in den Menschen nach wie vor tief verwurzelt, auch wenn es fast nur noch im Aberglauben zum Ausdruck kommt. Lediglich die Naturwissenschaft hat hier den Zugang ganz eingebüßt.

So kann man auch jede Reise zur Pilgerreise machen. Hier bieten sich durchaus Alternativen zur Ritualarmut und Ratlosigkeit. Jugendliche könnten allein auf eine *große Reise* gehen und diese ganz bewusst als Weg zum Erwachsensein erleben. Am geeignetsten wäre eine in ihrer Dauer und ihrem Ziel offene Reise, bei der sich die Stationen aus der Reise selbst ergeben – eine Pilgerreise mit dem Ziel, sich selbst zu finden. Jugendliche könnten sich darauf einstellen, auf diesem Weg Hinweise für ihren weiteren Lebensweg zu bekommen, könnten die Träume und Zufälle bewusster wahr- und annehmen. Mit der entsprechenden inneren Einstellung und Erwartung eines großen Traumes im Sinne der Vision, die junge Indianer suchen, wächst die Wahrscheinlichkeit des Erfolges. Je stärker die Ladung ist, die in solch eine Reise der Selbstfindung einfließt, desto größer wird die Macht, die von der gefundenen Vision ausgeht. Tatsächlich hat auch bei uns jeder Mensch wichtige Träume, nur werden sie vergessen, in der Schublade »Träume sind Schäume« abgelegt, oder sie gehen in den Sachzwängen so genannter Realitäten unter. Dass es möglich ist, Träume, die wichtig für die eigene Entwicklung sind, gleichsam auf Bestellung zu träumen, weiß jeder Analysepatient. Auch wenn man vorher kaum Traumerinnerungen hatte, können sie in solch einer geladenen Zeit in großer Zahl auftauchen.

Reisen, die auf den eigenen Weg zielen oder den Lebenstraum suchen, sind gleichsam Berufsberatung aus dem eigenen Innern. Das Finden der eigenen Berufung ist durch nichts zu ersetzen. Dieses zentrale Lebensthema irgendwelchen Beamten des Arbeitsamtes zu überlassen, die lediglich ein mathematisches Potpourri aus Schulnoten, Ausbildungszwängen und Einkommensentwicklung verschiedener Berufssparten erstellen, hat für alle Beteiligten, einschließlich der Gesellschaft, Nachteile. All die Umschulungswünsche, Studienwechsel und Abbrüche von Lehren gehen darauf zurück, dass die Betroffenen ihren Beruf mit ihrem Weg nicht in Übereinstimmung bringen können.

Allein schon der Gedanke, die eigenen Kinder auf solch eine Reise zu schicken, mag heutige Eltern erschrecken. Sicherheit rangiert weit vor Lebendigkeit. Alle Ferien nach der Pubertät böten jedoch eine Möglichkeit. Diese »Kinder« immer noch automatisch auf Familienunternehmungen mitzunehmen ist kein Zeichen von Liebe, sondern ein Übergriff in ihren Lebensraum, der sie in einer wesentlichen Entwicklungsphase behindert, auch wenn sie es selbst nicht artikulieren. Aufenthalte im Ausland, um die Welt und das Leben kennen zu lernen, wären nun angezeigt und könnten die endgültige Ablösung vorbereiten.

Nach abgeschlossener Lehre oder beendetem Gymnasium gäbe es auch heute immer noch die Möglichkeit, eine »Weltreise« anzutreten, um sich wieder zu finden, nachdem man sich jahrelang in Ausbildungspläne gefügt hat. Ein freies Jahr nach der notwendigen, aber unfreien Zeit wäre eine Möglichkeit der Selbstfindung. Früher gingen die Handwerksburschen nach ihrer Lehrzeit auf die Walz, und unter Studenten war es üblich, an fremden Universitäten und zeitweise auch im Ausland zu studieren.

Die Jesuiten huldigen einem entsprechenden Brauch mit viel Erfolg. Nach Jahren des Studiums kann sich jeder ein Jahr lang einem Bereich seiner Wahl widmen, und sei es, er taucht in das Feld einer anderen Kultur in einem anderen Kontinent mit fremder Religion ein. Solch ein Brauch erweitert in jedem Fall den geistigen Horizont und das Bewusstsein und erleichtert so das Finden des eigenen Lebensweges. Die Reise ist natürlich vor allem eine innere, darf aber auch weit in den äußeren Raum führen.

Rituale der Suchtvermeidung

Wenn auch das Finden positiver Übergangsrituale heute in modernen Industriestaaten schwerer denn je ist[49], kann man zumindest die gefährlichen unter den Ersatzritualen mit Bewusstheit und Mut entschärfen. Dies wäre Aufgabe von Taufpaten oder jenen Erwachsenen, die sich für den Lebensweg des ihnen anvertrauten Kindes mitverantwortlich fühlen. Früchte tragen kann dieser Einsatz der Erwachsenen allerdings nur, wenn er rechtzeitig erfolgt und die Kinder noch ansprechbar sind.

Auch wenn die Rauchergesellschaft allmählich in den *letzten Zügen* liegen dürfte, empfiehlt es sich dringend, die Kinder frühzeitig in die Unsitte des Rauchens einzuführen, um so ihr Hängenbleiben an diesem Fehlversuch eines Pubertätsrituals zu verhindern. Dass Kinder heutzutage nicht mit Zigaretten in Berührung kommen, ist praktisch ausgeschlossen. Sie nur auf die Gefahren des Rauchens hinzuweisen nützt oft nichts und macht sie in keinem Fall reifer. Man könnte sie aber frühzeitig, das heißt auf alle Fälle deutlich vor der Pubertät, zu einem Rauchritual einladen, gleichgültig ob man selbst Raucher oder Nichtraucher ist. Andernfalls findet dieses Ritual unter viel ungünstigeren Bedingungen ohne erwachsene Beteiligung und damit Hilfe statt.

Zur Vorbereitung gehört, die Kinder ausführlich über die Hintergründe des Rauchens zu informieren und darauf hinzuweisen, wie schwer es ist, erwachsen zu werden. Es gilt zu erklären, dass viele es über das Rauchen versuchen würden, weil das eine typische, Erwachsenen vorbehaltene Gewohnheit sei. Dieser Versuch sei niemandem übel zu nehmen, wichtig wäre aber zu wissen, dass er nicht klappt und Raucher alles andere als erwachsen, nämlich unfrei und abhängig sind. Dafür solle man sie nicht verachten, sondern sie wie andere Süchtige auch mit Mitgefühl betrachten. Schließlich hätten sie es schwer genug mit ihrer Abhängigkeit und ihrer generellen Krankheitsanfälligkeit, die sich ja leider nicht nur auf Krebs und Herzinfarkt beziehe. Da aber das Rauchen sowieso einmal an sie herangetragen werde, sei es wichtig, schon vorher alles darüber in Theorie und Praxis zu erfahren. Deshalb wolle man gleich zusammen ein Rauchritual abhalten. Dazu sei es nötig, eine ganze Zigarette zu rauchen, auch wenn einem davon übel werde, man vielleicht sogar Durchfall bekomme und in jedem Fall unangenehmen Hustenreiz. Zwar sei das alles unangenehm, aber dieses eine Mal müsse es sein, dafür dann später nicht mehr.

Wenn nach dieser Einführung beide zusammen eine rauchen,

wird das Kind alles wie prophezeit erleben. Vielleicht wird es das Ritual abbrechen wollen, aber das sollte um des vollen Erfolges willen verhindert werden. Der Nichtraucherpate mag selbst gewisse Schwierigkeiten mit seiner Zigarette haben und braucht sie ja nicht zu inhalieren, bei dem Kind wären einige inhalierte Züge aber notwendig, um die Wirkung zu spüren.[50] Der selbst rauchende Pate kann sogar mit noch mehr Überzeugungskraft sprechen, da er ja erlebt hat, wie er im Zuge seiner eigenen frühen Raucherkarriere zwar süchtig, aber nicht erwachsen wurde. Das verlangt allerdings eine Menge Ehrlichkeit von ihm, um das Ritual stimmig durchzuführen. Wenn ein solcherart frühzeitig in das Geheimnis des Tabaks eingeweihtes Kind später von einem anderen Kind unter dem Siegel der Verschwiegenheit zur vermeintlich ersten Zigarette eingeladen wird, kann es in aller Ruhe aus seiner Erfahrung heraus darauf reagieren. Es wird wenig Verlockung spüren, ja es mag sogar das andere Kind, das nicht das Glück der frühen Einführung hatte, durch seine Schilderung davor bewahren, tiefer in das Raucherprojekt einzusteigen. Ab und zu weiht solch ein Kind seine Freunde dann seinerseits auf diese andere bewusste Art ein.

Natürlich ist der Gruppendruck, dem Kinder in diesem Alter ausgesetzt sind, enorm und sollte nicht unterschätzt werden. Selbst wenn es trotz des gemeinsamen Rauchrituals auf der nächsten Klassenfahrt zu einer Nikotinorgie kommt, war das Ritual nicht vergebens und kann ein Anreiz zum frühzeitigen Wiederausstieg aus dem Rauchen bleiben.

Der erste Alkohol

Ganz entsprechend wäre das Vorgehen im Hinblick auf Alkohol zu wählen. In einer Gesellschaft, wo Alkohol zum täglichen Leben gehört und manchmal sogar zum guten Ton, wo Millionen Menschen sich mittels Alkohol über ihre Sorgen hinwegtrösten, dem unerträglichen Alltag entfliehen oder sich Mut antrinken, ist nicht zu erwarten, dass ein Kind davon unbeeinflusst bleibt. So ist es ratsam, ihm im Rahmen eines kleinen Rituals wiederum frühzeitig den ersten Whiskey oder einen vergleichbaren Alkohol selbst anzubieten. Nach der Einführung über die Rolle des Alkohols in dieser Gesellschaft, seine Funktion bei Partys und seine Rolle bezüglich der Vorstellungen von Erwachsenwerden wären auch seine Auswirkungen auf Körper und Seele in aller Deutlichkeit zu schildern. Die wenigen Schlucke Whiskey werden dem Kind nicht schaden, sondern ihm vielmehr deutlich machen, dass die Schilderung stimmt. Der Kopf wird benommen, die Knie werden weich, und vielleicht stellt sich Übelkeit ein. Auch durch dieses Ritual wird das Kind auf spätere mit Sicherheit stattfindende Verführungen durch Gleichaltrige vorbereitet. Es weiß nun Bescheid und braucht sich und anderen nichts vorzumachen.

Auch hier gilt, dass der Versuch einer sensiblen Einführung nie schaden, aber oft nutzen kann. Dennoch wird sich gerade der Alkohol, der in dieser Gesellschaft zur unumstrittenen Kontaktdroge geworden ist, sinnvollerweise nicht ganz aus dem Leben halten lassen. Nur durch Anstoßen können sich bürgerliche Menschen noch duzen und näher kommen, ohne sich dabei *anstößig* zu fühlen. Außerdem benutzen auch bereits junge Menschen den Alkohol, um sich Mut anzutrinken oder um Kummer hinunterzuspülen. Die beste Vorbeugung wäre hier natürlich, ein Kind zu seinem eigenen Mut hinzuführen, sodass es derlei Hilfsmittel nicht braucht.

Die Rauschgiftfalle

Ganz analog wäre mit den Cannabisprodukten Marihuana und Haschisch umzugehen. Der erste gemeinsame und rituell gerauchte Joint[51] kann viele spätere Eigenerfahrungen des Kindes ersetzen. Und wiederum ist die Wahl nicht, ob er geraucht wird oder nicht, sondern nur wo und in welchem Kontext. Unter Umständen muss man für die Eigenerfahrung eine Runde üben, um dann auch kompetent über die Wirkungen Auskunft geben zu können. Sie werden für viele Erwachsene verblüffend harmlos sein, was an den diesbezüglich herrschenden Vorurteilen liegt. Tatsächlich sind die Cannabisprodukte deutlich harmloser in ihren Auswirkungen auf Körper und Seele als die Gesellschaftsdrogen Nikotin und Alkohol. Was das Erwachsenwerden angeht, lösen sie aber genauso wenig Probleme, sondern führen eher auf Abwege und am Leben vorbei. Sobald die Kinder bei dem unerlässlichen Selbstversuch feststellen, dass die gegebenen Informationen mit ihren gemachten Erfahrungen übereinstimmen, haben die Eltern oder Paten die Kompetenz erworben und das notwendige Vertrauen geschaffen, auch über Drogen wie Heroin zu reden. Wenn sie nun sagen, dass die so gefährlich seien, dass man sie gar nicht ausprobieren könne, wird ihnen wahrscheinlich eher geglaubt. Heroin (von griechisch *heros* = Held), das in seinem Namen auf die Heldenreise anspielt, führt immer in die Sackgasse und meist in den Tod. Noch nie hat jemand mit seiner Hilfe die Heldenreise des Lebens besser bewältigen können. Das heroische Gefühl, das die Droge vermittelt, ist reine Illusion. Vielmehr provoziert Heroin die totale Verweigerung der Lebensreise zu Gunsten eines abhängigen unfreien Vegetierens und schließlichen Verlierens. Dieses Schicksal erspart man seinen Kindern umso sicherer, je ehrlicher man vorher war. Wer behauptet, Marihuana führe in die Gosse und sei ein Teufelszeug, dabei aber selbst Alkohol trinkt, wird bei unzähligen Gelegenheiten von seinen Kindern oder Schutzbefohlenen als platter Lügner entlarvt. Auf jedem Schulhof dieses Landes wird dauernd der Gegenbeweis angetreten. Solcherart belogen glauben die Kinder natürlich, all die Informationen über andere Drogen seien genauso falsch. Verlogene Mahnungen und mangelnde Aufklärung sind für viele Spätpubertierende, die die Kurve nicht gekriegt haben, eine gefährliche Falle.

Notwendige Aufstände

Bei all diesen gut gemeinten Ritualversuchen von erwachsener Seite wäre zu bedenken, dass Pubertät immer auch mit Aufbegehren und Rebellion zu tun hat. Deshalb sollten solche Rituale gerade nicht mit der Absicht gemacht werden, die Krise damit zu verhindern, sondern sie zu fördern, indem man dabei aber gewisse Wegweiser anbietet. Deshalb ist es auch besser, wenn Taufpaten statt Eltern in dieser Zeit die Rolle des Helfers übernehmen. Von den eigenen Eltern, von denen man sich ja lösen muss, ist jetzt alles besonders schwer anzunehmen. Den Aufstand der eigenen Kinder kann man als Mutter oder Vater kaum fördern. Je verständnisvoller man zu den Pubertierenden ist, desto schwerer macht man es ihnen. Die Hippiegeneration konnte ihre Eltern noch mit den etwas längeren, aber im Wesentlichen ordentlichen Pilzkopffrisuren und ein paar Joints auf die Barrikaden bringen und so den Aufstand proben. Eine Generation später mussten die Kinder sich dazu schon Sicherheitsnadeln durch die Ohren bohren, die Haare giftgrün färben und Heroin spritzen. Weitere Eskalationsstufen sind nur schwer vorstellbar, sicher aber ist, dass jede Generation ihren Aufstand proben muss.

Hier liegt auch der Grund, warum die Märchenhelden es mit ihrer bösen Stiefmutter und überhaupt mit schrecklichen Eltern leichter haben. Solche Eltern lassen sich schneller provozieren und einfacher verlassen. Liberale und für alles Verständnis aufbringende Eltern stellen hier eher ein Problem dar. Da müssen schon so schwere Geschütze wie Heroin aufgefahren werden, bis sich wirkliche Gegenwehr rührt. Jedenfalls könnte hieraus der Entschluss wachsen, sich als Elternteil nicht liberaler zu geben, als man ist, und nicht eigene Positionen zu verleugnen, nur um den Draht zu den Kindern nicht zu verlieren. Der gute Kontakt muss phasenweise sogar verloren oder aufgegeben werden, und da ist es sicher sinnvoller, die Aufständischen nicht zum Äußersten zu treiben, sondern wirklich an den Punkten zu kämpfen, wo die Meinungen auseinander gehen. Andererseits ist es natürlich auch nicht angemessen, sich autoritärer zu gebärden, als man ist, nur um jugendlichen Kindern Reibungsflächen zu bieten. Zur Not suchen sich Heranwachsende auch außerhalb der Familie die notwendigen Feindbilder, von denen sie sich absetzen können.

Ekstase

Ein wichtiger Punkt, der in seinen Konsequenzen bis in die Drogenproblematik reicht, ist das Thema Ekstase. Der ganze damit zusammenhängende Erfahrungsbereich ist bei uns tabuisiert, während er zum selbstverständlichen Bestandteil des Gemeinschaftslebens archaischer Kulturen gehörte. In ihren rhythmischen Stampftänzen, langen mantrischen Gesängen, Trancen und Ritualen wie dem Feuerlaufen gerieten die Menschen spontan in Ekstase und erlebten ihre Verbindung zu jenem inneren Wesenskern, wo jeder Mensch heil und vollkommen ist. Auch diese Erfahrung ist wichtig, um erwachsen zu werden, denn sie zeigt ein Ziel, das es irgendwann zu erreichen gilt. Sobald man nämlich ein großes Ziel hat, sind kleinere Schritte, auch wenn sie für sich betrachtet noch so gewaltig sein mögen, viel besser zu meistern. Jugendliche, die das endgültige Ziel gesehen haben, werden mit Etappenzielen leichter fertig. Hinter dem immer gewichtiger werdenden Suchtproblem stecken im Wesentlichen die in den Schatten gesunkene Suche nach Ekstase und der Wunsch vieler junger Leute, einen Blick auf das Ziel des Lebens zu gewinnen, ohne viel dafür tun zu müssen. Mittels Chemie wollen sie die Tür aufsprengen. Drogen bieten immer nur einen Teil des Blickfeldes, und schon das macht süchtig – besonders in einer Gesellschaft, die keinen verbindlichen Kult mehr hat, um Drogen in einen sinnvollen Rahmen einzubinden.

Wo es keine Räume und Übungen mehr gibt, um ekstatische Erfahrungen zu machen, werden Drogen zur Gefahr, da sie solche Erfahrungsräume kurzzeitig chemisch öffnen oder auch nur vortäuschen. In diesem Zusammenhang fällt auf, dass unsere Gesellschaft sogar harmloseste Ansätze Richtung Ekstase zu behindern sucht. Anstatt froh zu sein, dass die Kinder ein Bedürfnis haben, sich in Diskos tanzend in Ekstase zu versetzen oder sich doch zumindest gründlich auszutoben, blockieren viele Erwachsene auch diesen harmlosen Weg noch nach Kräften. Dabei könnte uns schon die Erfahrung mit Sport treibenden Jugendlichen zeigen, dass diejenigen, die sich dabei regelmäßig ganz verausgaben, ziemlich sicher vor Drogen wie Heroin sind. In Momenten völliger Verausgabung und totalen Engagements kann man auch im Sport ekstatische Momente erleben. Kinder, die sich häufig tanzend in Ekstase begeben und positive Anreize für die Heldenreise des Lebens bekommen, erfüllen sich ähnliche Bedürfnisse. So sind die beste Suchtvorbeugung die Hinführung zu ekstatischen Erfahrungen, die Auseinandersetzung mit dem, was der Mensch letztlich sucht, und die Einweisung in das Lebensmuster des Mandalas, in dem die Stationen und das Ziel klar zu erkennen sind.

Die Gefahren der Ekstase sind überschaubar. In Verruf geraten ist das ganze Thema nur, weil es bei uns fast nur noch im Zusammenhang mit Drogen erlebt wird.[52] In der Antike gab es den Dionysoskult, eine Religion, deren Anhänger sich mithilfe von Wein berauschten, um orgiastische Erfahrungen zu machen. Natürlich gab es damals kein gesellschaftliches Alkoholproblem, denn die Rauschdroge Alkohol war rituell in den Kult eingebunden – woran sich ersehen lässt, dass nicht die Drogen das Problem sind, sondern das *kult*urlose Umfeld und der Mangel an ekstatischen Erfahrungsräumen. An diesem Punkt lässt sich auch erkennen, wie meilenweit unsere Drogenpolitik an jeder Lösung vorbeizielt.

Ekstase erlaubt, aus dem Ego herauszutreten und eine Selbsterfahrung zu machen. Damit ist sie die eindrucksvollste Möglichkeit, den engen Lebensrahmen zu verlassen und zum eigenen Wesenskern vorzustoßen. Je einengender der Rahmen gehalten wird, desto drängender wird folglich das Bedürfnis nach Aus- und Aufbruch in die Ekstase sein. Andererseits kann auch ein haltloser oder fehlender Rahmen diesen Wunsch beflügeln. Hier dürfte die Erklärung dafür liegen, dass die beiden am stärksten suchtgefährdeten Gruppen die von »Overprotection«-Liebe eingeengten Bürgerkinder und die aus chaotischen Verhältnissen stammenden Unterschichtkinder sind.

Fragen zur Pubertät

1. Wie habe ich meine erste Periode/meinen ersten Samenerguss erlebt?
2. Wie habe ich den Einbruch der Sexualität in mein Leben erlebt? Hatte ich von Anfang an Orgasmen? Wie wurde ich aufgeklärt? Welche Stimmung herrschte dabei?
3. Wie viel unerlöste Kindlichkeit ist heute noch in meinem Leben?
   – Esse und trinke ich wie ein Erwachsener oder wie ein Kind?
   – Welche Kinderspiele behindern mein Berufsleben?
   – Welche Schlüsse erlaubt meine Kleidung diesbezüglich?
4. Welche Rolle spielen Mutproben für mich?
5. Wie stehe ich zu (gleichgeschlechtlichen) Gruppen? Wie fühle ich mich in der Gruppe?
6. Welche Aufstände habe ich in meinem Leben durchgefochten?
7. Wie stehe ich zu Askese und Weltgenuss, zu Fasten und Fressen? Habe ich meine Mitte diesbezüglich gefunden?
8. Gibt es Momente der Ekstase für mich? Wie ist mein Bezug zu Rausch(gift)?

Übungen in der Pubertät

1. Pubertätsfeste: Anlässlich der ersten Monatsblutung könnten die Eltern ein großes Fest für ihre Tochter geben, zu dem auch alle ihre wichtigen Freundinnen und Bekannten eingeladen werden. Würde das nur etwas um sich greifen, würde schnell alles Peinliche daran verschwinden.

Ein entsprechendes Fest ließe sich auch im Familienkreis feiern, wobei die Eltern die Gelegenheit wahrnehmen könnten, darauf hinzuweisen, dass die Tochter von jetzt ab in der Lage und berechtigt sei, die Mutter bei verschiedenen Gelegenheiten zu vertreten. Sie könnten auch darauf eingehen, was es für sie bedeutet, von nun ab von der Elternrolle mehr zurückzutreten, und was es für die Tochter parallel dazu heißt, erwachsener zu sein. Besonders wichtig wäre auch eine offizielle Klarstellung der Eltern, dass es gut und richtig für Kinder ist, ihre Eltern in vieler Hinsicht zu überflügeln. Ähnliches ließe sich natürlich für Jungen in Szene setzen.

2. *Pubertätsreisen:* Sie bieten für die Ausfliegenden und die Zurückbleibenden gleichermaßen eine unvergleichliche Chance, sich in die neue Situation hineinzufinden und mit der veränderten Rolle vertraut zu werden. Kinder fliegen aus, um ihre Flügel zu üben und mit der Verantwortung für ihr eigenes Leben umgehen zu lernen. Man könnte ihnen Ikarus' Geschichte mit auf den Weg geben als Warnung und Parzivals zum Mutmachen. Rucksackreisen bieten hier den Vorteil, dass sie die jungen Himmelsstürmer von vornherein zwingen, das eigene Gewicht und den Rucksack mit den nötigen Dingen in eigener Verantwortung zu tragen, mit Geld über längere Zeiten Haus halten zu lernen und selbst dafür zu sorgen, dass die eigenen Ansprüche erfüllt werden. Selbstständigkeit und Selbstversorgung gehören ebenso dazu wie Mut und Freude an der Eroberung neuer Lebensbereiche. Das nötige Reisegeld selbst zu verdienen würde das Ritual noch vertiefen. Eine Aupairzeit könnte in ähnlicher Weise als Chance zu einem Neuanfang auf neuer Ebene genutzt und rituell geladen werden.

Wichtige Voraussetzungen, die vorher zu erfüllen sind, wären etwa das Abschließen kindlicher Verpflichtungen, das Ab- bzw. Weitergeben von Stofftieren und anderen Lieblingsspielzeugen der Kindheit und überhaupt das Abschiednehmen von allem, was im Land der Kindheit und in der Heimat zurückbleiben muss, während man sich selbst *aufmacht*.

3. *Elternreisen:* Natürlich lässt sich der Spieß auch sinnvoll umdrehen, und so könnten Eltern auch wieder allein ausfliegen und ihren Kindern die Sorge für das Heim übergeben. Während die Jungen zu Hause erwachsen spielen, hätten die »Alten«

zweite Flitterwochen und könnten in aller Ruhe zurückschauen auf die bewegten Zeiten, die sie hinter sich gebracht haben.

4. *Baumritual:* Man könnte einen jungen Baum zur Feier der Pubertät pflanzen, der dann mit dem Mädchen oder Jungen wächst und in seinen Lebensphasen zum Spiegel wird. Besonders geeignet sind Bäume wie die Walnuss, die lange brauchen, bis sie Früchte tragen.

5. *Medizinradritual:* Das Medizinrad der indianischen Traditionen eignet sich für vielfältige Orientierungsrituale. Schon der Bau eines solchen Mandalas, der an geeigneten Naturplätzen problemlos ist, kann rituellen Charakter gewinnen. Der Osten steht darin für das kleine Mädchen, der Westen für die erwachsene Frau, der Süden für den kleinen Jungen, der Norden für den erwachsenen Mann. Die einfachste Übung wäre, auf den Plätzen des jungen und des alten Menschen zu meditieren und die Bilder zu beobachten, die dabei aufsteigen.

6. *Luftballonritual:* Dieses ließe sich als wirkliche Ballonreise inszenieren, bei der man von den Winden des jeweiligen Augenblicks hingetragen wird, wohin immer diese wollen. Lediglich an der Höhe lässt sich etwas ändern. Insofern wäre solch eine Reise ein besonders *deut*licher Spiegel der Lebensreise, bei der wir ja auch nur die Ebene, aber nicht das Muster bestimmen können.

Kindlicher, aber dafür auch viel einfacher lässt sich das Ganze mit einem besonders schönen und großen Gasluftballon verwirklichen. Das Kind könnte ihn mit seinen Wünschen für den neuen Lebensabschnitt verzieren, und die Eltern könnten ihm symbolisch die Freiheit schenken. Dem entschwindenden Ballon nachzusehen könnte die Abschlussmeditation des Rituals werden. Entsprechende Wettbewerbe unter Kindern (wessen Ballon kommt am weitesten?) sind Vorbereitungen und Vorstufen zu eigenen Reisen und Aufstiegen.

7. *Ritual für Eltern Pubertierender:* Eine gemeinsame Meditation über die zwei großen Elternaufgaben, wie sie der amerikanische Journalist Hodding Carter formuliert: den Kindern zuerst Wurzeln und dann Flügel wachsen lassen. Wird solch eine Meditation in Form einer gemeinsamen inneren Reise von bei-

den Eltern rechtzeitig und regelmäßig durchgeführt, könnten sie sich auf der Ebene der inneren Bilder und in der Tiefe der Trance über viele Fragen der Erziehung und Sorge für den Nachwuchs leichter einigen.

Phasen typischer Pubertätsrituale:

- die Familie, Heimat verlassen,
- Entbehrungen ertragen, Mutproben, Suchrituale,
- Gruppenritual zur Feier der neuen Identität des gerade Erwachsengewordenen,
- Verwurzelungsphase: Einführung in die Regeln des neuen Lebens.

6. *Adoleszenz*

Die Menschen werden nicht an dem Tage geboren,
an dem ihre Mutter sie zur Welt bringt,
sondern,
wenn das Leben sie zwingt,
sich selbst zur Welt zu bringen.

Gabriel García Márquez

Du fragst mich, was soll ich tun?
Ich sage dir, lebe wild und gefährlich, Arthur!

Clemens Walter

Jugendliche in archaischen Kulturen waren offensichtlich körperlich und seelisch in der Lage, mit der Pubertät den endgültigen Loslösungsschritt aus dem elterlichen Nest zu schaffen. Bei modernen Jugendlichen scheint das nicht mehr der Fall zu sein. Sie sind ihren »primitiven« Brüdern und Schwestern einerseits voraus, andererseits zurück. Dem Phänomen der Akzeleration[53], der stetig zunehmenden körperlichen Entwicklungsgeschwindigkeit, steht eine parallele Verlangsamung der seelischen Entwicklung gegenüber. Moderne Jugendliche erreichen die Pubertät schneller als je zuvor, fallen aber seelisch immer weiter zurück. Für ersteres Phänomen machen Wissenschaftler die bessere Ernährung im Sinne von mehr Eiweiß und Vitaminen verantwortlich. Wenn für die Beschleunigung der physischen Entwicklung bessere Nahrung entscheidend ist, liegt der Verdacht nahe, dass für die Verlangsamung der psychischen Entwicklung schlechtere seelische Nahrung die Verantwortung trägt. Dafür lassen sich Belege in Hülle und Fülle finden. Statt Lebensmittel für die Seele bekommen die Jugendlichen auch in dieser Hinsicht nur Fastfood, was zwar zum Überleben gerade reicht, aber nicht zum Leben. Ein Entwicklungsrückstand ist die logische Folge. Selbst das Überleben ist nicht mehr so sicher, und die hohen Selbstmordraten kulturloser Gesellschaften beziehen sich zunehmend auch auf ganz junge Menschen. Selbstmord ist in archaischen Kulturen praktisch unbekannt.

Jedenfalls wären heutige Jugendliche mit der endgültigen Abnabelung zu Pubertätszeiten völlig überfordert, und so rückt diesbezüglich die Adoleszenz in den Mittelpunkt des Geschehens. Die Zeit zwischen der Pubertät und der vollen körperlichen Reife bietet die Chance, den schwierigen Prozess der Abnabelung zu vervollständigen. Diese zweite große Abnabelung vom äußeren Nest entspricht in vielem der ersten vom inneren Nest der Bauchhöhle. Sie geschieht ungefähr zum Zeitpunkt der schulischen Reifeprüfung. Was mit der Pubertät beginnt, sollte spätestens mit der Adoleszenz zum Abschluss kommen, da sonst die Entwicklungswege der beiden betroffenen Generationen blockiert werden.

Frauen haben es, was die Abnabelung von zu Hause angeht, in mancher Hinsicht wiederum leichter als Männer, gerade weil ihr Weg äußerlich schwerer aussieht. Entsprechend einem in unserer Gesellschaft und in vielen Kulturen fest verankerten Muster verlässt die Frau ihr Zuhause und folgt ihrem Mann in dessen Haus. Was persönlich sicher meist als Härte empfunden wird, hat langfristig verschiedene Vorteile. Selbst wenn sie oft nur die elterliche Bevormundung durch die des Ehemanns ersetzt, kommt es doch automatisch zu einer Abnabelung, während er nach kurzem Ausflug, unter anderem zum Zweck der Brautsuche, ins heimische Nest zurückfällt und mit all den alten Mustern konfrontiert bleibt. Das ist einer der Gründe, warum in vielen archaischen Kulturen männliche Nachkommen viel begehrter sind. Man hat langfristig etwas von ihnen, sie bleiben. Töchter aber müssen irgendwann hergegeben werden. Frauen wechseln fast immer das Haus und oft auch die Gegend.

Auch wenn dieses Muster in den meisten Teilen der Welt noch

völlig unbestritten ist, erscheint es doch in unseren Breiten weitgehend überholt. Bei genauerem Hinsehen entdeckt man jedoch, wie es bei uns noch weiterwirkt und sogar von sehr bewussten jungen Leuten nur schwer abzuschütteln ist. Selbst wenn beide Partner sich schon früh von zu Hause gelöst haben, bleiben doch häufig die traditionellen Rollenmuster erhalten und erscheinen in neuem Gewand nicht weniger prägend. Sicherlich leiden auch bei uns noch mehr Ehefrauen als Ehemänner unter der Schwiegermutter, einfach weil sie sich mehr an das Zuhause gebunden fühlen und nicht so leicht entkommen können. Vor allem Kinder sorgen auch für diese engere Nestbindung. Diejenigen Frauen, die sich im Zuge ihrer Emanzipation von solchen Mustern völlig gelöst haben, schlagen sich dafür mit ähnlichen Problemen herum wie Männer im Allgemeinen.

Der zweite wesentliche Vorteil weiblicherseits liegt, wie bereits erwähnt, in der Möglichkeit, Kinder zu bekommen und auf diese Weise aus dem Venusmuster, das in mancher Hinsicht der Playgirl- und Playboyliebe entspricht, in die mütterliche Sphäre zu gelangen, wo mit der Mutterliebe natürlicherweise eine reifere Form von Zuneigung zum Zuge kommt. Am wichtigsten aber ist das Erlebnis der Geburt selbst, das fast immer einen Reifungsschritt mit sich bringt. Nebenbei wird dadurch das eigene Geburtstrauma nochmals durchlebt, vor allem ist es aber die Einweihung ins Erwachsenwerden schlechthin. Es zwingt gleichsam vom Ich zum Du.

Die Adoleszenz ist die letzte von der Zeit her stimmige Chance, erwachsen zu werden. Was aber heißt das genau? Ist es die Volljährigkeit, die wir vor noch nicht so langer Zeit von einundzwanzig auf achtzehn Jahre herabgesetzt haben? Die Vorverlegung war sicher stimmig, da man mit achtzehn über den Führerschein die Vollmitgliedschaft in der Autogesellschaft erhielt, mit einundzwanzig außer der Wahlberechtigung und der Geschäftsfähigkeit aber nichts Wesentliches bekam. Auf alle Fälle haben alle drei Ereignisse wenig Einfluss auf das Erwachsenwerden, sie setzen es eher voraus.

Ganz offenbar gibt es Menschen, die mit fünfzehn schon recht erwachsen dastehen, und andere, die mit fünfzig noch weit davon entfernt sind. Über die Quantität der verlebten Zeit lässt sich Erwachsensein offenbar nicht definieren, auch wenn uns gesellschaftlich nichts anderes übrig bleibt. Wollte man eine wirkliche Reifeprüfung machen, ließe sich über die Kriterien wohl kaum Einigkeit erzielen, und die Überwachung ihrer Erfüllung erschiene völlig unmöglich. Ganz offenbar ist es eher die Qualität der durchlebten Zeit, die Erwachsensein ausmacht. Qualität aber können wir nicht messen, höchstens ermessen. Mit dem Fehlen objektiver Kriterien fällt die Möglichkeit von Prüfungen weg, und so bleiben die wichtigsten Dinge wie der Zugang zur Familiengründung und zur Macht über andere Menschen ohne Kontrolle. Trotzdem gibt es gewisse Kriterien, nach denen man bei sich selbst einschätzen könnte, ob das Thema Erwachsensein annähernd erlöst ist. Diese werden immer subjektiven Charakter haben und nicht im einzelnen Punkt, sondern eher in ihrer Gesamtheit aussagekräftig sein.

Erlöstes Erwachsensein beinhaltet die grundsätzliche Bereitschaft,

- kindliche Heile-Welt-Vorstellungen aufzugeben,
- die frühen Versorgungsansprüche loszulassen,
- die Konsequenzen aus dem eigenen Handeln abzuschätzen und zu tragen, das heißt, die alltäglichen und die umfassenderen Paktsituationen zu durchschauen,
- Verantwortung für sich und andere zu übernehmen,
- die Umwelt als Spiegel zu begreifen, das heißt, das Projizieren aufzugeben,
- sein Leben am Heil statt am Wohl zu orientieren,
- sich einzuordnen im Lebensmuster des Mandalas.

Erlöstes Erwachsensein ist auch die Lust,

- zu wachsen und sich zu entwickeln,
- an Grenzen zu gehen und diese nötigenfalls zu überschreiten,
- seine Berufung zu suchen und anzunehmen,
- seinen eigenen unabhängigen Weg zu gehen,

- sich an der Tageshochform, dem Zenit des Lebens zu erfreuen,
- die eigene Reife zu genießen.

Erlöstes Erwachsensein beinhaltet bezüglich einer Partnerschaft die Bereitschaft,
- Einsatz für diese zu bringen: körperlich-materiell, seelisch, geistig,
- den Partner in guten wie in schlechten Zeiten als Spiegel zu sehen,
- durch Krisen zu gehen, statt den Partner zu wechseln,
- eine Beziehung zum Heil statt zum Wohl anzustreben,
- sich vom Ich zum Du zu entwickeln.

Fragen zur Adoleszenz

1. Wie frei bin ich von meinen Eltern?
   - Wo verbringe ich die Festpunkte des Lebens wie Weihnachten und Ostern?
   - Wie freiwillig kehre ich nach Hause zurück?
   - Wo ist mein Zuhause? Habe ich es zu einem eigenen gebracht? Oder ist es immer noch das alte elterliche?
   - Wie oft und bei welchen Gelegenheiten denke ich: »So wie meine Mutter/mein Vater will ich nie werden?«
2. Kann ich mich auf das Leben einlassen?
   - Bleibe ich in Beziehungen nur so lange, bis sich Herausforderungen und Schwierigkeiten ergeben, oder halte ich durch?
   - Gibt es in meinem Leben Tendenzen, den ewigen Jüngling/die ewige Jungfrau zu spielen?
   - Kann ich beruflich meinen Weg verfolgen? Oder resigniere ich bei Problemen?
3. Gibt es Suchttendenzen bei mir?
   - Sind Gewohnheiten zwingend geworden?

- Treten Ängste auf, wenn ich bestimmte Dinge nicht bekomme?
- Erlebe ich Momente von Ekstase?
- Welche Rolle spielt die Suche nach dem Lebensweg für mich?

4. Kann ich mich als Teil einer Gruppe gleichgeschlechtlicher Partner fühlen?
5. Begegne ich dem anderen Geschlecht offen und direkt?
   - Ist meine Sexualität auf Erwachsenenniveau?
   - Oder stehe ich nur auf väterliche Männer oder mütterliche Frauen?
   - Muss ich mich dauernd durch Eroberungen beweisen?
   - Ist meine Sexualität erfüllend und befriedigend?

7. *Heirat*

Vereint seid ihr geboren,
und vereint sollt ihr bleiben immerdar.
Ihr bleibt vereint, wenn die weißen Flügel des Todes
eure Tage scheiden.
Wahrlich, ihr bleibt vereint selbst im Schweigen
von Gottes Gedenken.
Doch lasset Raum zwischen eurem Beieinander sein,
und lasset Wind und Himmel tanzen zwischen euch.
Liebet einander, doch macht die Liebe nicht zur Fessel:
Schaffet eher daraus ein webendes Meer
zwischen den Ufern eurer Seelen.
Füllet einander den Kelch,
doch trinket nicht aus *einem* Kelche.
Gebet einander von eurem Brote,
doch esset nicht vom gleichen Laibe.
Singet und tanzet zusammen und seid fröhlich,
doch lasset jeden von euch allein sein.
Gleich wie die Saiten einer Laute allein sind,
erbeben sie auch von derselben Musik.
Gebet einander eure Herzen,
doch nicht in des anderen Verwahr.
Denn nur die Hand des Lebens vermag eure Herzen zu fassen
und stehet beieinander, doch nicht zu nahe beieinander:
Denn die Säulen des Tempels stehen einzeln,
und Eichbaum und Zypresse wachsen nicht
im gegenseit'gen Schatten.

Khalil Gibran, Von der Ehe

Die Heirat ist natürlich nicht an sich eine Lebenskrise, aber häufig der Beginn davon. In dem Maße, wie sie missbraucht wird, um dem Elternhaus zu entfliehen, ist sie zum Beispiel mit ziemlicher Sicherheit der Startschuss für eine Dauerkrise. Ob man möglichst früh der elterlichen Gängelei entfliehen will oder erst spät heiratet, um überhaupt noch wegzukommen, ist, was das Krisenpotenzial angeht, fast gleichgültig. Häufig kommt hinzu, dass in solchen Situationen oft der Erst- bzw. die Erstbeste geheiratet wird. Kaum jemand hätte Zweifel, dass eine reine Zweckehe, um zum Beispiel als Asylsuchender einem verhassten staatlichen Regime zu entkommen, wenig Chancen hat. Warum sollte eine Ehe, die den Zweck verfolgt, dem engen Regime des Elternhauses zu entkommen, mehr Chancen haben? Der Zweck der Heirat ist in all diesen Fällen durch die Hochzeit erfüllt, und danach gibt es eigentlich keinen Grund mehr zusammenzubleiben. Bleibt man trotzdem, um den Schein zu wahren, ist das *in jeder Beziehung* notwendige Wachstum weitgehend blockiert. Oft verfolgt auch nur ein Teil einen bestimmten Zweck und täuscht bewusst oder unbewusst den Partner in dessen durchaus berechtigten Erwartungen an ein gemeinsames Leben und Wachsen. Im weiteren Sinne und bei eingehender Betrachtung stellt sich Heiratsschwindel als viel verbreiteter heraus, als gemeinhin angenommen wird.

Zusammenfassend lässt sich feststellen, dass bei dem Schritt in die Ehe Unehrlichkeit sich selbst und dem Partner gegenüber im Laufe der Zeit offenbar wird und für Zündstoff sorgt. Spekulative Ehen, die im Hinblick auf Mitgift, Einfluss, Status oder andere Vorteile geschlossen werden, wandeln sich tendenziell in Gefängnisse, die Entwicklung und Entfaltung behindern statt fördern. Kommt noch eine rituelle Besiegelung, wie zum Beispiel durch das kirchliche Ehesakrament, hinzu, schließt sich die Falle.

Die Vorstellung, einen rituell besiegelten Bund durch Gerichtsurteile oder Unterschriften nach Lust und Laune wieder lösen zu können, ist eine verbreitete Illusion. Die Macht von Ritualen wird dabei naiv unterschätzt. Unzählige Paare leiden unter diesem Irrtum. Noch Jahre nach der Trennung definieren sie alle weiteren Partner(innen) nach der oder dem ursprünglich Angetrauten, von der oder dem sie, räumlich und rechtlich längst getrennt, im übertragenen Sinn doch nicht loskommen. Die Juden haben stimmigerweise ein Scheidungsritual. Die katholische Kirche kennt zwar dergleichen, doch handelt es sich mehr um einen bürokratischen Akt als um ein Ritual, und in der Praxis kommt er nur für sehr (einfluss-)reiche Gläubige[54] in Frage. Hier zeigt sich, wie selbst von verantwortlicher Seite die Wirkung von Ritualen unterschätzt wird. Die evangelische Kirche verfügt über keine entsprechende Zeremonie, bedarf deren aber auch nicht so dringend, da ihre Rituale im Zuge der Reform(ation)en über die verbindliche Form auch die bindende Kraft weitgehend verloren haben.

Andererseits nimmt die Zahl der rituell geschlossenen Ehen rapide ab, was dazu führt, dass die Eheleute nicht mehr halten können, was sie versprechen. Besonders in Ländern mit atheistischer Staatsideologie wurde dieses Phänomen deutlich. Groteskerweise versuchte man dort sogar, kirchenähnliche Zeremonien nachzustellen, weil sich der Verdacht bestätigte, dass ohne Ritus geschlossene Ehen nicht bestehen.

Je weniger die vorangegangenen Lebenskrisen bewältigt wurden, desto größer sind die in die Ehe eingebrachten Hypotheken. Gerade auch bei einer so genannten Liebesheirat werden sich mit der Zeit Eigenschaften am Partner zeigen, die man bei sich selbst nicht leiden kann. Zu Anfang verliebt man sich in all die wundervollen Charakterzüge, die man bei sich auch sieht oder doch gerne sehen würde und noch zu entwickeln hofft. Mit der Zeit tritt der bekannte Gewöhnungseffekt ein, und dann tauchen allmählich all jene Eigenschaften auf, die man nie bei ihr oder ihm vermutet hätte. Es sind gerade die eigenen, bei sich selbst abgelehnten Züge, jene, die man nicht wahrhaben und deshalb auch nicht wahrnehmen will, die einen so sehr abstoßen, dass man sie weit verdrängt hat. Wenn sie nun beim Partner herauskommen, ist das besonders ärgerlich und störend. Prinzipiell wäre uns ein Partner am liebsten, der keinerlei Schatten spiegelt, sondern nur unsere Schokoladenseite beleuchtet. Das entspricht dem vergeblichen Traum ewig andauernder Verliebtheit. An solcher Partnerschaft ließe sich viel genießen, aber nichts lernen.

Der Jungianer Adolf Guggenbühl-Craig[55] unterteilt Beziehungen in zwei Grundkategorien. Er spricht von der »Partnerschaft zum Wohl«, die angenehm verläuft und nicht dazu zwingt, sich ständig mit dem Schatten zu konfrontieren, und jener »zum Heil«, wo ohne Schattenarbeit nichts weitergeht. Der Volksmund formuliert dasselbe in zwei Sprichworten, um die sich alle Partnerschaft dreht. »Gleich und gleich gesellt sich gern« zielt auf die Partnerschaft zum Wohl ohne große Entwicklungstendenzen, »Gegensätze ziehen sich an« meint die Partnerschaft zum Heil, wo dauernd Schatten hervorbricht und bearbeitet, das heißt integriert werden will.

Bei den Beziehungen zum Wohl steht der Anspruch im Vordergrund, dass der Partner dafür sorgen möge, dass es einem wohl ergehe. Häufig entwickelt sich ein oberflächlicher Gleichklang, der von der Ähnlichkeit der Partner lebt und die Gefahr der Scheinharmonie beinhaltet. Diese Beziehung sitzt der Illusion auf, dass es um vordergründige Harmonie ginge oder darum, das Himmelreich auf Erden, das heißt im Außen, zu schaffen. Wirkliche Harmonie ist – wenn auch schwer – eher über die Beziehung zum Heil zu verwirklichen. Sie braucht Entwicklungszeit und hat nichts Oberflächliches. Sie ist mit der Göttin Harmonia im Bunde, die ihrerseits ein Kind der Liebesgöttin Venus und des Kriegsgottes Mars ist und spürbar von beiden lebt.

Diesem letzten Muster sollte eigentlich unsere Ehe entsprechen, jedenfalls die christliche, die, von einem Sakrament gedeckt, einen heiligen Bund beinhaltet. In dem Maße, wie sie heilig sein will, müsste sie sich am Heil orientieren. Die Grundidee ist, dass wirkliche Ehen im Himmel geschlossen werden und die beiden Eheleute mit Gott im Bunde sind. Himmel und Gott stehen gleichermaßen für die Einheit, und diese entspricht dem Heil.

In der Praxis handelt es sich natürlich meist um Mischungen der beiden Extrempole »zum Heil« und »zum Wohl«. Man kann davon ausgehen, dass Liebesheiraten später mehr in Richtung Beziehungen zum Heil tendieren, während Vernunftehen, wie sie von Eltern gern gestiftet werden, sich eher zum Wohl entwickeln. Je größer die Unterschiede zwischen den beiden Liebenden sind, desto mächtiger muss die Verliebtheit sein, die diese Kluft überwindet. Verlieben heißt in Resonanz gehen, sich auf ein neues gemeinsames Niveau einschwingen. Je weiter der Weg ist, den man aus seiner gewohnten Schwingungslage zurücklegen muss, um sich auf die neue gemeinsame einzustellen, desto deutlicher wird das Verliebtheitsgefühl zu spüren sein. Das ist aber auch der Grund, warum besonders heiße Liebe so häufig in kalten Hass umschlägt.[56] Wenn nämlich der oder die Heißgeliebte anfängt, jene ganz andere Seite zu zeigen, und die Beziehung nicht als Chance zum gemeinsamen Wachstum durch Integration fehlender Anteile genutzt, sondern zum Projizieren missbraucht wird, liegt hier gewaltiger Sprengstoff. Der Volksmund bezeichnet den Partner als *die bessere Hälfte* und hat insofern Recht, als er die andere und für einen selbst fremde und damit wichtigere Seite der Wirklichkeit spiegelt. Je heißer die ursprüngliche Liebe, desto größer sind also die Reifungschancen in einer Beziehung, desto größer ist aber auch die Chance, durch Projektion dem Hass zu verfallen.

Bei der Vernunftehe wird die zu überwindende Kluft meist geringer sein, hat man doch einen Partner gesucht oder suchen lassen, der zu einem passt. Das Gefühl der Verliebtheit wird allerdings, wenn überhaupt vorhanden, entsprechend schwächer sein, das betrifft genauso das Hasspotenzial und die Entwicklungschancen. Tatsächlich sind solche Beziehungen bei der herrschenden entwicklungsfeindlichen Grundtendenz und der verbreiteten Lust am Projizieren oft haltbarer mangels entsprechenden Sprengstoffes. Je mehr Schatten sich im Laufe des bisherigen Lebens gebildet hat, etwa durch nicht integrierte Entwicklungsschritte, desto mehr kann die Partnerschaft hervorholen, das heißt, desto schwieriger wird sie sich anlassen, desto chancenreicher ist sie aber auch. Aus Sicht der spirituellen Entwicklung ist Schattenintegration der vorrangige Sinn von Partnerschaft.

Konnte sich etwa in der Intrauterinphase kein Urvertrauen entwickeln, wird auch das Vertrauen im Allgemeinen gering sein. In der Partnerschaft wird man folglich als Ergänzung Vertrauen suchen und anfangs vielleicht auch finden. Mit der Zeit aber wird sich der unvermeidliche Schatten bemerkbar machen, und man wird anfangen, den Vertrauensmangel auf den Partner zu projizieren. Plötzlich wird beispielsweise der vor Selbstvertrauen strotzende Mann ängstliche Seiten zeigen und der Frau vielleicht genau das bieten, was sie durch die Heirat vermeiden wollte: Unsicherheit. Das Schicksal muss diese Lernaufgabe auf alle Fälle präsentieren, wählt es dazu aber den Weg über die Partnerschaft, wird die Projektionsleidenschaft besonders entfacht. Wäre eine Naturkatastrophe wie ein Erdbeben der Auslöser für die Verunsicherung, könnten die meisten Menschen dahinter das Schicksal erkennen, ja sie würden es sogar aussprechen: »Schicksal! Da kann man nichts machen.« Wäre eine Wirtschaftskrise für das Gefühl verantwortlich, würden viele bereits auf die Politiker projizieren und die Schuld dort suchen. Ist es der Partner, der einem den Lernschritt nahe bringt, neigen die meisten Menschen zur Projektion, obwohl die Situation prinzipiell dieselbe ist. Man soll offenbar etwas bisher Unerkanntes und Uneingestandenes bei sich erkennen.

Hat man Enge und Angst im Geburtskanal nicht verarbeitet, kann einem schnell alles zu eng werden. Natürlich gibt es in der Partnerschaft entsprechende Engpässe, um auch dieses Thema zu aktualisieren. All den Besonderheiten des eigenen Geburtsmusters kann man hier wieder begegnen. Probleme entstehen, wo solche Themen bislang nicht verarbeitet werden konnten. Da mag man sich immer noch bei jeder Herausforderung erst einmal quer legen oder grundsätzlich in Opposition gehen, alles überstürzt in Angriff nehmen oder die Probleme über die Zeit hinauszögern, sich durch Schwierigkeiten vom Partner hindurchzerren lassen oder sich immer auf dessen Hilfe verlassen, ohne erkennbare Eigenanstrengungen zu machen.

Eine nicht verkraftete Pubertät ist eine noch schwerere Hypothek für die Beziehung. Wer nicht wirklich erwachsen geworden ist, kann natürlich keinen erwachsenen Partner abgeben. Sucht er sich nach dem Motto »Gleich und gleich gesellt sich gern« ein anderes Kind, können sie so lange genussvoll miteinander spielen, wie keiner von beiden sich weiterentwickelt. In solchen Konstellationen wirkt Psychotherapie oft systemsprengend.

Verbindet sich der Kindpartner dagegen mit einem »Erwachsenen«, wird das Spiel viel spannender. Meist wird er jedoch keinen wirklich Erwachsenen finden, sondern eher einen Elternrollenspieler.[57] Während das Kind in seinem Partner unbewusst die eigene Zukunft sucht, die es gleichermaßen fasziniert und beängstigt, wird der »erwachsene« Partner an ihm die eigene verlorene Kindlichkeit schätzen und damit auch seine Zukunft im Sinne des christlichen »Wenn ihr nicht umkehrt und wie die Kinder werdet …« suchen. Die Chancen liegen also darin, dass der eine erwachsen wird, indem er das ihm Fehlende und vom Partner Gespiegelte integriert, und der andere das »goldene« Kind in sich in Form von Kreativität, Spontaneität, Mut und Lebendigkeit entdeckt, das ihm fehlt und vom Partner, wenn auch unerlöst, so doch prinzipiell vorgelebt wird. Die Gefahr ist, dass der Kindpartner sich von dem »Erwachsenen« überfordert sieht und sein ungutes Gefühl etwa nach dem Motto projiziert: »Lass mich mit deinen überzogenen Ansprüchen in Ruhe, und hör auf, die Freude und den Spaß in meinem Leben zu zerstören mit deiner rechthaberischen Von-oben-herab-Art.« Der »erwachsene« Partner könnte von der Naivität und Kindlichkeit seines Gegenübers genug bekommen und, statt die eigene Wachstumschance zu ergreifen, die Aufgabe zurückschieben nach dem Motto: »Werde du erst mal erwachsen, mit Kleinkindern gebe ich mich nicht ab!«

Wer die Ablösung von Mutter und Vater nur dadurch äußerlich geschafft hat, dass er oder sie deren Double ehelichte, lebt in ständiger Sehnsucht, den Ablösungsschritt doch noch zu schaffen und frei (von der Beziehung) zu werden. Irgendwann wird er den Partner »durchschauen« und all das an ihm entdecken, was ihn schon an Mutter und Vater genervt hat, weil es eben Eigenes ist. Hier ist der eigentlich gesunde und anstehende Schritt nach vorne beziehungsgefährdend. Die einzige Chance wäre, eine ganz neue Ebene der Beziehung in gemeinsamer Anstrengung zu entwickeln, was aber viel Bewusstheit und Engagement auf beiden Seiten voraussetzt.

Eine nicht zur Abnabelung genutzte Adoleszenz zeigt sich meist schon daran, dass der Partner direkt aus dem Elternhaus in die Ehe wechselt, um dort ebenso unglücklich zu werden. Mangelnde eigene Verantwortung ist hier das Leitthema. Ehefrauen fragen den Ehemann um Haushaltsgeld wie früher den Papa um Taschengeld. Das alte christliche Hochzeitsritual verfestigte dieses Grundmuster, dass der Mann die kindliche Frau wie ein Vater zu behandeln und sie ihm wie ein Kind zu gehorchen habe. Typischerweise empfing er sie bei der Zeremonie auch aus der Hand ihres Vaters, um dann dessen Rolle zu übernehmen, nachdem er vorher um ihre Hand angehalten hatte.

Aber auch das Umgekehrte ist inzwischen gar nicht mehr so selten. Eine reifere Frau hilft einem Kindmann auf die Sprünge. In erotischer Hinsicht ist das sogar ein bei Jungen sehr beliebtes Muster, weil sie ohne Angst die ersten Schritte machen können, während die Frau die wesentliche Verantwortung übernimmt. In der Antike hatte dieses Verfahren offiziellen Rang. Vestalinnen genannte Tempelpriesterinnen weihten die jungen Männer in die Geheimnisse der Liebe ein. Seither hat deren Berufsstand so sehr an Ansehen gelitten, dass diese Möglichkeit nur noch ausnahmsweise besteht und auch weniger Sinn macht. Das Muster erhält sich aber in gewisser Weise unbeabsichtigt, da die gleichaltrigen Mädchen, den Jungen entwicklungsmäßig meist deutlich voraus, in erotischer Hinsicht viel häufiger die Initiative ergreifen, als es der herrschenden Ideologie entspricht. Wenn aus solchen Konstellationen Beziehungen und sogar Ehen werden, liegt das Problem darin, dass die Weiterentwicklung eines Partners das labile Gleichgewicht der Beziehung gefährdet. Solche Beziehungen tendieren dazu, Entwicklung auszuschließen, um sich nicht in Frage zu stellen.

Neben diesen spezifischen Themen können Partnerschaften aber auch eine Fülle von anderen Problemen aktualisieren, die auf dem bisherigen Entwicklungsweg offen geblieben sind. Sobald wir an unserem Partner eine neue unerfreuliche Seite entdecken, haben wir die Chance, ein Stück Schatten zu erkennen und integrieren zu lernen. In der Praxis fordern wir aber meist spontan von ihm, dass er aufhört, uns diese ärgerlichen Seiten zu offenbaren, und drohen unter Umständen sogar damit, ihn gegen jemanden auszutauschen, der dergleichen nicht tut. Glaubt ein Partner zum Beispiel, schon zu weit entwickelt zu sein, um noch Besitzansprüche an andere Menschen zu haben, wird er im Fall von unerwarteter eigener Eifersucht dieses Problem ziemlich sicher auf den Partner projizieren, der ihn betrogen hat oder mit diesem Gedanken spielt. Statt dankbar zu sein, dass nun auch dieses schwierige und noch fehlende Thema bei ihm herauskommt, über dessen Vorhandensein er sich hinweggetäuscht hatte, projiziert er die Enttäuschung über sich selbst auf den anderen und macht ihn dafür verantwortlich. In Wirklichkeit war der Partner nur der Auslöser für eine noch unerlöste Lernaufgabe. Statt die Enttäuschung dankbar als Ende der (Selbst-)Täuschung zu erkennen, wird sie zum Problem des anderen gemacht. Dabei ist es im Prinzip egal, was der Partner getan hat, selbst wenn er nicht einmal im fremden Bett gelandet ist, bleibt er der Auslöser.

Die Ehekrise ist immer auch die Chance, ehrlich zu werden und sich zu entscheiden. Will ich die Probleme projizieren und in die Flucht vor der eigenen Entwicklung gehen oder mit den Schwierigkeiten wachsen? Jede Krise bietet die Möglichkeit, mit in der bisherigen Entwicklung offen gebliebenen Themen fertig zu werden. Damit dürfte auch die Erfahrung zusammenhängen, dass man sich nach überstandenen Krisen gestärkt fühlt und die Beziehung gereift ist.

Statt Eifersucht könnte man in diesem Beispiel jedes beliebige Thema wie Machtstreben, Geltungssucht oder Geiz einsetzen und wird zum selben Ergebnis kommen. Am anderen kann nur stören, was mit einem selbst zu tun hat. Je mehr es einen stört, desto stärker ist die eigene Betroffenheit, desto größer ist aber auch die darin liegende Wachstumschance.

Bei all diesen in der Ehe liegenden Gefahren und Chancen ist es nicht verwunderlich, dass zu allen Zeiten Rituale zur Vorbereitung auf diesen großen Entwicklungsschritt benutzt wurden. Noch heute finden wir deren Relikte etwa im Polterabend, wo von den Eheleuten und ihren Gästen altes Porzellan zerschlagen wird. »Scherben bringen Glück«, weiß das Sprichwort und ist die Hoffnung der ausgelassenen Hochzeitsgäste. Altes zerschlagen, damit Neues halten kann, dürfte eine weitere Motivation der Scherbenorgie sein. Möglicherweise auch die Idee, sich vorher noch einmal richtig auszutoben, was ja auch in vielen Bräuchen des Junggesellenabschieds zum Ausdruck kommt. Hat sich alle ungeordnete zerstörerische Energie noch kurz vorher entladen, könnte das Fahrwasser im Hafen der Ehe ruhiger sein. Das dürfte auch dahinter stecken, wenn der Bräutigam zum Junggesellenabschied von seinen Kumpanen noch schnell eine besonders hübsche Dirne verordnet bekommt. Wenn er trotz dieser Versuchung danach bereit ist, den Schritt über die Schwelle der Ehe zu tun, soll auf diesen Verlass sein. Möglicherweise ist das aber auch schon das Ende der Ehe, wenn unvorhergesehenerweise die Braut von diesem »Ritual« erfährt. Dann war es erst recht eine Reifeprüfung, und der Kandidat ist durchgefallen.

Fragen zur Heirat

1. In welcher Hinsicht wiederhole ich mit meiner Ehe das Beziehungsmuster meiner Eltern?
2. Habe ich *meinen* Partner gefunden und habe *ich* meinen Partner gefunden?
   - Hatten meine Eltern ein (in)offizielles Mitspracherecht?
   - Mit welchem Gefühl habe ich ihnen meine(n) Partner(in) vorgestellt? Wie wichtig war mir ihre Zustimmung?
   - Habe ich meine »Mutter«/meinen »Vater« geheiratet oder das genaue Gegenteil? Was für Ähnlichkeiten bzw. Gegensätzlichkeiten gibt es diesbezüglich?
   - Habe ich Tendenzen, meine(n) Partner(in) dem Vater oder der Mutter anzupassen?
3. Strebe ich nach einer heilen Welt in der Ehe, oder riskiere ich eine »Ehe zum Heil«?
4. Kann oder könnte ich die Mutter-/Vaterrolle ausfüllen?
   - Falle ich dabei selbst häufig wieder in kindliche Muster?
   - Bin ich in mancher Hinsicht die älteste Tochter meines Mannes bzw. der älteste Sohn meiner Frau?
   - Warum habe ich (keine) Kinder? Was geben sie mir? Was gebe ich ihnen?
5. Bin ich bereit, gefühlsmäßigen Einsatz für die Beziehung zu bringen?
6. Was für Rollenmuster herrschen in meiner Beziehung? Welche Rollen delegiere ich?
7. Wie weit geht meine Kompromiss-, wie weit meine Konfliktbereitschaft? Gibt es so etwas wie Streitkultur in meiner Beziehung?
8. Worum dreht sich meine Ehe?
9. Was bedeuten mir meine Kinder? Was würde mir mit ihnen fehlen?

Ideen für Scheidungsrituale

1. Die wesentlichen Punkte der Beziehung als Rollenspiel durchspielen: das Kennenlernen, Verlieben, die erste Enttäuschung, den Anfang vom Ende nochmals durchleben.
2. Eine rituelle Trennung in der Kirche, in der man geheiratet hat, durchführen: die Ringe wieder abnehmen und zurückgeben, eine die Hände verbindende Schärpe lösen, ein Band zwischen den ehemaligen Eheleuten zerschneiden, einen Knoten rituell lösen.
3. Teilen: zuerst die Fotografien untereinander aufteilen, dann die persönlichen Sachen, dann die wertvollen Dinge, zuletzt den materiellen Besitz.
4. Ritual der inneren Trennung, im feierlichen Rahmen vollzogen: eine Viertelstunde mit aller Sorgfalt ein Hochzeitsfoto auseinander schneiden und beide Hälften mit Bedacht vernichten, zum Beispiel verbrennen und die Asche der Natur zurückgeben, vergraben und eine Pflanze der Hoffnung darauf pflanzen (kein Vergissmeinnicht oder Stiefmütterchen) oder dem Partner schicken.
5. Die Sachen des verflossenen Partners bewusst entfernen, während man ihn innerlich von der ersten Stelle im eigenen Herzen entfernt und ihm bewusst einen anderen Platz einräumt. Es hat kaum Sinn, einen Partner, durch den man mit einem Kind verbunden ist, gänzlich zu verbannen, denn dann wird er sich im Schattenreich der eigenen Seelenlandschaft breit machen. Dort aber wird er erst recht unangenehm.
6. Eheringe umschmelzen.
7. Heiratsurkunden rituell wegräumen, verbrennen oder begraben.
8. Das Kriegsbeil nach vollzogener Scheidung und Trennung rituell begraben; dazu ein passendes Symbol für das Kriegsbeil wählen, zum Beispiel etwas, worüber man oft gestritten oder um das man gekämpft hat.
9. Nach der Trennung sich Zeit für die Wanderungsphase im Niemandsland nehmen.

Sie sind in jeder Kultur reichlich zu finden. In der Vielfalt der angebotenen Möglichkeiten, die auffällig zu dem Mangel bei der Scheidung kontrastiert, wird die Wichtigkeit der Rituale einmal mehr deutlich. Selbst in völlig unreligiösen Gesellschaften wie den ehemaligen kommunistischen wird noch ein erheblicher pseudoritueller Aufwand getrieben. Auf Standesämtern der Ersten Welt, die immer mehr bewusste Rituale verliert, wird inzwischen von der Orgelmusik bis zur Rauchmaschine alles angeboten, um wenigstens noch ein bisschen »kultische« Stimmung zu verbreiten. Auch moderne Ehepaare wollen das Gefühl haben, dass ihr Schritt in die Ehe ein wichtiger und bindender ist. Er soll eben nicht nur auf dem Papier stehen. Eine besondere Fülle aufwändiger, aber wohl wenig geladener Hochzeitsritualvarianten findet sich in Las Vegas, wo zu jedem Spielkasino die entsprechende Hochzeitskapelle gehört.

8. Beruf

Ihr schaffet, um mit der Erde und der Erdenseele
Schritt zu halten.
Denn Müßigsein heißt den Jahreszeiten fremd werden
und austreten aus dem Kreislauf des Lebens,
das in Würde und stolzer Ergebung der Unendlichkeit
entgegenschreitet.
So ihr schaffet, seid ihr eine Flöte, durch deren Seele
das Geflüster der Stunden zu Musik wird...
Arbeit ist sichtbar gewordene Liebe.
Und vermöget ihr nicht mit Liebe zu schaffen,
doch nur mit Widerwillen, so verlasset lieber eure Arbeit
und setzet euch an das Tor des Tempels,
um Almosen zu empfangen von jenen, die freudig arbeiten
denn so ihr Brot gleichgültig backet, backt ihr ein
bitteres Brot, das den menschlichen Hunger nur halb stillt
und so ihr die Trauben mit Murren presset,
träufelt euer Groll ein Gift in den Wein.
Und sänget ihr auch den Engeln gleich und liebetet
Singen nicht, so trübetet ihr nur das Ohr der Menschen
für die Stimmen des Tags und die Stimmen der Nacht.

Khalil Gibran, Von der Arbeit

Ich schlief und träumte, das Leben sei Freude,
ich erwachte und sah, das Leben war Pflicht.
Ich tat die Pflicht und siehe,
die Pflicht ward Freude.

Rabindranath Tagore

Berufskrisen können ebenfalls zu seelischem Wachstum verhelfen, denn wie in Beziehungen werden auch hier typische Entwicklungsthemen bearbeitet. Wie in der Partnerschaft kann es eng werden und Verantwortung das entscheidende Thema darstellen. Chefs eignen sich ebenso wie Ehemänner/-frauen als Vater-/Muttterersatzfiguren, die dann irgendwann mit Verve bekämpft werden müssen – nicht, weil sie objektiv so schlecht sind, sondern weil das Kind seinen Kampf durchfechten muss. Mitarbeiter können Geschwisterrollen einnehmen und einen Konkurrenzkampf auslösen zwischen Alteingesessenen und Neuankömmlingen, die plötzlich mehr Zuwendung erhalten und einen um die angestammte Position fürchten lassen usw. Betrachtet man Firmen mit Distanz, zeigen sich oft eigenartige Konflikte, in die große Teile der Belegschaft verwickelt sind. Nicht umsonst spricht man von Familienbetrieben, wird die herrschende familiäre Atmosphäre gelobt oder reden Chefs davon, man sei wie eine große Familie.

Werden solche Verstrickungen von den einzelnen Betroffenen durchschaut, kann die Firmensituation als Therapiemöglichkeit genutzt werden. Statt immer wieder zu kündigen, um sich, ohne es zu bemerken, auf anderer Ebene dieselben Probleme einzuhandeln, kann man die anstehende Lernaufgabe annehmen und den schon mit dem älteren Bruder nicht gelösten Konflikt nun mit dem Abteilungsleiter angehen.

Dass bei Flucht das Schicksal nur immer raffinierter wird, um dieselben anstehenden Lernaufgaben in neuen äußeren Gewändern ins Spiel zu bringen, zeigt sich nicht nur in beruflicher Hinsicht, sondern auch in Beziehungen. Kaum hat man einem Partner die Beziehung aufgekündigt, zeigt sich schon der nächste, bei dem man sich vor lauter Verliebtheit vor einem ähnlichen Debakel ganz sicher fühlt. Es ist dann meist nur eine Zeitfrage, bis die gefürchtete Problematik wieder auftaucht. Hier liegt die Chance, ohne psychotherapeutische Hilfe zu lernen. Wenn sie x-mal am selben Punkt die Flinte ins Korn geworfen haben, keimt zumindest in einigen Menschen der Verdacht, dass vielleicht doch nicht die anderen allein schuld sind. Daraus folgt, dass die Momente der Aufgabe und Resignation in Therapien, Beziehungen und Berufssituationen immer die wichtigsten sind. Hier ließe sich das im Moment Wesentliche lernen, nirgendwo ist es aber auch so schwer wie hier.

Firmen brauchen manchmal genau wie Familien Therapie, und wieder sind es nur die einzelnen Mitarbeiter, die zu diesem Schritt in der Lage sind. Die Gesellschaft, der Betrieb und die Familie lassen sich als Institutionen wohl verändern, substanzielle Schritte ergeben sich jedoch nur aus der Bewusstseinserweiterung der einzelnen Individuen. Diese können sehr wohl die tieferen Probleme ihrer eigenen Entwicklungsgeschichte in den jeweiligen übergeordneten Strukturen erkennen und daran bearbeiten – natürlich nicht im Sinne von »die Gesellschaft ist schuld«, wie es Soziologen und manche Politiker gerne missverstehen, sondern indem die übergeordneten Strukturen als Spiegelflächen erkannt und als Anstoß für eigenes Wachstum genutzt werden. Im Übrigen ist, auch wenn eine Struktur von der Spitze der Hierarchie verändert wird, immer Bewusstsein dahinter, in diesem Fall das eines Verantwortungsträgers in gehobener Position. Auch die so reichlich beschuldigte Gesellschaft besteht ja nur aus Individuen.

Gravierende Konflikte ergeben sich, wenn man nicht den eigenen Beruf ergriffen, sondern sich am erstbesten Strohhalm festgehalten hat oder lediglich den Vorstellungen der Eltern gefolgt ist. Haben Eltern bereits den definitiven Lebensplan für ihr Kind beschlossen, wird es generell sehr schwer, den eigenen Weg zu finden. So hart es für die Tochter und den Sohn ist, sich von dem Partnerbild zu lösen, das die Eltern für sie maßgeschneidert haben, so problematisch ist es für sie, von dem geplanten Berufsgleis abzuspringen. Möchte die Familie, dass die Tochter Schneiderin oder der Sohn Bäcker wird, bleiben meist nur zwei Möglichkeiten. Die Kinder können den Vorgaben folgen oder in Opposition gehen. In beiden Fällen bleibt aber die elterliche Vorgabe für die Entscheidung bestimmend. Der eigene Weg ist oft auch durch das vorhandene elterliche Geschäft, das angeblich übernommen werden will, oder durch schon eingeschlagene Ausbildungswege verbaut. Wenn alles so weit vorgegeben ist, dass von Freiheit keine Rede mehr sein kann, ist es manchmal besser, dem vorgezeichneten Weg ein Stück zu folgen und dann über das gegebenenfalls zu enge Konzept hinauszuwachsen, als in blinder Opposition sich allem zu widersetzen. Befreit man sich aus einem Korsett, kann man sicher sein, die Thematik hinter sich zu haben. Bei der Oppositionshaltung, die jungen Menschen viel näher liegt, kann es leider darauf hinauslaufen, dass man ein Leben lang die Eltern bestimmen lässt, indem man immer genau das Gegenteil von dem macht, was sie für richtig gehalten hätten.

Oft kann man solche Kompensationen von außen gar nicht mehr erkennen. Ein Patient, der als ordentlicher Professor einen Lehrstuhl an einer deutschen Universität innehatte, definierte sich als »Nichtelektriker« – er hatte das familieneigene Elektrogeschäft eben nicht übernommen. Bei seinen Erzählungen fiel lediglich dem geübten Ohr auf, wie häufig und überwertig das Elektrikerthema an verschiedenen passenden, aber auch unpassenden Stellen wieder auftauchte. Der Betroffene bezog sein berufliches Selbstwertgefühl mehr aus der verweigerten Elektrikerlaufbahn als aus seiner Professorenkarriere.

Ein anderer sollte die familieneigene Bäckerei übernehmen. Trotz eines gewissen Missbehagens lernte er den schon seit vielen Generationen von den Männern der Familie ausgeübten Beruf und machte sehr bald seinen Meister. Auf Grund seines Interesses für Gesundheit formte er den Traditionsbetrieb recht bald zu einer der ersten Naturkostbäckereien um, woran dann auch die Eltern noch lernen konnten. Als ihm das nach einiger Zeit nicht reichte, machte er nebenher das Abitur nach, studierte Zahnmedizin, verpachtete die Bäckerei und wurde Zahnarzt. Auch das erschien ihm nach einiger Zeit noch zu begrenzt, und er studierte Humanmedizin und lernte anschließend Naturheilkunde. Als er als Arzt und Zahnarzt seine Patienten mit allen momentan verfügbaren Methoden moderner ganzheitlich denkender Medizin versorgen konnte, spielte auch gesunde Ernährung noch eine Rolle und damit das Brot, mit dem alles begonnen hatte. Solch ein Weg ist lang, erfordert viel Kraft und Mut, ist aber dafür sehr lohnend, besonders wenn man sich selbst zu Beginn des Weges nicht so sicher ist.

Fragen zum Beruf

1. Wie ist meine Berufswahl zu Stande gekommen?
2. Wie viel Berufung schwingt in meinem Beruf mit?
3. Was hat er mit elterlichen Berufswünschen zu tun?
4. Was mit dem Beruf der Eltern? Was mit dem Gegenteil?
5. Was wollte ich als Kind immer werden?
6. Gibt es so etwas wie einen Berufstraum?
7. Oder einen Traumberuf?

---

9. *Spirituelle Krisen*

Gott wohnt im Herzen, im Unbewussten.
Dort ist die Quelle der Angst vor dem unsagbar
Schrecklichen und der Kraft,
dem Schrecken zu widerstehen.

C. G. *Jung*

Spirituelle Krisen[58] lassen sich zeitlich und inhaltlich nur schwer eingrenzen. Sie können bereits in früher Jugend auftreten, treffen aber meist die Zeit zwischen Adoleszenz und Lebensmitte, wobei die Midlifecrisis auch Züge einer spirituellen Krise bekommen kann. Es ist das Verdienst von Christina und Stan Grof, diese Krisen aus dem Bereich der Psychiatrie gelöst zu haben. Trotzdem fällt es nicht leicht, sie davon abzugrenzen, vor allem weil bei uns die Psychiatrie, die kaum Verständnis für spirituelle Themen zeigt, ein Sammelsurium von menschlichem Elend verwaltet, das sehr häufig mit spirituellen Problemen zu tun hat. Allein aus unserem unbewussten Umgang mit den Nachtodzuständen entsteht eine Fülle von Problemen, die zu einem nicht geringen Teil psychiatrisch relevant werden. Letztlich werden der Psychiatrie alle Menschen zugeschoben, die man als Patienten nicht einordnen kann oder die in der Gesellschaft zu auffällig geworden sind. Das reicht von Kriminellen bis zu Suchenden.

Oft verbergen sich auch hinter anderen recht unverdächtigen Diagnosen spirituelle Probleme. Vor Jahren therapierte ich ein fünfjähriges »autistisches« Mädchen, das keinerlei verbalen Kontakt mehr mit seiner Umwelt aufnahm, obwohl es das früher einmal getan hatte. Die Hautwiderstandsmessung zeigte von Anfang an, dass es auf alle meine Erzählungen reagierte, am nachhaltigsten auf märchenhafte Naturgeschichten. Nachdem ich diese ausbaute und mich immer tiefer in Elfen- und Feenwelten hineinphantasierte, kam schließlich der ersehnte Moment, wo die kleine Patientin ihr Schweigen brach. Zuerst nur sehr zögerlich wollte sie wissen, ob ich all diese Wesen wirklich sehen könne. Nachdem ich ihr erklärt hatte, dass ich sie leider nur in Gedanken sehen könne, dass es aber Menschen gebe, die sie auch draußen in der Natur wahrnehmen könnten, rückte sie mit ihrem gut gehüteten Geheimnis heraus. Sie konnte nämlich all diese und noch einige andere ungewöhnliche Wesen und Dinge wahrnehmen, aber niemand hatte sie verstanden. Sie war im Gegenteil dafür gescholten und ausgelacht worden. So hatte sie sich beleidigt in ihre eigene innere Welt zurückgezogen und das immerhin über ein Jahr lang durchgehalten. Natürlich lag hier nie Autismus vor. Wäre aber der Bann nicht noch rechtzeitig gebrochen worden, hätte sich trotzdem eine Psychiatriekarriere entwickeln können. Ein Psychiater hatte ja schon die ausgrenzende Diagnose gestellt.

Insofern ist Wachsamkeit bei allen psychiatrischen Diagnosen angebracht. Selbst hinter klassischen Krankheitsbildern wie Schizophrenie oder Zyklothymie lassen sich immer noch eine Menge spiritueller Ansätze finden, sofern man genau hinter die Kulissen der Wahnvorstellungen und in die Tiefen der Seele schaut. Der amerikanische Psychiater Edward Podvoll hat hier Pionierarbeit geleistet, die er in seinem wundervoll erhellenden Buch *Verlockungen des Wahnsinns* darstellt.

Letztlich könnten wir Besessenheitsphänomene, nicht verarbeitete Krisen nach Todeserlebnissen, aber auch Suchtprobleme, die sich ja vor allem aus der gescheiterten Suche ergeben, zu den spirituellen Krisen rechnen. Dazurechnen müssten wir auch all jene durch Verdrängungstechniken wie das positive Denken[59] heraufbeschworenen paranoiden Wahnerkrankungen, die mit der Esoterikwelle zunehmen.

Vor allem aber soll es hier um jenes Phänomen gehen, das die Grofs Kundaliniprozess nennen. Während die allermeisten

Menschen dieser Gesellschaft zu viel Abwehr gegen seelische Prozesse haben, sind einige auch zu offen dafür. Naturgemäß zählen dazu viele aus der Esoterikszene. Sie haben entweder zu vehement alle möglichen Techniken konsumiert oder sich in einer einzelnen verstrickt. Ein sensibler Mensch braucht nur mit einer wirksamen Meditationstechnik zu beginnen, die mit wenig Erdung verbunden ist, zum Beispiel einer Mantram-Meditation wie TM.[60] Wenn er erste schöne Erfahrungen in seiner Innenwelt macht und allen Warnungen seiner Lehrer zum Trotz immer mehr meditiert, kann es sein, dass er in kürzester Zeit auf eine Weise abhebt, die ihn und seine Umgebung erschreckt. Das ist nun keineswegs der Meditationstechnik in die Schuhe zu schieben; die ist einfach nur wirksam. Was für kurze Zeit wunderbar ist, kann, wenn es übertrieben wird, schnell entsetzliche Dimensionen entwickeln. Wer unausgesetzt Übungen macht, die geeignet sind, das Ego aufzulösen, ohne sich dazwischen durch entsprechende Aktivitäten zu erden, darf sich nicht wundern, wenn er den Bodenkontakt verliert und in psychotisches Erleben abdriftet.

Was ihm da im Einzelnen *blüht*, hängt ausschließlich von seiner Seelenlandschaft ab. Es können sich wunderschöne Erfahrungen mit grauenhaften Schattenerlebnissen abwechseln. Euphorische Stimmungen lassen ihn möglicherweise auf den Schwingen wahnsinniger Träume in Gefühlsreiche von überwältigender Intensität reisen, oder dunkle Wolken verdüstern seinen Weg. Kurz gesagt, die inneren Bilder bekommen Macht über ihn und überfluten seine schutzlose Seele. Hinter den Erfahrungen solcher Patienten kann man oft die spirituelle Komponente klar erkennen, was ihnen aber als Erklärung in der Situation wenig bringt. Wenn sie sich von übermächtigen Gefühlen weggespült und in ein Nichts geschleudert oder vom Wind aufgelöst fühlen oder Angst haben, sich im All aufzulösen, wäre ein therapeutischer Exkurs über die Bedeutung des Nichts im Buddhismus ziemlich fehl am Platz. Solange Bilder den Patienten überfluten, macht es für ihn auch keinen Sinn, wenn ein Therapeut sie deutet. Sie als frühere Leben einordnen zu wollen oder dergleichen ist ebenso unangebracht. Für Außenstehende mag es faszinierend sein, wenn die Patienten auf fast übersinnliche Weise sich in andere einfühlen und fremde Stimmungen und Gefühle wie eigene spüren können. Natürlich sind das schöne Erfahrungen auf dem Weg, sofern man geerdet und einigermaßen abgegrenzt ist. Für die Betroffenen sind es aber beängstigende Symptome mangelnder Abgrenzung. Jene Offenheit, die die ganze Esoterikszene anbetet – und der Betroffene vielleicht selbst noch vor kurzem –, wird nun zum Fluch. Man fühlt sich an den Ausspruch erinnert: »Bedenke, was du dir wünschst, es könnte dir gewährt werden!« Auch die viel besungene Kundalinienergie, die dem Phänomen den Namen gibt und nach der vor allem jene lechzen, die sie noch nie erlebt haben, tritt nun vielfach in mächtigen Wellen auf, ruiniert den Schlaf und lässt den Körper manchmal unbewusst zucken und zappeln in einer Weise, die die Betroffenen mit Angst bis zur Panik erfüllt. Sie sind nicht mehr Herr im eigenen Hause, und das wird ihnen auf drastische Weise vorgeführt. Gopi Krishna beschreibt, wie selbst eiskalte Bäder die innere Hitze nicht lindern können. Das Beängstigendste aber ist meist das Gemisch der Bilder und Gefühle, jenes anfangs zumeist undifferenzierbare Sammelsurium aus persönlichen Erinnerungen, archetypischen Themen, mythischen und religiösen Mustern, die sich je nach persönlicher Seelenvorgeschichte zu Sünden- und Schuldwahnvorstellungen und allen möglichen unangenehmen Komplexen vermischen können. Auch an sich angenehme Erfahrungen von Licht und Momente unglaublichen Durchblicks können nicht genossen werden, da die Angst alles überschattet. Wahrscheinlich ist diese Angst überhaupt das zentrale Thema und das Schlimmste an dem Zustand, den die Betroffenen relativ klar mitbekommen. Das komplette Abtauchen in eine andere Welt, das manche Psychosen mit sich bringen, fehlt hier und damit auch die davon ausgehende phasenweise Erleichterung. So eigenartig es klingen mag, man ist in einer tiefen Psychose durch den Verlust fast jeden Realitätskontaktes auch oft vor seelischem Leid geschützt.

In der Nachtmahrfahrt der Seele, wie sie die spirituelle Krise erzwingt, ist aber genug Bewusstsein da, um entsetzlich unter all den Erscheinungen zu leiden und immer die Angst zu spüren, sich selbst zu verlieren. Letztlich ist man in Panik, dass sich das Ego auflösen könnte. Das Ego ist es ja, das von der Abgrenzung lebt, das immer sortieren und einordnen muss und sich nur wohl fühlt, wenn es sich von anderen unterscheidet. Bei dem Versuch, das Ego zu transzendieren, was ja nichts anderes meint, als heil zu werden, ist einem der eigene Schatten begegnet. Das aber ist eigentlich ganz in Ordnung, denn er gehört nun einmal zur Ganzheit dazu. Selbstverwirklichung meint die Integration des Schattens. Allerdings ist das ein langer Weg, der sichere Führung braucht und nicht überstürzt werden sollte. Die Begegnung mit dem Schatten ist zwingend auf diesem Weg, aber nicht Knall auf Fall, sonst knallen einem tatsächlich die Sicherungen durch, und man fällt der eigenen dunklen Seite zum Opfer. Nicht die Techniken, Übungen, ja nicht einmal die Drogen, die solche Zustände ebenfalls häufig auslösen, sind schuld; verantwortlich sind allein deren Missbrauch und häufig auch der Mangel an sicheren Rahmenbedingungen für diesen Weg. Man muss lernen, sich besser abzusichern, das Nervensystem langsam an solche Erfahrungsräume zu gewöhnen, und kann dann entsprechende Schritte wagen. In der Bibel heißt es mehrfach, dass die Menschen nicht in der Lage sind, Gott von Angesicht zu Angesicht zu ertragen; nicht einmal Moses, der höchste Eingeweihte Israels, kann so viel Licht gefahrlos schauen und schlägt die Augen nieder. Daraus würden wir nicht folgern, dass Gott oder das Licht gefährlich oder schlecht ist. Man braucht »nur« die richtige Methode, die entsprechende Führung und den passenden Moment, um mit ihm in Kontakt zu treten.

Die Erfahrungen der spirituellen Krise sind wie alle Symptome ganz in Ordnung, gehören aber zu einem höheren Bewusstseinszustand, wo das Ego transzendiert ist. Dann macht es keine Angst mehr zu spüren, dass ich nichts bin, dass es keine Grenzen gibt und Zeit und Raum Illusionen sind. Um die Erfahrung zu ertragen, dass er nichts weiß, musste Sokrates erst weise werden.

Damit diese Zustände wieder erlebt und dann nicht nur ertragen, sondern sogar genossen werden können, ist zunächst eine sichere Rückkehr von der dunklen Reise *not*wendig. Meist haben die Betroffenen danach allerdings gründlich die Nase voll von weiteren Ausflügen in die Tiefen der Seele und erholen sich gerne von der Überdosis Psyche bei ganz profanen Aktivitäten. Darin läge auch die Chance für eine Erdung während der Krise. Gemessen an dem Überfluss an Energie und damit am Feuerelement, der Tiefe und Intensität der Gefühle, die dem Wasserelement zuzurechnen wären, und den luftbetonten Gedankenfluchten, fehlt das Erdelement.

Ganz konkreter Bodenkontakt etwa bei der Gartenarbeit kann wunderbar erden. Allerdings werden die Betroffenen anfangs wenig Lust dazu verspüren und müssen verstärkt motiviert werden. Alle einfachen handwerklichen Tätigkeiten, die den Geist nicht sehr fordern, aber doch so binden, dass er nicht einfach abschweifen und auf seine – im Augenblick ungesunden – Reisen gehen kann, sind sinnvoll. Alles, was durch Bewegung zu einem milden Schwitzen führt, kann ebenfalls helfen. Allerdings ist darauf zu achten, dass die Patienten nun nicht alles daransetzen, durch übermäßige Schweißströme die Bilder- oder Gefühlsflut ganz schnell loszuwerden. Endlose Saunagänge wären in dieser Situation besonders gefährlich. Symbolische Tätigkeiten wie Aufräumen und Putzen sind sinnvoll, ebenso lange Spaziergänge in der Natur. Alles sollte auf Bodenkontakt ausgerichtet sein und immer Materiebezug haben.

Das gilt auch für die Ernährung, die ruhig etwas deftiger sein darf. Vegetarisches Essen, alle sensibilisierenden Diäten wie Rohkost und dergleichen sind ganz unangemessen und sollten für einige Zeit durch gesunde, aber schwere Kost ersetzt werden. Schweinebraten ist jetzt ausnahmsweise besser als Obst. Die geistig-seelische Diät sollte ebenfalls deftig gehalten sein. Alle spirituellen Übungen, deren Ziel ja im Allgemeinen das Leichterwerden ist, sollten unterbleiben, insbesondere Meditationen mit geschlossenen Augen. Eine so harte Meditation wie Zazen, wo man mit offenen Augen auf den Boden schaut, kann unter entsprechender therapeutischer Anleitung allerdings sinnvoll sein. Drogen sollten auf alle Fälle aus dem Spiel bleiben. Psychedelische Drogen wie LSD und Peyote können solche Schübe auslösen und wären jetzt gefährlich. Drogen wie Nikotin und Alkohol sind nie gut, aber hier als Fluchtdrogen noch am ehesten vertretbar. Ein Raucher kann sich einqualmen, mit Alkohol kann man sich zuschütten; allerdings wird alles, was in den Rausch führt, natürlich sofort kontraproduktiv. Medizinische Drogen sind im Allgemeinen besser wegzulassen, zumal sie die Erfahrung nicht verkürzen, sondern eher unterdrücken und auf diese Weise sogar verlängern. Allerdings wird es manchmal nicht ohne Schlaf- und Beruhigungsmittel gehen.

Eine ganz wesentliche Hilfe wären eine gute Partnerbeziehung und intensiver Körperkontakt, der meist angenehm empfunden wird, da er das Gefühl vermittelt, im Körper und überhaupt da zu sein. Insofern wäre auch Sex zu empfehlen, allerdings keinesfalls in »tantrischer« Absicht[61], sondern immer mit dem Ziel, die aufgebaute Energie im Orgasmus loszulassen.

Unter dem Schutz solcher Erdung kann man therapeutisch versuchen, in der Bilderwelt, an deren Überfülle der Patient krankt, für Ordnung zu sorgen. Das ist vor allem gegen Ende der Krise sinnvoll, da dann häufig auch das Bedürfnis wächst, die gemachten Erfahrungen einordnen und annehmen zu lernen. Hier ist an Methoden wie die in der Reinkarnationstherapie verwendeten zu denken. Von Übungen wie etwa Rebirthing oder allen Techniken, die noch mehr Energie in Aufruhr bringen können, ist dagegen abzuraten.

Die beste Vorbeugung solcher Krisen bestünde darin, die Mitte zwischen Präsenz- und Transzendenzerfahrungen zu wahren. Ruhe und Aktivität sind im richtigen Verhältnis zu mischen. Dazu ist es auch nötig, auf dem Weg verwendete Techniken richtig einschätzen zu lernen. Der einfachste Weg ist oft nicht der sicherste, der Schatten darf zum Beispiel nicht verdrängt, sondern muss durchlichtet werden. Positives Denken mit Verdrängungstendenz ist einer der wirksamsten Schleudersitze in den Wahnsinn in Form der Paranoia. Ganz generell gilt: Nicht zu schnell vorpreschen, aber auch nicht einschlafen auf dem Weg in die Mitte. Hilfreich kann das Bild der Indianer sein, die davon ausgehen, dass man seine Wurzeln in Mutter Erde tief verankert haben muss, um den Kopf bis zum Vater Himmel zu erheben.

10. *Wechseljahre oder Midlifecrisis*

Amen, das sage ich euch:
Wenn ihr nicht umkehrt und wie die Kinder werdet,
könnt ihr nicht in das Himmelreich kommen.

Jesus Christus

Der Wege, die zur Bewusstwerdung führen,
sind manche, aber sie folgen doch gewissen Gesetzen.
Im allgemeinen beginnt die Wandlung mit dem
Anbruch der zweiten Lebenshälfte.

C. G. Jung

Sind wir dem biblischen Auftrag gerecht geworden und haben uns die Erde untertan gemacht[62], erreichen wir im Mandala die äußere Begrenzung. Hier bleibt als einzig konstruktive Möglichkeit im Muster die Umkehr. Die Entscheidung, die auch bei dieser Krise zu fällen ist, bezieht sich darauf, ob wir bewusst zurückkehren oder uns unbewusst und mit Nachdruck vom Schicksal umdrehen lassen, während wir krampfhaft darauf bestehen, am Rand des Mandalas zu verharren. Die Möglichkeit, einfach wie bisher weiterzumachen, gibt es nicht, auch wenn noch so viele moderne Menschen sie fordern. Wir könnten es am einfachsten am Mandala sehen: Es führt kein Weg über den Lebenskreis hinaus. Noch nie ist ein Mensch über diese Grenze hinweggekommen, und es kann auch in Zukunft prinzipiell nie geschehen. Wer in der alten Richtung weitersucht, steht plötzlich mit dem Gesicht zur Wand und starrt nach draußen, ins schwarze Nichts. Der Weg scheint verloren, alles Weitere sinnlos. Nicht selten mündet diese verbohrte Haltung in die Depression.

C. G. Jung greift in einem Vortrag, den er 1930 unter dem Titel *Lebenswende* hielt, auf den Sonnenlauf als Gleichnis zurück: »Um zwölf Uhr mittags beginnt der Untergang. Und der Untergang ist die Umkehrung aller Werte und Ideale des Morgens.« Im selben Vortrag beklagt er: »Das Schlimmste an allen diesen Dingen ist, dass kluge und gebildete Menschen dahinleben, ohne von der Möglichkeit solcher Veränderungen zu wissen ... aufs Tiefste unvorbereitet treten wir in den Lebensnachmittag, schlimmer noch, wir tun es unter der falschen Voraussetzung unserer bisherigen Wahrheiten und Ideale.«[63]

Im Mandalamuster findet sich die Erklärung, warum dieser Übergang in der Lebensmitte für so viele Menschen zur Katastrophe gerät. Das Wort »Katastrophe« kommt aus dem Griechischen und bedeutet Umkehr. Wir haben in der Tat die Wahl, diesen Zeitraum als Umkehrpunkt zu begreifen und freiwillig eine Wandlung zu vollziehen oder uns dagegenzustellen und unfreiwillig eine Katastrophe im üblichen Sinn zu durchleiden. Ein gewisses Maß an Leid wird hier allerdings fast unvermeidlich sein, da immer etwas Vertrautes aufgegeben und Altes geopfert werden muss, in diesem Fall die über Jahrzehnte gewohnte Lebensrichtung. So wie selbst die planmäßig und optimal laufende »sanfte« Geburt wehtut, wird auch die Neugeburt in der Lebensmitte Schmerzen bereiten. Das Ausmaß dieser schmerzlichen Umwendung und vor allem die Zeit, die an diesem Krisenpunkt verbracht wird, hängen allerdings ganz von der inneren Einstellung und der Entscheidungsbereitschaft ab.

Dass die Krise der Lebensmitte unter all den anderen Lebenskrisen herausragt, hat verschiedene Gründe. Von vorrangiger Bedeutung ist wohl die Notwendigkeit der anstehenden Richtungsänderung. Bei allen bisherigen Krisen wechselte zwar das Niveau des weiteren Weges, aber die Richtung blieb wenigstens gleich. In der Lebensmitte geht es nun nicht weiter, sondern zurück. Mit den *Wechseljahren* wechselt die Lebensrichtung, und das fällt wegen der darin liegenden Grundsätzlichkeit schwer. Die Schweizer nennen diesen Zeitraum Abänderung, und er ändert wirklich alles – im Guten oder im Schlechten. Nichts kann bleiben, wie es war.

Ein weiterer Grund für die Schwere der hier verborgenen Problematik liegt in der Forderung nach Bilanz bezüglich des bisherigen Lebens und der zukünftigen Lebensaufgaben. Nach der Hälfte des Lebens gibt es viel mehr Stoff als zu Anfang. Vor allem die unerledigten Geschäfte, wie Elisabeth Kübler-Ross sie nennt, kommen jetzt ans Licht – von ungelebten Beziehungen bis zu offenen Kinderwünschen.

Der wichtigste Grund für das Bedrohliche dieser Zeit aber dürfte in der Aufforderung liegen, Ballast abzuwerfen. Materiell orientierten Menschen ist das besonders unangenehm. Ging es bisher um Aufbau, geht es von nun an darum, zurückzulassen, was auf dem Heimweg der Seele nur hinderlich sein kann. Jetzt ist Entwicklung in des Wortes eigentlichem Sinn angesagt. Bisher war alles, was unter diesem Namen lief, eigentlich eher Verwicklung. Die Verwicklungen des Lebens, die man mit so viel Aufwand geknüpft hat, zurückzulassen und sich zu entwickeln, die Bandagen zu lösen, die an die Welt binden, ist eigentlich eine schöne Aufgabe und wird von archaischen Menschen entsprechend geschätzt. Wir Modernen aber hassen oft schon den Gedanken, uns von Positionen, Stellungen und Besitz zu lösen.

Dabei wäre auch für uns alles gar nicht so schlimm, denn bevor es so weit ist, kämen die Reife- und Erntezeit zum Tragen und der Genuss, den diese mit sich bringen können. Es ist erstaunlich, wie sehr sich manche Menschen ein Leben lang Dinge wünschen und wie hilflos sie werden, wenn es dann darum geht, sie zu genießen. Jetzt wäre die Zeit, Ferien zu machen und dem Ferienhaus endlich eine Funktion zu geben. Jetzt hätte man die Zeit, all die anspruchsvollen Bücher zu lesen, für die man im Trubel vordergründiger Aktivität keine Muße fand. Jetzt könnte das Segelboot gesegelt, das Pferd geritten und der Garten genossen werden. Jetzt sollte das Traumleben beginnen, das man sich so lange gewünscht hat. Solche Aktionen stellen sicher nicht die Lösung dar, aber sie könnten immerhin jene Muße verschaffen, in der die richtigen Gedanken bessere Durchbruchchancen haben. Bezeichnend ist, wie schwer so offensichtlich leichte und angenehme Dinge fallen. Nach einem Leben, das mit Leisten und Aufbauen verging, umzuschalten auf Sinnlichkeit, Besinnlichkeit und Sinnfindung überfordert viele. In Klimakterium steckt das Wort »Klimax«, Höhepunkt, und als solcher ist diese Phase des Lebens gedacht. Das Wort »Menopause« betont andererseits die Pause, auf die von jetzt ab ein inneres Anrecht besteht.

Manchen macht es die Wirtschaft ungewollt leicht und *stellt* sie auf Grund mangelnder Arbeit Anfang ihrer Fünfzigerjahre *frei*. Zum Teil mit erstaunlichen Abfindungen versehen, hätten diese ehemaligen Manager und Führungskräfte der Wirtschaft nun ihr Leben zur freien Verfügung vor sich und könnten in aller Ruhe ans Genießen und dann schön langsam an den Heimweg denken. Nachdem sie aber beruflich und privat ein Leben lang in eine Richtung gesteuert sind, finden sie nun den Weg nicht. Statt begeistert von der gebotenen Chance zu sein, reagieren viele auf diese traumhafte Situation mit Niedergeschlagenheit und Depression. Sie fühlen sich nicht mehr gebraucht und wollen nicht akzeptieren, dass sie in ihrer alten Position wirklich überflüssig geworden sind. Vor allem aber übersehen sie, dass nun wichtigere Aufgaben anstehen. Andere wissen nicht, was sie mit sich anfangen sollen, und fangen aus lauter Verzweiflung an, den Haushalt ihrer Frau umzukrempeln, den Garten in einen Vorzeigepark zu verwandeln, oder sie suchen psychotherapeutische Hilfe. Bestimmt ist es keine uneigennützige Absicht der Industrie, so vielen Menschen zu einer friedlichen und sinnerfüllten zweiten Lebenshälfte zu verhelfen. Wo es aber unbeabsichtigt geschieht, können die wenigsten etwas damit anfangen, weil sie nur einen Sinn im Leben sehen: so weiterzumachen wie bisher, was ein offensichtlicher Unsinn im Hinblick auf die Lebensperspektive ist. Wer so einseitig auf eine Richtung gepolt ist, in der nichts mehr weitergeht, wird enorm leiden. Alle Versuche, nun die zweite Karriere zu starten, scheitern schon deshalb so häufig, weil sie nicht an der Zeit sind.

Andererseits kann es natürlich genau die richtige Zeit sein, jenen Bereich zu finden, der einem mehr Berufung als Beschäftigung ist. Dieser wird aber sicher bereits mit dem Thema Heimweg und Umkehr in einer inhaltlichen Beziehung stehen. Aus dem christlichen Bereich kennen wir die große Umkehr, die alles im Leben ändert bzw. eine ganz neue Richtung ins Spiel (des Lebens) bringt. Auch wenn die neue Berufung sich manchmal erheblich im Außen auswirkt, ist die innere Ausrichtung doch entscheidender und das eigentlich Wesentliche. Solch ein innerer Umsturz wäre die sprichwörtliche Wandlung des Saulus zum Paulus oder die Umkehr des Franz von Assisi, der *die Kurve* vom Playboy zum Heiligen *kriegt*.

Die gut gemeinten Ratschläge für Menschen, die die unerlöste Seite der Krise gewählt haben und sich schlecht und depressiv fühlen, verfehlen das Ziel, wenn sie zu »noch mehr vom selben« tendieren. Es ist nicht die Zeit, um noch einen anderen Berufsversuch zu starten, noch ein Geschäft aufzubauen, weitere Autos oder zusätzliche Immobilien anzuschaffen. Es ist die Zeit, Bilanz zu machen und Ballast abzuwerfen, anstatt neuen aufzuhäufen.

Für einen in die Jahre gekommenen Indianer ist das Problem gering. In seiner Kultur ist das Alter hoch geehrt und der Tod als Durchgangsstation in eine andere Welt ohne Schrecken. Wenn er seine Zeit gekommen fühlt, wird er freiwillig einen Schritt *zurücktreten*, Jüngere an seine Stelle lassen und sich dem Rat der Weisen des Stammes anschließen. Wie die alte Indianerin in der entsprechenden Situation hat er nur zu gewinnen, nicht nur für sich persönlich, sondern auch im Ansehen seines Stammes. Die Indianerin weiß, wenn die Blutungen aufhören, wird sie Mutter – wenn sie definitiv aufhören, wird sie zur Großen Mutter. Während Ersteres bereits Anlass zur Freude ist, gibt Letzteres Grund zu großer Freude.

Ähnliches gilt für die meisten archaischen Kulturen. Bei uns dagegen hat Zurücktreten einen negativen Beigeschmack von Scheitern, Aufgeben und Zum-*alten-Eisen*-Gehören. Resignieren gilt als vollends negativ, dabei meint es wörtlich, sein Signum, sein Zeichen und seine Unterschrift zurückziehen, was in manchen Situationen nun sehr angebracht ist. Die Sorge um materielle Belange ist überflüssig geworden, und hier wäre Resignation im positiven Sinne nötig. In anderer Hinsicht geht es im Alter gerade darum, Zeichen (»signum«) zu setzen, ja Zeichen zu sein und Be-Deutung zu geben und zu haben. Im Ägyptischen werden die Begriffe »Alter« und »Bedeutung« mit ein und derselben Hieroglyphe bezeichnet.

Unabhängig von solchen Überlegungen ist die Abwertung der Zeit nach dem Wechsel bei uns eine Tatsache, an der wohl niemand vorbeikam. Sie wird ganz besonders deutlich in den Titulierungen, die die Jugend geprägt hat. Wenn auch scherzhaft gemeint, geben Ausdrücke wie »Grufti« für die über Vierzigjährigen und »Verwesi« für diejenigen, die die fünfzig überschritten haben, doch einen Eindruck von der grundsätzlichen Geringschätzung dieser Lebensphasen.

Früher gab es auch in unserer Kultur Regeln für einen geordneten Rückzug von der direkten Front des Lebenskampfes, der beiden Seiten – den ausscheidenden Alten und den nachrückenden Jungen – bessere Chancen einräumte. Auf dem Land klappt dieser Übergang manchmal noch heute. Wenn die Zeit reif ist und ihm die harte Arbeit zu beschwerlich wird, übergibt der alte Bauer den Hof an seinen Sohn und geht in den Austrag bzw. zieht sich aufs Altenteil zurück. Auch rechtlich übergibt er jetzt den gesamten Besitz der nächsten Generation und behält für sich nur noch das Recht, mit seiner Frau, der alten Bäuerin, in ihrem Austragshaus zu leben. Diese räumliche Trennung mag große materielle Opfer fordern, aber sie ist sinnvoll und wird relativ strikt befolgt und sogar vom Staat über seine eigenen Interessen gestellt. Wenn es zum Beispiel in einer Gegend grundsätzlich keine Baugenehmigungen mehr gibt, wird für das Austragshaus eine Ausnahme gemacht. Automatisch treten jetzt, wo das Schalten und Walten in Haus und Hof ein jähes Ende findet, andere Themen in den Lebensvordergrund des alten Ehepaares. Ausgedehnte Spaziergänge über das frühere Arbeits*feld* kommen nun ins (Lebens-)Spiel und oft auch noch der tägliche Kirchgang. Das Thema Macht und Verantwortung aber ist aus dem Spiel, selbst bei Kleinigkeiten wird der Vater den Sohn fragen und gegebenenfalls auch dessen Zustimmung einholen, bevor er selbst auf dem Hof aktiv wird.

In Führungsetagen großer Unternehmen funktioniert der Machtübergang von einer Generation zur nächsten besonders dann noch, wenn das Unternehmen in eine Krise gerät und rigoros nach Sündenböcken gefahndet wird. Dafür eignen sich in der Härte des Existenzkampfes die Alten nämlich ganz gut, und statt freiwillig rechtzeitig abzudanken, werden sie dann mit unsanftem Druck nach Hause geschickt. In Strukturkrisen der Wirtschaft haben Funktionsträger aller Ebenen dieses Pech, das sich bei geistiger Offenheit als Glück erweist.

Solche absichtlichen oder sich aus Krisen ergebenden Lebenspläne haben zumindest zeitlich erstaunliche Ähnlichkeiten mit dem Lebensmuster, wie es etwa der klassischen indischen Kultur zu Grunde lag. Dort ging man bei einer idealen Lebenslänge von 84 Jahren davon aus, dass die ersten 21 Jahre dem Wachsen und Lernen vorbehalten sind, die nächsten 21 dienen dem Aufbau von Familie und Beruf, weitere 21 dem Absichern und Konsolidieren dieser Strukturen, die letzten 21 Jahre aber waren allein für die spirituelle Entwicklung gedacht. Wer das entsprechende Alter von 63 Jahren erreicht hatte, trennte sich von allem und machte sich auf den Weg nach Benares, um dort die verbleibenden Jahre am Ufer des heiligen Flusses Ganges nur noch dem geistig-seelischen Wachstum zu widmen.

C. G. Jung sagte, dass Menschen, die vor der Lebensmitte die Spiritualität entdecken, leicht in Probleme geraten und dass Menschen, die die Spiritualität nach der Lebensmitte nicht finden, in schwerste Sinnkrisen fallen. Der erste Teil dieser Äußerung zielt auf die erste Lebenshälfte und die Erfahrung, dass ein sehr frühes Einsteigen in spirituelle Themen leicht zu einem Ausstieg aus den eigentlich anstehenden Lernaufgaben führt. Meditieren statt pubertieren ist keine Lösung. Alles hat seine Zeit, und was zu seiner Zeit Gold wert ist, kann zu einer anderen Zeit völlig ins Abseits führen. Zu früh entdeckt, wird die Esoterik leicht zur Ausrede. Statt sich dem Leben zu stellen, verkriecht man sich in einen Ashram. Statt sich erst einmal sicher in der Polarität zu verankern, flieht man auf die eigene Wolke, ins eigene Wolkenkuckucksheim. In östlichen Kulturen, der Heimat der Ashrams, ist das kein großes Problem, weil dort entsprechende Gurus dafür sorgen, dass das spirituelle Leben nicht zu schnell zu idyllisch wird und nur bleibt, wer wirklich in den Ashram gehört. Im Zuge der westlichen Esoterikwelle ist das nicht mehr so leicht, da im Kampf um Anhänger manch selbst ernannter Guru[64] einfach jeden nimmt.

Die klassischen Übergangsmuster für die Abnabelung vom aktiven, nach außen gerichteten Leben funktionieren aber selbst in Indien nicht mehr besonders, bei uns sind sie überhaupt die Ausnahme. In Familienunternehmen und Politik wird das deutlich. In dem Maße, wie Macht und Einfluss alle anderen Werte verdrängen, klammert sich die ältere Generation mit allen Mitteln an die Schalthebel der Macht. Die Welt wird im Augenblick wesentlich von Greisen beherrscht, die die Zeit des Abgangs verpasst haben. Wenn sie dann noch aus Angst, vorzeitig Macht abgeben zu müssen, dafür sorgen, dass keine Nachfolger heranwachsen können, wird es gefährlich. Durch zu langes Festhalten an der Macht bis zum Überspringen einer ganzen Generation kann ein bedrohliches Machtvakuum entstehen wie etwa in Jugoslawien nach Tito oder in China nach Mao. Solche Gerontokratien finden sich auch zunehmend in Firmen und Familien zum Schaden aller Generationen.

Der Schweizer Schriftsteller Max Frisch schreibt über den vom Alter Gezeichneten: »… indem seine Lustfähigkeit schwindet, bleibt Politik zuweilen das letzte Ressort, wo einer sich überlegen fühlt gerade als Gezeichneter. Es verführt ihn kaum noch eine Spontaneität; das verkalkte Hirn ist kaum zu irritieren; seine politischen Entschlüsse fallen ihm leicht nicht aus Unbesonnenheit, sondern aus Verkalkung; er funktioniert wie ein Apparat; weder ist er ins Risiko verliebt, noch fürchtet er ein Risiko; er hat schon so manchen Fehlentscheid überlebt; der Schwund an Einbildungskraft erlaubt ihm ein sachliches Erwägen ohne Entsetzen vor den Folgen, er kann das Leben von Leuten nicht so wichtig finden, nicht ausschlaggebend, er selber hat kaum noch Leben zu verlieren und eignet sich immer mehr als Staatsoberhaupt.«[65]

Der verpasste Rückzug aus dem Bereich der konkreten weltlichen Macht und der täglichen Geschäfte verhindert natürlich auch die Übernahme der geistigen Macht im Sinne der Richtungweisung, wie sie der Ältestenrat in manchen Gemeinschaften innehat.

Das englische Königshaus liefert im Augenblick unfreiwillig das öffentliche Schauspiel eines verpassten und inzwischen weitgehend verpfuschten Generationenübergangs, der dadurch zum klassischen Generationenkonflikt[66] wird. Wenn jemand eine ganze Kindheit und Jugend zum Prinzen und späteren König abgerichtet und dann Jahr um Jahr um die Früchte dieses harten Trainings geprellt wird, muss sich niemand wundern, wenn er anfängt, Unfug zu treiben und unbewusste Sabotageakte zu liefern. Ohne die lange intensive Dressur während der ersten beiden Lebensjahrzehnte gelingt es fast nicht, bei der (Fahnen-)Stange zu bleiben, wie man an der dazugehörigen Prinzessin sehen kann. Je länger die offenbar um ihr Reich überbesorgte Mutter mit der Machtübergabe wartet, desto hoffnungsloser wird die Situation. Inzwischen hat sie so lange gewartet, dass sich bereits genug Gründe angesammelt haben, den ganzen Machtwechsel um eine Generation zu verschieben. Damit aber hat sie ihren Sohn in doppelter Hinsicht um seinen Lebenssinn gebracht, zuerst um die Kindheit und dann auch noch um seine Berufung, ihren Enkeln nimmt sie die Groß*mutter*, und sich selbst betrügt sie um die Heimkehr ihrer Seele. Die Verantwortung für all das aber wird sie wohl auf ihren Sohn, dessen Frau und deren Lebensstil projizieren. Das aber hat sie mit allen gemeinsam, die, besessen von der Macht, nicht rechtzeitig loslassen. Immer finden sich Gründe für die eigene Unersetzlichkeit, wenn man nur intensiv und verbissen genug danach sucht.

In einer Gesellschaft, die das Mandalamuster des Lebens nach Kräften ignoriert, mag es für solch unverantwortliches Verhalten sogar Beifall geben, zumal wenn man sich geschickt so darstellt, als halte man in aufopferungsvoller und selbstloser Weise die Stellung um der höheren Sache, des Wohles der Nation, Partei, Firma oder Familie willen. Unver*antwort*lich ist das, weil man nicht mehr in der Lage ist, auf die Forderungen des Lebens(musters) zu antworten. Je weiter man vom eigenen Weg abkommt, desto mehr verliert man die Fähigkeit zur adäquaten Antwort, desto unverantwortlicher wird man. Das Leiden, das man bei sich und anderen Betroffenen damit auslöst, ist das Maß für die eigene Verirrung.

Im Grunde spürt jeder von der Midlifecrisis Betroffene die in der Zeitqualität liegende Aufforderung zu Umkehr und Wandlung. Je größer jedoch die Angst vor dem Loslassen und letztlich vor dem Tod, die Überschätzung der eigenen Person bis zum Gefühl der Unersetzbarkeit oder auch die Perspektivlosigkeit ohne die erkämpfte Position, desto mehr wird man diese natürliche Tendenz ignorieren.

Ablenkungsmanöver

Von Außenstehenden, die diesen Übergang selbst noch nicht bewältigt haben, ist kaum Verständnis oder ein geeigneter Rat zu erwarten. Sie werden am ehesten im Sinne der Gesellschaft raten, noch eine Firma hochzubringen, noch ein Projekt vom alten Strickmuster durchzuziehen oder eine neue Herausforderung zu suchen. Das neue »Projekt« wird dann von der illusionären Vorstellung getragen, dass dieses Mal alles besser wird, und aus dem verzweifelten Wissen genährt, dass es die letzte Chance ist, Ungelebtes nachzuholen. In der Praxis wird meist alles beim Alten bleiben.

In seltenen Ausnahmen gelingt es, nachdem die Pflicht getan ist, nun die Kür zu leben und das wirkliche Herzensanliegen zu verwirklichen. Das aber nehmen typischerweise auch all jene für sich in Anspruch, die in ihrer Torschlusspanik draußen alles verändern, nur um sich selbst nicht wirklich *umstellen* zu müssen. Die Richtungsumkehr wäre die größte und einzig befriedigende Umstellung in dieser Situation. Alles andere kann die Probleme nicht lösen.

Der Kandidat der Midlifecrisis wird so lange niedergeschlagen bleiben und keinen Sinn im Leben finden, bis er sich in der anstehenden Richtung orientiert. Alle bequem und oberflächlich angelegten Versuche werden seine Seele nicht befriedigen. Eine für Außenstehende besonders leicht durchschaubare Variante dazu bieten jene mittelalterlichen Männer, die zwar den Zug der Zeit spüren, aber das »Wenn-ihr-nicht-umkehrt-und-wie-die-Kinder-werdet« sehr materialistisch und bequem interpretieren. Sich in der Boutique mit junger Mode einzukleiden, Sportcoupé zu fahren und sich eine junge Freundin *anzuschaffen*, das lässt einen nur kindisch erscheinen und verrät, was für ein Kindskopf auf den alternden Schultern sitzt. Es löst aber nicht das Problem. Dass ein entsprechendes (Miss-)Verhältnis überhaupt eine Zeit lang funktioniert, liegt an den jungen Mädchen mit Vaterkomplex, die auf der Suche nach einem Vater-Partner auf die Angebote der von der Krise der Lebensmitte gebeutelten, grau melierten Herren hereinfallen. Es ist eine Art Geschäft, das entwicklungsmäßig für beide nicht die Lösung sein, aber manchmal über eine Enttäuschung einen Schritt weiterbringen kann. Die Mädchen lassen sich von den Herren zumeist finanziell aushalten und müssen diese dafür seelisch in ihrem pseudojugendlichen Selbstbestätigungstrip aushalten. Hier fördern die ungelösten Probleme einer früheren Phase das Steckenbleiben in einer späteren.

Dieselbe Aufführung mit vertauschten Rollen kommt, wenn auch seltener, ebenso vor. Eine Frau, die dieses Thema noch nicht genügend ausgelebt hat, mag in der Bedrohung durch die heraufdämmernden Wechseljahre die Lösung in einem jungen Freund sehen. Er mag ihr die Illusion vermitteln, sie selbst wäre wieder jung und hätte noch alles vor sich. Im Zeitalter der »Gleichberechtigung« wird der junge Freund für manche Frauenbewegte fast zur Pflicht nach dem Motto: »Was Männer machen, können wir schon lange.« Vorgelebt von einigen Hollywoodstars, die es sich nicht leisten können, in Würde alt zu werden, weil sie zu wenig Inhalt und zu viel Äußerlichkeiten aufgebaut haben, bekommt dieses Muster sogar so etwas wie öffentliche Bestätigung.

Natürlich können auch Beziehungen zu viel jüngeren Partnern lichte Seiten haben, soweit seelische Erfüllung dabei ist und beide Seiten wirkliche Liebe erfahren. Sie könnten sogar dazu beitragen, bestehende Defizite im Bereich der Sinnlichkeit noch vor dem endgültigen Wechsel der Lebensrichtung auszugleichen. Problematisch ist nur die Illusion, dadurch wieder jung in einem tieferen Sinn zu werden.

Durch die unwiderruflichen körperlichen Veränderungen im Wechsel kann die Torschlusspanik besonders intensiv auftreten und Illusion und Wirklichkeit verschwimmen lassen. Früher holten sich Könige in dieser Situation Jungfrauen ins Bett in der trügerischen Hoffnung, deren Jugend könnte abfärben. Der wahnsinnige rumänische Diktator Ceauşescu setzte auf Infusionen mit dem Blut von Neugeborenen. Das »Wie-die-Kinder-Werden« meint natürlich nicht kindisch werden, sondern ist in geistig-seelischer Hinsicht gemeint und bezieht sich auf den Rückweg der Seele.

Was aber sind die Kriterien dieser reifen Kindlichkeit, die auch all jene Menschen ersehnen, die sich auf die Suche nach ihrem inneren Kind machen? In der Mythologie wird das Goldkind erwähnt, das in jedem Menschen lebt, und auch wir kennen den Ausdruck »goldige Kinder« für die ganz Kleinen. Christus spricht das Kind als Ziel unseres Lebens an. Wie schon bei den Kriterien des gereiften Erwachsenen ist auch das verwirklichte innere Kind nicht an Einzeleigenschaften zu erkennen, sondern eher an seiner seelischen Gesamtbefindlichkeit, und trotzdem können wir uns ihm nur stückweise über einzelne Eigenschaften nähern. Was mit der Forderung von Christus gemeint sein könnte, lässt sich bei dem Gedanken an die Liebenswürdigkeit kleiner Kinder erahnen.

Eigenschaften und Besonderheiten erlöster Kindlichkeit bei Kleinen und Großen:

- ihre Fähigkeit, im Moment zu leben,
- ihre Spontaneität,
- ihre bedingungslose Offenheit, ihr offenes Herz,
- ihre Vertrauens*seligkeit*,
- ihr Mut,
- ihre ungekünstelte Ehrlichkeit,
- ihre Lebensfreude bei allen Dingen,
- ihr In-sich-Ruhen,
- das Fehlen von Bewertung, Beurteilung und Verurteilung,
- ihre Fähigkeit, sich nicht von Äußerlichkeiten beeindrucken zu lassen,
- ihre Bereitschaft, bedingungslos zu wachsen,
- ihre Fähigkeit, allem Bedeutung zu geben, alle und alles zu verzaubern,
- ihre Bereitschaft, aus Freude zu lernen, nicht aus Pflichtgefühl,
- ihre Einfachheit und Unkompliziertheit,
- ihre Freude an Bewegung und Fluss, die Sandburg wird gleich wieder zerstört[67],
- ihre lebendigen Emotionen: kurz, heftig, schnell wechselnd,
- die Bereitschaft zu vergeben, jederzeit wieder gut zu sein,
- ihr Einssein mit jedem Spiel, ohne zu vergessen, dass es ein Spiel ist,
- ihr natürliches Verhältnis von Aktivität und Ruhe,
- ihre natürliche Verbundenheit mit dem Numinosen.

Krankheitsbilder der Midlifecrisis

Depression

Die häufig in der Krise der Lebensmitte auftretende Depression ist in rasanter Zunahme begriffen. Statistiker wollen wissen, dass das Risiko für nach 1955 Geborene dreimal so hoch ist wie noch für deren Großeltern. Das Wort »De-pression« heißt Unterdrückung und bezieht sich auf die Lebensenergien. Vitale

Energien lassen sich auf Dauer aber nicht unterdrücken, sondern kehren zurück als Druck. Was man lange unterdrückt, bedrückt, was man lange verdrängt, bedrängt. So spielt im Gesamtbild der Depression die Aggression eine bedeutende Rolle. Von außen ist kaum noch marsische Vitalkraft bei den Betroffenen zu spüren, was daran liegt, dass sie diese Energie nach innen gegen sich selbst richten. Der nahe liegende therapeutische Schritt wäre, sie zur Wiederentdeckung ihrer vitalen Marsenergie zu bewegen. Es ist bereits ein Fortschritt, allerdings ein potenziell gefährlicher, wenn sie in einem ersten Schritt anfangen, diese aggressiven Kräfte nach außen zu richten. Denn bereits mit der Lenkung der Energie gegen sich selbst *bringen sie sich* ja schon weitgehend *ums Leben*; richten sie diese Ladung nach außen, wird das für andere unangenehm und unter Umständen sogar bedrohlich. Zum Glück gibt es die Chance, solche Energien in konstruktive Kräfte umzuwandeln und für den Lebensweg verfügbar zu machen. Im Fall der Depression in der Lebensmitte hieße das, sie für die mutige Umkehr und den anstehenden Rückweg mit seinen Herausforderungen zu nutzen.

Sehr wörtlich genommen könnte man aus dem Wort »Depression« auch »weg vom Druck« lesen. Die Depression drückt wie alle Krankheitsbilder das Richtige aus, sie erzwingt Entspannung und Loslassen auf der körperlichen und damit problematischen Ebene. »Weg vom Druck« ließe sich auch als Hinweis verstehen, sich umzuwenden in Richtung Mandalamitte, dorthin, wo keine Spannung, sondern die vollkommene Ruhe der Mitte ist. Auf dem Höhepunkt des Lebens, in der Peripherie des Mandalas, ist die Spannung der Polarität maximal. Wer Schätze angehäuft hat, lebt mit der (an)spannenden Aussicht, sie jeden Tag verlieren zu können. Will er das verhindern, muss er sich um ihre Verwaltung sorgen und in der polaren Welt verwurzelt bleiben. Während die Spannung in der Peripherie des Mandalas, auf der Höhe der Lebensmitte, maximal ist, tendiert sie zum Mittelpunkt hin gegen null. In diese Ruhe, fern aller Spannung, zurückzukehren ist unsere Bestimmung. Der Depressive zielt zwar auf Entspannung, aber auf problematische Weise, indem er unbewusst alle viere von sich streckt und (sich) hängen lässt. Tatsächlich lässt seine körperliche und seelische Spannkraft so nach, dass er manchmal keinerlei Antrieb und Lebensenergie mehr verspürt. Beim Versuch, ihm für medizinische Zwecke Blut abzunehmen, hat man oft kaum Erfolg, weil die Spannung seiner Venen so gering ist. Der Fluss der Lebenskraft kommt im Konkreten wie im Übertragenen fast zum Erliegen. Depression ist eine Art, sich tot zu stellen, ein nicht konkret ausgeführter Selbstmordversuch.

Die häufig mit der Depression einhergehenden Gedanken an den Tod sind wie jedes Symptom angemessen und auf ihre Art stimmig. Es gilt tatsächlich, den Blick auf den Tod, die nächste große »Lebenskrise«, zu richten. Das aber würde schon die Umkehr voraussetzen. Insofern zwingen Selbstmordgedanken in die richtige Richtung und zum nächsten großen Thema. Allerdings wäre die Auseinandersetzung mit dem Tod auch in erlösteren Formen möglich, wie sich bei der Bearbeitung dieser letzten Krise noch zeigen wird.

Bei der Therapie der Depression ist darauf zu achten, welches der beiden Themen im Vordergrund steht. Ist es die Aggressionsunterdrückung, wird die Therapie auf die Herausforderung einer Explosion hinauslaufen. Geht es vorrangig um das Loslassen der inneren Spannung auf der seelischen anstatt auf der körperlichen Ebene, wäre eher auf eine Implosion hinzuarbeiten, bei der sich die Energien nach innen wenden. In jedem Fall aber steht eine Auseinandersetzung mit den Saturnthemen Tod und Reduktion auf das Wesentliche an.

Die schulmedizinische Unterdrückung der Problematik mit Psychopharmaka geht den einfachen allopathischen Weg, der aber nichts zum Lebensweg beiträgt, sondern im Gegenteil diesen behindert und manchmal sogar verhindert. Dass dem Menschen von der Depression der Lebensmitte der Antrieb genommen wird, ist zunächst völlig in Ordnung. Er bewegt sich mit zu viel Schwung in die falsche Richtung und muss gebremst werden, um überhaupt die notwendige Ruhe zur Besinnung auf sein

Thema und seine Aufgabe zu finden. Dass er keine Lust mehr auf Gesellschaft und die üblichen Ablenkungen hat, ist jetzt ganz in Ordnung, denn eine gewisse Einsamkeit ist an der Zeit und angemessen. Ihm chemische Antriebssteigerung in Tablettenform zu verschreiben ist nicht in Ordnung und bringt den Betroffenen auch nicht schneller in (die) Ordnung (zurück), von heil machen ganz zu schweigen. Es wird sogar die Situation verschlechtern, da der Antrieb weiter in die falsche Richtung geht. Lebensgefährlich wird diese »Therapie«, wenn die Energie in die an sich richtige Richtung »Tod« fließt und der Patient den chemisch induzierten Antrieb nutzt, um sich umzubringen. Wer A sagt, muss daher auch B sagen und zusätzlich zu den antriebssteigernden noch stimmungsaufhellende Mittel nehmen.[68] Das aber bringt die Betroffenen weg von der notwendigen Auseinandersetzung mit dem Thema ihrer Sterblichkeit und ihrem letztendlichen Alleinsein. Unter diesem Gesichtspunkt ist es nicht verwunderlich, wenn Depressive ihre Mittel über unendlich lange Zeiten einnehmen sollen. »Aufgeschoben ist nicht aufgehoben«, weiß bereits der Volksmund aus Erfahrung. Solange das hinter der Depression lauernde Thema unbearbeitet bleibt, wird es drücken und niederdrücken.

Das soll aber nicht heißen, dass die Psychopharmaka in jedem Fall ungeeignet sind. Oft können sie Leben retten und jemanden, der sich und sein niederdrückendes Thema einfach nicht mehr ertragen kann, vor dem Selbstmord bewahren. Nur heilen können sie eine Depression natürlich nicht. Manchmal, wenn der Symptomdruck unerträglich ist, kann es sogar hilfreich sein, sich unter Medikamentenschutz den niederdrückenden Themen psychotherapeutisch zu nähern.

Wie jedes Krankheitsbild hat aber auch die Depression ihre guten Seiten und lehrt wesentliche Lebensthemen. Man könnte sie als seelische Notbremse verstehen, die uns bremst, wenn die Fahrt zu schnell und in die falsche Richtung geht, die den Rückzug aus unangemessen gewordenen Situationen erzwingt und das grundsätzliche Alleinsein aufzeigt, uns auf existenzielle Weise mit uns selbst konfrontiert und mit dem Ziel unseres Lebens, dem Tod.

Häufig schaffen es erst Depressionen, das eigene Leben wieder in den Mittelpunkt zu rücken, indem sie eine Lösung vom Gefallzwang bewirken, Raum für Traurigkeit und Trauerarbeit schaffen, einem Zeit für sich selbst geben, in der einfach einmal nichts passieren muss.

Schließlich ist auch nicht zu vergessen, dass es ohne Abgründe keine Gipfel gäbe. Nicht nur das Wetter besteht aus Hoch- und Tiefdruckgebieten. Ein immer währendes Hoch würde die Erde auszehren, ein immer währendes Tief sie ertränken. So erzwingt das Hoch das nächste Tief, und das Tief bereitet das Hoch vor. Ein besonders langes Tief lässt vermuten, dass es der Ausgleich für ein ebenso überzogenes Hoch ist. Das Ideal liegt in der Mitte. Ab der Mitte des Lebens ist es unsere vorrangige Aufgabe, die Mitte in jeder Hinsicht – auch stimmungsmäßig – zu finden.

Involutionsdepression

Eine spätere Art ist die vom Namen her schon *deut*liche Involutionsdepression. Involution ist die im Alter natürliche Rückbildung im körperlichen Bereich. Es handelt sich also um die Depression der Rückbildungszeit, die dem anstehenden Thema Tod auch zeitlich noch näher steht. In der Kindheit und Jugend geht es vorwiegend um körperliches Wachstum, wobei natürlich auch seelisches und geistiges Wachsen stattfindet.[69] Von der Adoleszenz bis zur Lebensmitte ist seelisches Wachstum das vorrangige Lebensthema, körperlich findet es nur noch bei Schwangerschaften und ansonsten auf weniger erfreulichen Nebenschauplätzen statt, wenn Warzen oder andere ungebetene Gewächse auftreten. Nach dem Wechsel geht es vorwiegend um geistiges Wachstum, das körperliche hört ganz auf und entwickelt allmählich sogar eine negative Bilanz. Jede der großen Phasen des Lebens beginnt also mit einer Art Geburt. Die erste Geburt bezieht sich vor allem auf den Körper, die zweite, die Pubertät, vorrangig auf die Seele, während die dritte mit den Wechseljahren auf geistiges Wachstum zielt.

Wenn bei der Involution im Alter weniger Gewebe nachgebildet wird als abstirbt und die körperliche Bilanz sich negativ entwickelt, wird das im Idealfall durch die zunehmend positive Bilanz in geistiger Hinsicht mehr als aufgewogen. Das geistige Wachstum hin zu Weisheit und Reife macht die Rückbildung körperlicher Strukturen unbedeutend. Körperliche Leistungsfähigkeit ist jetzt unwichtig, weil sie nur noch sehr begrenzt nötig ist. Nicht benutzte Muskeln bilden sich natürlich zurück. Nur wenn geistig nicht viel vorangeht, ist die körperliche Rückentwicklung bedrohlich. Ist der Körper das Einzige, was man hat und woran man sich hält, kann sein Abbau als Katastrophe erlebt werden. Die Psychose ist oft ein Fluchtversuch, zumeist aus einer als unerträglich erlebten Realität. Wenn man sich keine Hoffnung mehr machen kann, mit seiner Vorstellung des Lebens durchzukommen, und keine weitere Perspektive hat, bietet sich hier ein Ausweg in eine andere, auf den ersten Blick für die Betroffenen angenehmere Ebene.

Wer zum Beispiel versucht, sich und seiner Umwelt mit sportlichen Leistungen[70] zu demonstrieren, dass das Alter über ihn keine Macht hat, wird in dieser Phase ebenso leicht Schiff*bruch* erleiden wie ein Mensch, der an keinerlei Weiterexistieren nach dem Tod glaubt. Wird die Bedrohung durch den körperlichen Abbau für die Betroffenen existenziell und haben sie keinen anderen Halt, kann das zum Auslöser für die unbewusste Flucht in Depression oder Psychose werden. Der Verfall des Körpers ist für alle Menschen Symbol für den grundsätzlichen Verfall des Materiellen, das aber bedroht vor allem Materialisten. Sinn der Involutionsdepression ist es also, die Vergänglichkeit des Materiellen bzw. des Körpers zu erkennen und Halt auf einer beständigeren Ebene zu finden. Sie zielt letztlich noch intensiver als die Depression der Lebensmitte auf das saturnine Prinzip der Reduktion, das nur noch Wesentliches gelten lässt wie die unsterbliche Seele und den zeitlosen (Heiligen) Geist.

Prostataschwellung[71]

Bei diesem Symptom tritt körperliches Wachstum in einer Zeit und an einer Stelle auf, wo es nicht am Platz ist. Mit der Vorsteherdrüse ist eine für Männer besonders heikle Region betroffen, und zwar eindeutig in der zweiten Lebenshälfte, in den reiferen Mannesjahren, wobei »reif« hier im Sinne von »reif für den Wechsel« zu verstehen ist. Das Krankheitsbild ruiniert nicht wenigen Männern diese reiferen Jahre, denn durch ihr Wachstum drückt die Vorsteherdrüse, die geradezu liebevoll die Harnröhre umfasst, den Urinstrom zunehmend ab und kann ihn völlig blockieren. Von den unerträglichen Schmerzen bis hin zur Harnverhaltung ist die Symbolik deutlich. Der Betreffende hält die Situation nicht mehr aus. Er kann sein Wasser nicht mehr lassen und droht in der Seelenflüssigkeit zu ertrinken. Drastischer kann einem nicht mehr gezeigt werden, dass man Seelisches staut und mit dem weiblichen Pol seine schmerzhaften Probleme hat, die einen mächtig unter Druck setzen. Es gibt nun keinen anderen Ausweg mehr, als für einen Abfluss des gestauten seelischen Elementes zu sorgen. Die Bewusstwerdung in diesem Punkt könnte die bedrückende körperliche Situation erheblich entlasten.

Solange Entleerung noch möglich ist, braucht es erheblichen (Druck-)Aufwand, um gegen den Widerstand der schwellenden Prostata anzupressen. Loslassen wird anstrengend und jedes Wasserlassen zu einer kleinen Geburt. Da die Blase nun auch nicht mehr restlos geleert werden kann, werden die lästigen *Wassergeburten* immer häufiger notwendig und stören am Ende sogar den Schlaf. Hier kann sich eine Problematik bezüglich der verhinderten Traumphasen entwickeln, die der stillender Mütter entspricht.

Als seelisch problematisch stellt sich schon lange vorher das Versiegen des Harnstrahles heraus, auch wenn das erst einmal ohne jeden körperlichen Krankheitswert ist. War Loslassen früher im großen Stil und Bogen möglich, bleibt nun nur ein verkrampfter Kampf um ein müdes Rinnsal übrig. Der Stolz der Kindheit ist dahin. Mit der verbleibenden Leistung ließe sich kein Staat mehr machen und kein Wettbewerb gewinnen. Öffentliche Pissoirs werden plötzlich zu Kriegsschauplätzen und möglichst vermieden. Aber das gelingt immer weniger, wegen des Restharns in der Blase und des daraus resultierenden Dauerdrucks.

Auch wenn es Nichtbetroffenen lächerlich erscheinen mag, assoziieren betroffene Männer oft mit ihrer (Strahl-)Schwäche, dass sie nicht mehr weit kommen werden im Leben, ja dass es mit ihnen nun schnell bergab gehen wird. Auch wenn Urologen ihre Patienten noch so oft beruhigen und diese Deutung für unmedizinisch erklären, feiert hier plötzlich das Analogiedenken späte Triumphe. Und diese Männer haben natürlich Recht: Es geht schon längst bergab auf dem Lebensweg, denn der Höhepunkt ist überschritten und liegt hinter ihnen. Die Ausstrahlung ist auch im übertragenen Sinne nicht mehr die gewünschte jugendlich-dynamische. Jedes Wasserlösen könnte die erlösende Einsicht bringen und wird so zu einem Therapieversuch des Schicksals. Dass man mit der Zeit immer mehr Therapiestunden vom Schicksal verordnet bekommt, kann man als Schikane ansehen, aber auch als Sorge um das eigene Seelenheil.

Aus der ehemals Respekt einflößenden männlichen Haltung beim Urinieren – mit breit gespreizten Beinen und offensiv nach vorn gerichteter Aus*strahl*ung – wird ein demütigendes Herumgedruckse, das einen nun eher negativ vom weiblichen Geschlecht abhebt. War er bisher in überlegener Haltung immer viel früher fertig, muss sie nun öfter auf ihn warten. Das *schwache* Geschlecht, diesbezüglich an eine demütige Haltung im Hocken oder Sitzen gewöhnt, wird nun auch auf dieser Ebene unübersehbar zum stärkeren Geschlecht. Eine vom Körper sehr nach*drück*lich und bildhaft inszenierte Darstellung der Animus-Anima-Situation. Es geht ja nun für ihn darum, seine Anima, seinen weiblichen Teil, zu entdecken, während auf sie ihr Animus, ihr männlicher Teil, wartet, doch dazu später.

Wenn die »Vorsteherdrüse« schwillt, kann das für Männer, die die Zeichen der Zeit nicht deuten können, Anlass sein, sich entsprechend aufzuplustern und zu versuchen, den beim »Pissen« verlorenen Boden woanders wieder gutzumachen. Der Ausdruck »pissen« stammt von Martin Luther, der ihn in seiner Bibelübersetzung an jener Stelle verwendete, wo auf die Macht demonstrierende Komponente dieser Art von Wasserlassen hingewiesen ist.

Wie immer verrät das Symptom die Aufgabe: Die pseudomännlichen Größenfantasien, die in der Kindheit mit Weitpinkelwettbewerben begonnen und dann der jeweiligen Lebensphase entsprechend angepasst wurden, versagen nun. Mit dem männlichen Strahl und der diesbezüglichen Aus*strah*lung ist es nicht mehr *weit her*, dafür steht die Annäherung an den weiblichen Pol, die Anima, an.

Die Entstehungsgeschichte der Prostataschwellung enthüllt einen weiteren Aspekt: Die Prostata produziert jene Flüssigkeit, die beim Geschlechtsakt alles gut rutschen lässt und die Samen auf ihrem Weg in die Tiefen der weiblichen Höhle verköstigt. Das Flüssigkeitsreservoir der Drüse nimmt folglich bei jedem Samenerguss ab. Konsequenterweise verordnet der Urologe häufige sexuelle Be(s)tätigung. Hinzu kommt beim Sex der günstige Massageeffekt auf die Drüse. Diese plustert sich eben besonders auf, wenn sie sonst nichts zu tun hat. Verweigert der Patient den Auftrag, muss der Arzt selbst Hand anlegen. Sein in den After eingedrungener Finger setzt die vergrößerte Prostata mechanisch unter Druck und presst sie aus. Der entlastende Samenerguss ist so allerdings nicht zu erreichen. In der arabischen Welt, wo intensive Haremsbetreuung häufige sexuelle Betätigung bis ins Alter erfordert, sind vergleichbare Prostataprobleme unbekannt. Allerdings kann das Problem auch umgekehrt das Ergebnis von Impotenz sein, wobei die Drüse Sekrete produziert, die nicht aufgebraucht werden und sich stauen.

Das Symptom legt mehr Sexualität nahe und damit Kontakt zum weiblichen Geschlecht. Gerade weil sich nach der Lebensmitte auch diesbezüglich einiges umstellt, empfiehlt sich eine Erotik, die Kontakt zur eigenen weiblichen Seite einschließt. Mit der (drängenden) Zeit verschieben sich die Schwerpunkte von der sexuellen Begegnung zu jener mit der Anima. Die körperliche Ebene wird in dem Maße wichtig bleiben, wie sie bisher zu kurz gekommen ist bzw. von der seelischen isoliert wurde. Sexualität ohne Liebe ist Form ohne Inhalt, Form allein aber macht nie satt.

Der Schwerpunkt der Lernaufgabe liegt in der Aufforderung, sich der eigenen weiblichen Seite zuzuwenden, wobei auch übrig gebliebene Lernthemen im männlichen Bereich hinzukommen. Wie bei jeder Krise kommt zu dem anstehenden und drängenden Neuen noch die Aufarbeitung liegen gebliebener alter Themen. Bezüglich der Fragen, mit deren Hilfe man sich aus dieser Leidenssituation befreien kann, sei auf das entsprechende Kapitel in *Krankheit als Sprache der Seele* verwiesen.

Haarausfall

Ein ebenfalls typisches Symptom für diese Zeit ist der männliche Haarausfall bis zur Glatzenbildung. Hier geht es um das Federnlassen, das heißt, man bezahlt für etwas mit den Symbolen seiner Freiheit und Macht. Wenn man zum Beispiel aus Bequemlichkeit zu lange in einer überlebten Situation verharrt, muss man Haare lassen und dafür zahlen. Zugleich zeigt die Symptomatik mit dem Verlust von wesentlichen Statussymbolen, dass man nicht mehr frei und Herr über sein Schicksal ist. Man wird mit Nachdruck geschoben, anstatt sich freiwillig in die einem einzig offen stehende Richtung zu entwickeln.[72] Wieder steht die für Krisen typische Entscheidung an: Lasse ich bewusst von meinem Macht- und Freiheitsanspruch im Außen los, oder tue ich es unbewusst? Im letzteren Fall wird das Schicksal dafür sorgen, dass sich das Thema auf der Körperbühne manifestiert, denn irgendwo muss es Raum bekommen. Die entstehende Glatze ist ein Stück des vorgezeichneten Weges zurück zum Kind, allerdings wieder auf der ungeschickten Körperebene, wo wir als Baby ebenfalls mit Glatze begonnen haben.

Frauen sind, solange sie unter dem Schutz der Östrogene stehen, davor bewahrt, dass sich ihre Symbole der Macht, Freiheit und Schönheit schnöde davonmachen. Solange sie noch die Möglichkeit haben, Kinder zu bekommen, lässt ihnen offenbar das Schicksal auch jede Chance, dazu notwendige Partner anzuziehen, also auf dieser Ebene attraktiv zu bleiben. Geht die Östrogenflut in der Menopause zurück, droht ihnen aber dasselbe Schicksal wie den Männern. Lässt *frau* auf konkreten Ebenen nicht genug Macht, Freiheit und Schönheitsanspruch los, lösen sich dafür die entsprechenden Symbole auf ihrem Kopf.

Myome

Auch hier hat sich das Wachstum in Raum und Zeit verirrt. Im Uterus sollten zwar Kinder heranwachsen, aber nicht mehr nach den Wechseljahren. Myome, die bis zu Kindskopfgröße anschwellen können, symbolisieren sehr deutlich unbewusste, nicht gelebte oder nicht ausreichend *ausgetragene Kinder*wünsche. Das Festhalten am biologischen Frausein, das Nichtakzeptieren, dass man nun zu alt zum Kinderbekommen ist, wird hier deutlich. Insofern geht die gynäkologische »Therapie«, den Uterus zu entfernen, an sich sogar in die richtige Richtung, wenn sie auch die Ebene verwechselt. Eine Frau könnte sich einfacher und gesünder im übertragenen Sinne von dem Thema *Gebär-Mutter* lösen, statt sie fach*männ*isch, aber mechanisch heraus*lösen* zu lassen. Das Gefühl, von nun an unfruchtbar zu sein, ließe sich am besten dadurch erlösen, dass die eigene Kreativität auf fruchtbarem Boden zum Ausdruck gebracht wird. In jedem Fall ist Lösung in des Wortes Doppelsinn angesagt.

Selbst wenn eine Frau mehrere Kinder geboren hat, kann es *natürlich* sein, dass sie sich mehr oder weniger unbewusst noch ein Kind wünscht, vielleicht endlich ihr »Wunschkind«, dem sie sich so widmen kann, wie sie es sich immer gewünscht hat. Auch Myome zeigen wie alle anderen Symptome eine sinnvolle Tendenz in problematischer Form. Es geht tatsächlich darum, Kinder in die Welt zu setzen, aber jetzt offensichtlich nicht mehr im konkreten, sondern im übertragenen Sinn. Die (Un-)Sitte, mit gynäkologischer Hilfe noch nach dem fünfzigsten und manchmal sogar sechzigsten Lebensjahr mittels Eispenden von jüngeren Frauen »eigene« Kinder auszutragen, ist offenbar eine Vergewaltigung der (eigenen) Natur. Sie zeugt von der Unfähigkeit, sich im Lebensmuster richtig einzuordnen. Es ist schon viel später geworden auf der Lebensuhr, als *frau* sich einzugestehen gewillt ist.

Eigene Projekte, Bilder, Plastiken, Bücher oder einfach alle Arbeiten, die Herzblut erfordern, können einem wie Kinder ans Herz wachsen. Vor allem aber geistige Interessen im Sinne der Religion helfen, das Thema zu bearbeiten, indem sie zu geistig-seelischem Wachstum führen. Jedenfalls muss das Wachstum auf ein anderes Niveau gehoben werden – vom Unterleibs- in den Herz- und Kopfbereich. Oder aber der unbewusst weiterbestehende Kinderwunsch verwandelt sich in Liebe für die Enkel, die Kinder der nächsten Generation, und macht die Frau zur *Großen Mutter*. Der Archetyp der Großmutter hat zum Schaden der Enkel, Mütter und Großmütter gelitten, im Wesentlichen weil wir mit den Übergängen des Lebens nicht in der Zeit zurechtkommen und hinter den natürlichen Lebensaufgaben meilenweit hinterherhinken. Alte Mütter sorgen für uralte Großmütter, für die es dann oft recht spät ist, in den Archetyp der Großen Mutter hineinzuwachsen. Wenn sich die Tendenz weiter verstärkt, die Generationszeit von zwanzig auf vierzig Jahre zu erhöhen, werden Frauen erst mit achtzig Großmütter und mit hundertzwanzig Urgroßmütter.

Das Wachstum, das in jedem Myom zum Ausdruck kommt, ist in Ordnung, wenn auch auf die von der Zeit überholte Körperebene gerutscht. Es auf die nun angemessene geistig-seelische Ebene zu heben lautet die Aufgabe. Große Mutter kann man auch im Übertragenen werden und so alle Kinder dieser Welt zu seinen Enkeln machen. Während die Mutterliebe aus dem Mondhaften lebt, ist die großmütterliche mehr dem Archetyp der Sonne verpflichtet, weniger in Familienmuster und Alltägliches verstrickt und dafür großzügiger und weiser. Miranda Gray[73] geht davon aus, dass die Bestimmung der Frau nach dem

Wechsel die einer spirituellen Führerin ist, die in allen Frauen vor der Menopause ihre Töchter, in allen Frauen nach dem Wechsel ihre Schwestern sieht. Hier läge auch die Lösung für den von C. G. Jung formulierten Anspruch, die Frau müsse sich nach der Lebensmitte um die Erlösung ihres Animus, ihres männlichen Seelenanteils, kümmern. Als spirituelle Lehrerin kümmert sie sich um den (urprinzipiell männlichen) Geist, als Führerin übt sie eine (archetypisch männliche) Rolle aus, und sie tut es auf ihre weibliche Art und Weise.

Gebärmutterentfernung

Ob die Myome in der letzten Zeit rapide zugenommen haben, lässt sich nicht sicher sagen, was zweifellos lawinenartig zugenommen hat, ist ihre operative Entfernung. Vor zwanzig Jahren noch eine eher seltene Operation, ist die Entnahme des Uterus durch fachmännische Hände inzwischen bei manchen Gynäkologen zur Routine geworden. Die Begründungen sind zum Teil haarsträubend und in einem tieferen Sinne oft unärztlich. Eines der Lieblingsargumente gegenüber Frauen um die vierzig lautet: »Lassen Sie sich die Gebärmutter lieber entfernen, das Myom ist zwar nicht groß, aber sicher ist sicher, dann kann wenigstens nichts bösartig werden.« So »beratene« Frauen wollen, wenn sie überhaupt noch einen anderen Arzt aufsuchen, zumeist eine Garantie, dass ihre Gebärmutter nicht entarten könne. Zwar kann man ihnen versichern, dass Myome nicht bösartig werden, aber garantieren kann man in der Medizin grundsätzlich nichts und schon gar nicht in Bezug auf andere Strukturen im Uterus. Nach dieser Auskunft gehört die Gebärmutter ziemlich sicher dem Scharlatan, der mit Angstmache seine ärztliche Pflicht verletzt hat, um einer weiteren unnötigen Operation willen. Den Frauen wäre zu raten, solch einem Mediziner die prophylaktische Amputation seiner Ohrmuscheln zu empfehlen, denn schließlich könne er dort ein Melanom bekommen – und sicher sei sicher.

Oft wird auch die Myomgröße mit eindeutigem (Operations-) Ziel skrupellos übertrieben. Der einfache Rat, sich noch eine zweite Meinung, bevorzugt von einer Gynäkologin ohne Belegbetten einzuholen, lässt peinlicherweise manche Myome von Faustgröße auf Taubeneiniveau schmelzen. Nicht vorhandenes eigenes Operationsinteresse beim Gynäkologen scheint momentan ein guter Schutz vor solchen Ein- bzw. Übergriffen zu sein. Die Methoden, mit schleichender Angstmache Patientinnen gefügig zu machen und den eigenen Interessen unterzuordnen, gehören sicherlich zu den schlimmeren Vergehen, mit denen Mediziner ihren Stand in Verruf bringen. Der Vorwurf mag sehr hart klingen, aber leider steht fest, dass im letzten Jahrzehnt in kaum einem Land so offensiv Gebärmütter amputiert wurden wie bei uns. Böse Zungen sprechen sogar von einer Korrelation zwischen abnehmender gynäkologischer Arbeitsauslastung und dem Ansteigen dieser oft überflüssigen Eingriffe. Das Schlimmste an der Situation ist die Tatsache, dass manche Gebärmütter sehr wohl entfernt werden müssen. Wie aber soll die Frau wissen, ob sie einem jener Operationshaie bei seinem Kreuzzug gegen Gebärmütter aufsitzt oder bei einem der zum Glück auch zahlreichen verantwortungsvollen Gynäkologen gelandet ist?

Das Schutzargument mancher Fachärzte, dass die Gebärmutter im fortgeschrittenen Alter sowieso überflüssig wie ein Kropf sei, hinkt auf allen Ebenen. Tatsächlich ist ja auch ein Kropf durchaus nicht überflüssig, sondern erfüllt eine – wenn auch unbequeme – Funktion. Vor allem aber hat dieses Argument einer ungerechtfertigten Lockerheit im Operationsverhalten Vorschub geleistet. Jahrelang haben Frauen nach der als völlig harmlos hingestellten Operation über wechselartige Beschwerden geklagt und wurden von ihren Gynäkologen mit der lapidaren Feststellung abgespeist, dass das unmöglich sei, da ja die Eierstöcke dringeblieben seien. Jahrzehnte später haben Forscher herausgefunden, dass bei der herkömmlichen Operation wegen der Unterbindung wichtiger Gefäße die Durchblutung der Eierstöcke um bis zu fünfzig Prozent reduziert wurde, was einer teilweisen Kastration durchaus nahe kommt. Inzwischen hat man die Operationsmethode verbessert, was den früher operierten Frauen aber wenig nutzt. Sie wurden mehr oder weniger als Simulantinnen abgetan und ohne Therapie wieder heimgeschickt. Nachdem sich die Gynäkologie in diesem Bereich mit wenig Ehre bekleckert hat, ist für die Zukunft mehr Achtung vor dem Leben und seinen Strukturen geboten. Wäre die Gebärmutter in dieser Lebensphase völlig überflüssig, würde der Organismus sie von sich aus zurückbilden, wie er es ja auch mit anderen nicht mehr gebrauchten Muskeln und in Maßen auch mit dem Uterus tut.

Wer nun seine Gebärmutter bereits auf dem Altar wissenschaftlicher Patentmedizin opferte, hat neben den beschriebenen Nachteilen immerhin den Vorteil, diesen einen für Wachstumskonflikte problematischen Schauplatz los zu sein. Daraus folgt aber die Notwendigkeit umso dringender, sich jetzt eine andere Bühne für das noch anstehende Wachstum zu suchen.

Wechselbeschwerden

Sie haben vor allem mit dem Thema Bilanzmachen zu tun und deuten auf verpasste Gelegenheiten und überfällige Aufgaben. Der treffende Ausdruck »unerledigte Geschäfte« bezieht sich nicht auf objektive Aufgaben, sondern auf die, am eigenen unbewussten Anspruch gemessen, offen gebliebenen Projekte. **Hitzewallungen** und **Schweißausbrüche** sind für sich genommen völlig in Ordnung und gehören geradezu zum Geschlechtsverkehr. Zur rechten Zeit an den Mann gebracht, sind sie für alle Beteiligten angenehm. Beim Einkaufen sind sie zugegebenermaßen äußerst lästig, aber dort und bei anderen unpassenden Gelegenheiten treten sie auch nur auf, wenn sie auf der vorgesehenen Bühne zu kurz gekommen sind. Der Organismus bearbeitet offen gebliebene Themen symbolisch weiter, bis er damit auf die eine oder andere Weise fertig geworden ist.

Der medizinische Hintergrund ist sehr erhellend: Im Hypothalamus – einer wichtigen Koordinationsstation im Gehirn – wird die Körperkerntemperatur innerhalb kurzer Zeit heruntergeregelt. Innerlich friert der Organismus also sogar, das heißt, der Körper ist im Vergleich zu seinem Innern plötzlich zu warm. Nun werden zur gesteigerten Wärmeabgabe die Hautgefäße weit gestellt, was zur Rötung der Haut im so genannten »flush« führt, und Schwitzreaktionen eingeleitet, um über die Verdunstungskälte für Abkühlung zu sorgen. Einige Frauen erleben in der Abklingphase der Wallungen dann auch Frostgefühle und *Gänsehaut*. Fehlsteuerungen sind also das tiefer liegende Problem, das heißt, an sich richtige Reaktionen kommen zur falschen Zeit. Der Körper zeigt wieder einmal auf verschiedenen Ebenen deutlich, worum es eigentlich ginge: Grundsätzlich wäre es in tieferer Hinsicht an der Zeit, innerlich etwas abzukühlen, im Sinne von ruhiger werden und einen kühlen Kopf bewahren. Äußerlich wäre mehr Wärme abzugeben, wobei an warmherzige Gefühle, Hingabe an eine Aufgabe usw. zu denken wäre. Es müsste Bewusstsein dafür entstehen, dass die heißen Empfindungen zur rechten Zeit zu kurz gehalten wurden und nun zur Unzeit hervordrängen. Aufgabe wäre, ihnen lieber jetzt, auch wenn es nicht mehr so recht passt, auch einmal in weniger geeigneten Situationen und Zeiten Raum zu geben und sich im übertragenen Sinne gehen zu lassen, anstatt bei jeder Gelegenheit zu zerfließen.

Trockene, brennend heiße Schleimhäute sind zwar unangenehm, zeigen aber, als was für eine *heiße*, ja *brennende* Frau die Betroffene sich noch empfindet. Wird die Thematik zurück ins Bewusstsein geholt und auf der passenden Ebene ausgelebt, führt das wieder zur Entlastung der Körperbühne. Diese wird ja nur als Notmaßnahme herangezogen, wenn wichtige Stücke anderenorts nicht mehr aufgeführt werden. Diese Dehydratation (Austrocknung) des ganzen Körpers enthält noch weitere *deut*liche Botschaften. Neben der Gewichtsreduktion führt sie auch zu einer so genannten Hämokonzentration, das heißt, das Blut nimmt in seinem Volumen ab und wird dabei konzentrierter. Die im Blut konzentrierte Lebenskraft sollte folglich nicht in ihrer Essenz, sondern in ihrem Ausmaß zurückgehen, sodass die wesentlichen Dinge (das Hämoglobin, der Blutfarbstoff) intensiver zur Geltung kommen. Außerdem ist ein Nachlassen des so genannten Turgors, des Zellinnendrucks, zu beobachten, was in der weniger prallen, ja sogar welkeren Haut zum Ausdruck kommt. Wenn der Druck in jeder Zelle zurückgeht, bedeutet das, dass *frau* den inneren Druck auf der ganzen Linie reduzieren sollte.

Die **Harninkontinenz** hat die Thematik des Loslassens bzw. des Zurückhaltens zum Inhalt. Wer ständig Urin loslässt, wird vom Organismus angeregt, sein Wasser, Symbol des Seelischen, ständig fließen zu lassen. Was auf der Körperebene so äußerst unangenehm ist, wäre im Bewusstsein ausgesprochen angenehm. All diese Symptome machen sich bemerkbar, um anzuzeigen, dass sie entweder noch auf lebendige Verwirklichung oder auf Wandlung drängen. Erst dann werden sie als Symptome überflüssig. Die Erlösung läge auch hier in der bewussten Umkehr, immerhin ist die Harninkontinenz, das rückhaltlose Fließenlassen des Urins, auch ein Symptom der ersten Lebensjahre. Zu werden wie die Kinder, allerdings nicht auf körperlicher Ebene, sondern im Übertragenen, wäre die Aufgabe. Ähnliches gilt für die viel seltenere **Schließmuskelschwäche des Afters**, die zu dauerndem Einkoten führt und damit zurück in jene Windeln, mit denen alles einmal begonnen hatte. Hier ist neben dem »Wie-die-Kinder-Werden« auch noch die Thematik des Loslassens im materiellen Bereich angesprochen, denn der Kot steht symbolisch für materielle Schätze und Besitz.[74] So wie es bei der Blasenschwäche darum geht, dem Körper das Loslassen des konkreten Wassers durch Loslassen im seelischen Bereich abzunehmen, ist hier die Aufgabe verkörpert, durch dauerhaftes Loslassen im materiellen Bereich den After aus seiner Stellvertreterrolle zu entlassen.

In inhaltlich ähnliche Richtung weist die **Abnahme des Wachstumshormons** im Blut, das parallel mit dem Östrogen in der Menopause zurückgeht. Die Botschaft heißt: Wachstum ist nun auf körperlicher Ebene nicht mehr angezeigt. Das Wachstumshormon ist der bei Frauen am stärksten den Muskelaufbau fördernde Stoff, und so scheint wohl auch ein Muskelaufbau nicht mehr in dieser Zeit zu liegen. Dazu passt, dass das Hormon auch die Eiweißsynthese forciert und dieser Effekt nun ebenfalls wegfällt. Der Körper bekommt nun weniger von seinem wichtigsten Baustoff, stattdessen nimmt die Lipolyse, der Fettabbau, zu. Auch hier zeigt sich wieder die allgemeine Tendenz der Reduktion auf das Wesentliche. Östrogengaben können all das verhindern, einfach weil sie den Wechsel verhindern und den Körper über seine wahre Situation täuschen.

Über diesen Trickeffekt kommt es auch zur so genannten Herzinfarktverhinderung durch Östrogen. Während der geschlechtsreifen Zeit senken die körpereigenen Östrogene das *böse* (LDL-)Cholesterin und erhöhen das *gute* (HDL-Form). So schützt die Natur in der aus ihrer Sicht wichtigsten Zeit den weiblichen Organismus. Nach der Menopause verliert sich dieser Effekt, und die weibliche Infarktgefährdung kommt langsam an die der Männer heran. Es geht nun aber auch vermehrt, wie im Kapitel »Animus und Anima« noch zu zeigen sein wird, um den männlichen Pol im Leben der Frau. Wenn sie an dessen Verwirklichung ähnlich scheitert wie heute viele Männer, gerät sie natürlich in Gefahr, dieselben Symptome zu entwickeln.[75] Die beste Vorbeugung der Angina pectoris und des Herzinfarktes wäre, sich rechtzeitig und im Übertragenen seinem Herzen und den entsprechenden Herzensthemen und -angelegenheiten zuzuwenden und nicht erst, wenn es bereits wehtut und dann auch nur auf körperlicher Ebene.

Von all den aus dem Wechsel sich ergebenden Symptomen und ihren Deutungen scheint der Rat zu heißer Sexualität am problematischsten zu sein, da er in krassem Widerspruch zur andererseits notwendigen Umkehr im Leben zu stehen scheint. Hier wäre zu bedenken, dass es sich um ein Phänomen des Bilanzziehens handelt. Grundsätzlich geht es darum, sich auf Wesentliches zu konzentrieren, seine Vitalität mehr zu sammeln, innerlich kühler und abgeklärter zu werden. In der ersten Lebenshälfte zu wenig zum Zuge gekommene Sexualität sucht sich hier aber noch schnell zu erlösen. So viel Eile ist allerdings gar nicht nötig, da sich Sexualität ja durchaus nicht in der Möglichkeit erschöpft, Kinder zu bekommen. Die Sexualität der ersten Lebenshälfte lebt mehr von der Spannung zwischen den Geschlechtern, die der zweiten Hälfte könnte mehr im Zeichen ihrer Vereinigung stehen. Grundsätzlich ist Sexualität viel zu umfassend, um sich so aufteilen zu lassen, aber die Schwerpunkte sind doch deutlich. Der Hinweg im Lebensmandala führt aus der Einheit in die maximale Spannung der Lebensmitte, der Rückweg führt aus dieser Spannung wieder hinaus, hin zur Vereinigung in der Mitte. Sexualität wäre in jeder Phase des Lebens eine ideale Möglichkeit, der aktuellen Station des Lebensweges gleichsam rituell gerecht zu werden. Die Botschaft der weniger Schleim produzierenden Schleimhäute könnte in etwa heißen »Weniger ist mehr« und den Auftrag verdeutlichen, von der Quantität zur Qualität sich orientierend, die Erotik auf ein höheres Niveau zu heben.

Das Aufheben der Symptome durch Östrogengaben wäre dagegen ein Festhalten an einer überlebten Lebensphase. Obwohl davon grundsätzlich und schon gar über Jahrzehnte abzuraten ist, wäre bei massiven Symptomen eine kurze Überbrückung mit Hormongaben vertretbar. Das sollte aber gerade nicht dazu verleiten, fortzufahren wie bisher, sondern die durch Medikamente erkaufte symptomfreie Zeit sollte genutzt werden, wirklich nachzuholen, was noch gelebt werden will, und die heiße Frau auf der passenden Ebene auszuleben. Auch wenn das nicht mehr die ideale Zeit sein mag, müssen wir uns doch eingestehen, dass wir schon bei der Pubertät zurückhängen und das Erwachsenwerden auf die Adoleszenz verschieben. Wirklich loslassen können wir nur Erlebtes und Erfülltes, und so ist ein Aufschub in Ordnung, der dem noch nachdrängenden und -hängenden Thema Raum gibt.

Bei allen verständlichen Plädoyers für Aufschübe sollten wir allerdings bedenken, dass bei der nächsten großen Krise, dem Tod, keiner mehr möglich ist. Was die Intensivmedizin diesbezüglich verspricht, wird sich als Illusion erweisen. In der Literatur ist das Thema mit dem *Jedermann* erschöpfend behandelt. Statt immer großzügiger mit uns selbst gewährten Aufschüben sollten wir spätestens ab der Lebensmitte damit wieder eher sparsamer werden.

Ein gewisser Aufschub in der Lebensmitte ist trotzdem oft *angemessen*, solange er nicht zur völligen Verweigerung der Umkehr wird. Das aber liegt nahe bei einer »Therapie«, die so angenehm und so »natürlich« ist. Angenehm, weil sie einem von den Symptomen bis zur Umkehr alles abnimmt; natürlich, weil der Körper diese Hormone seit Jahrzehnten aus eigener Produktion kennt. Eigentlich sind wir mit dieser Therapieform das erste Mal wirklich einem alten Menschheitstraum ein Stück nahe gekommen, dem Jungbrunnen. Ihn freiwillig nicht zu benutzen, um der Erfüllung des Lebensmusters besser gerecht zu werden, erfordert viel Bewusstheit und heute auch schon Mut.

Der Östrogenwahn

Auswirkungen auf die Frauen

Es gibt nach wie vor Frauen, die ohne lästige Symptome und ohne Unterdrückungsmaßnahmen ihren Weg durch die Lebensmitte nehmen. Für die Mehrheit der modernen Frauen scheint das aber nicht mehr zu gelten. Immerhin erklären Gynäkologen es bereits zum Kunstfehler, Frauen nicht »rechtzeitig« mit der gängigen Unterdrückungstherapie mittels Östrogenen zu behandeln. Sie sprechen vom Östrogendefizit der Menopause, was unterstellt, dass der Natur oder Gott bei allen weiblichen Wesen ein Konstruktionsfehler unterlaufen sei. Die Unterdrückung der Wechselsymptome ist dabei nur ein angenehmer Nebeneffekt der »Therapie«, hauptsächlich geht es um die Vermeidung des Schreckgespenstes Osteoporose, der Knochenentkalkung. Die diesbezügliche Logik ist verblüffend unlogisch.

Der naive Mensch könnte annehmen, man müsse eher Kalk

verordnen, wenn dieser fehlt. Den aber will der Körper in der Regel gar nicht haben; er scheidet ihn aus und entkalkt die Knochen weiter. Deshalb greifen die Gynäkologen zum Östrogentrick. Wird der Hormonspiegel künstlich über die natürliche Zeit hinaus hochgehalten, merkt der Organismus praktisch nicht, dass der Wechsel ansteht. Nun baut er, in der Meinung, sich noch länger für den Aufbau rüsten zu müssen, weiter Kalk in die Knochen ein. Die betroffenen Frauen können den Wechsel so vor sich und der Welt besser verbergen. Der Erreichung ihres Lebenszieles aber arbeiten sie damit direkt entgegen, werden sie doch biochemisch in der Peripherie des Mandalas festgehalten. Wenn der Lebensschwerpunkt auf Aktivität und Sport liegt und darauf, sich oder dem Mann oder der ganzen Gesellschaft zu beweisen, was für eine junge, leistungsfähige Frau *sie* ist, die wenig bis gar nichts mit dem Wechsel zu tun hat, liegt sie goldrichtig mit dieser Therapie. Im Prinzip ist das aber nichts anderes als der Versuch, mit sechzig noch Kinder zu bekommen – eine Verirrung in der Zeit und ein Verspielen der eigentlichen Chancen auf dem Weg. Die biochemische Hinauszögerung des Wechsels ist die schlechteste Vorbereitung für die letzte anstehende Lebenskrise, den Tod. Die völlige Verhinderung des Wechsels, immerhin wird diese Therapie von besonders eifrigen Ärzten bis ins hohe Alter empfohlen und noch Achtzigjährigen aufgeschwatzt[76], behindert offensichtlich zugleich das Weiterkommen auf dem Weg. Ein solch halbes, sozusagen bald nach der Halbzeit angehaltenes Leben endet wider Erwarten doch irgendwann und dann meist *entsetzlich*. Denn natürlich wird der Tod, wenn er überhaupt nicht erwartet wurde, bei seinem Nahen Entsetzen auslösen.

Bei der aufgeregten Therapieeuphorie mit Östrogenen fällt es schwer, noch die natürlichen Relationen zu sehen. Tatsächlich haben alle Beteiligten auf den ersten Blick nur Vorteile von der flächendeckenden Östrogenverteilung. Die Frauen sind ihre Wechselbeschwerden los und werden nicht länger an das leidige Thema Altern erinnert. Die Gynäkologen haben endlich wieder reichlich zu tun, denn noch immer bewältigen besonders auf dem Land unaufgeklärte Frauen ihren Wechsel ohne Hormongaben und ihr Leben ohne Gynäkologen. Und schließlich hat die Pharmaindustrie natürlich große Freude, in diesem Ausmaß helfen zu dürfen. Der naive Beobachter fragt sich, wie Milliarden von Frauen, nämlich alle von der ersten Eva bis zu denen der letzten Generation, ihren Wechsel ohne Hormontherapie schaffen konnten. Da aber kommen Frauenärzte mit massiven Argumenten: Noch zu keiner Zeit seien Frauen so alt geworden! Dieses Argument ist erstens falsch, denn nachweislich steigt die Lebenserwartung für Vierzigjährige bei uns schon länger nicht mehr, sondern sinkt im Gegenteil leicht. Dass die Lebenserwartung insgesamt zunimmt, liegt an der noch immer abnehmenden Säuglingssterblichkeit. Und zweitens haben auch früher schon Frauen die Wechseljahre überlebt und sind ohne »Witwen- oder Hexenbuckel« sehr alt geworden.[77]

Diese beiden Horrorvorstellungen dienen nämlich einigen Gynäkologen als Hauptargument bei ihrer aus den Feldzügen gegen Gebärmütter bestens erprobten Angstmache. Ohne Östrogene werde *frau* zur buckligen Hexe. Solche Drohungen machen selbst vernünftige Frauen gefügig. Eine Buckelbildung kommt im Alter durch Wirbelzusammenbrüche zu Stande, wenn die Wirbelsäule überlastet wird. Solche Zusammenbrüche kommen vor, wenn auch längst nicht in der beschworenen Häufigkeit. Im Übrigen ist die Wirbelsäule beileibe nicht das einzige Organ, wo sich Osteoporose bemerkbar machen kann; vor allem der Oberschenkelhals, aber auch andere Knochen sind ebenso gefährdet. Kein Bereich aber eignet sich so gut, um Angst vor dem Alter einzuflößen. Hier kann man die Jahre, die eine auf dem Buckel hat, sehen, und gerade die will sie heutzutage eher verschleiern, jedenfalls nicht auch noch betonen.

Es ist sehr zu bezweifeln, dass die in den letzten Jahren so häufig diagnostizierte Osteoporose überhaupt ein neues Phänomen ist. Wahrscheinlich hat es sie in ähnlicher Weise schon immer gegeben, nur hat man nicht daraufhin untersucht. Eine Häufung von Buckelbildungen hat es jedenfalls in den Jahren vor Einführung der Östrogentherapie nicht gegeben. Eher ist davon auszugehen, dass der in den Wechsel kommende Körper ganz natürlich anfängt, Ballast abzuwerfen, um sich den Heimweg zu erleichtern. Er braucht für die jetzt anliegenden Aufgaben kein so stabiles und schweres Knochengerüst mehr. Dafür spricht auch die Tatsache, dass er angebotenen Kalk nicht einlagert. Der Organismus leidet also gar nicht an Kalkmangel, sondern hat, gemessen an der Lebensphase, sogar einen Überschuss, den er ausscheidet. Nur die Irreführung und Vortäuschung einer unstimmigen Lebensphase durch Hormongaben lassen ihn weiterhin für schwere Knochen sorgen.

Werden allerdings die eigene Situation im Lebensmuster und die Notwendigkeit, in der Lebensmitte Ballast zur Erleichterung des Heimweges abzuwerfen, verkannt, kann auch hier der Körper einspringen und stellvertretend anfangen, sich über das natürliche Maß hinaus zu erleichtern. Darin liegt tatsächlich ein Problem. Das lässt sich aber nicht dadurch lösen, dass man sich vormacht, noch gar nicht so weit zu sein, sondern im Gegenteil dadurch, dass man anfängt, den Notwendigkeiten der Zeit Rechnung zu tragen. Den Körper einfach daran zu hindern, das Problem darzustellen, wird lediglich dazu führen, dass es woanders auftaucht, denn irgendwo muss es heraus. Das Unmöglichmachen einer Problemdarstellung kann das Problem nicht bessern. Die Betroffene muss irgendwie und irgendwo loslassen und Ballast abgeben lernen. Unter Umständen wird sie nun im übertragenen Sinne mehr zum Loslassen gezwungen und Dinge verlieren, die ihr noch wichtig erschienen, die aber für den Heimweg nicht unbedingt nötig sind. Oder Menschen, die ihr zwar lieb sind, sie aber von ihrer eigentlichen Aufgabe abhalten, verlassen sie. Jedenfalls wird das Schicksal alles daransetzen, ihr in anderer Hinsicht loslassen und umkehren beizubringen. Recht bald wird die Frage auftauchen, ob es nicht viel einfacher und angenehmer gewesen wäre, sich dem Muster zu fügen und dort seinen Tribut zu entrichten, wo er ursprünglich gefordert war.

Dieses Problem betrifft natürlich Männer in der Midlifecrisis prinzipiell ganz ähnlich, sie haben nur das Glück, dass es (noch) keine Männerärzte in entsprechender Zahl gibt. Ansonsten ließe sich auch bei ihnen eine gewisse Entkalkung der Knochen finden, die dann anschließend ein dankbares Therapiefeld abgäbe. Im Nebeneffekt könnte durch entsprechende Androgengaben vielleicht auch die in dieser Zeit häufig anzutreffende Antriebslosigkeit behoben und das Nachlassen der sexuellen Bedürfnisse abgefangen werden. Wenn sechzigjährige Frauen noch Kinder bekommen, muss doch langsam auch etwas für die Männer geschehen. Ihr Glück ist, dass man zu genau weiß, dass Androgengaben zwar die Prostataschwellung bessern würden, aber andererseits auch Prostatakrebs auslösen. Östrogengaben fördern auch die Entstehung von Brustkrebs, doch diesen Effekt bügeln die Gynäkologen durch gleichzeitige Gestagengaben wieder aus.

Grundsätzlich ist die Regression verständlich. Wenn man mit einer höheren Anforderung nicht zurechtkommt, kehrt man erst einmal auf die nächsttiefere Ebene zurück, wo es noch einigermaßen ging. Das machen Babys, wenn sie knapp vor der Geburt umdrehen und mit dem Kopf voran zurück in den bergenden Mutterleib tendieren. Das erleben Pubertierende, die kurz vor dem entscheidenden Schritt entdecken, dass Mädchen bzw. Jungen ganz dumme Gänse bzw. Trottel sind, und lieber wieder unter ihresgleichen enorm engagiert Kinderspiele genießen. Das macht der Heranwachsende, der tausend Gründe findet, warum er lieber noch nicht zu Hause auszieht. Und das dürfen natürlich auch die Kandidaten der Midlifecrisis tun. Für eine Übergangszeit und in wachem Bewusstsein für diesen Schritt können dabei sogar Hormongaben sinnvoll sein. Dass Patientinnen aber ausgerechnet von Ärzten in einer grundsätzlichen Verweigerung der Umkehr bestärkt werden, ist traurig.

Wir streben als Gemeinschaft einer Situation zu, wo nach der Hälfte des Lebens Halt gemacht wird. Das Groteske daran ist, dass wir andererseits eben gerade nicht Halt machen und keine Pause einlegen. Dumm ist nur, dass sich das Schicksal, und mit ihm das Lebensrad, keinen Deut um solches Unverständnis kümmert. Schon immer haben einzelne Menschen versucht, natürliche Entwicklungszyklen an bestimmten Punkten aufzuhalten; das hat aber noch nie auf Dauer geklappt und kann auch nie funktionieren. Das Bezeichnende an dieser Zeit ist die kollektive Lebenssucht, die eine Verweigerung beinhaltet, sich dem ganzen Entwicklungsweg zu stellen. Bedenkt man, wie lange es gedauert hat, bis die innere Medizin ihren Unfug des chemischen Cholesterinsenkens[78] durchschaut hat, der ja vergleichsweise wenigen Vorteile brachte, muss man für die Östrogenmode das Schlimmste befürchten. Sie könnte uns lange erhalten bleiben und an Wesentlichem vorbeiführen.

Die wenigen Zweifel medizinischerseits werden heruntergespielt. Am Rande kann man auf Gynäkologenkongressen schon einmal hören, dass sich der Hormonschutz bis zum fünfundsiebzigsten Lebensjahr, dem Alter mit statistisch gesehen den meisten Brüchen, bereits wieder abgebaut hat. Außerdem ist die Lehrmeinung inzwischen noch einen Schritt weitergegangen und hat erkannt, dass »die Gabe von Östrogenen allein nicht indiziert ist, zumindest nicht bei Frauen, die nicht hysterektomiert wurden. Denn am Endometrium regen die Östrogene eine ständige Proliferation an«[79]. Mit anderen Worten: Bei Frauen, die sich, aus welchen Gründen auch immer, bisher einer Gebärmutterentfernung verweigert haben (nicht hysterektomiert sind), baut sich durch die Östrogengaben ständig die Schleimhaut in Erwartung des befruchteten Eis auf. Um das zu verhindern, kombiniert man die Östrogene mit Gestagenen, wodurch auch das bei alleinigen Östrogengaben erhöhte Brustkrebsrisiko gesenkt wird. Das allerdings führt zu Periodenblutungen. Da das manchen Frauen nun doch zu deutlich macht, dass da irgendetwas nicht stimmen kann, schlägt Professor Husmann vor, »wenn Frauen besonderen Wert darauf legen, dass es unter der Therapie zu keinen Blutungen mehr kommt«[80], die beiden Präparate getrennt zu geben. In diesem Fall ist die Gebärmutterschleimhaut regelmäßig mit Ultraschall zu kontrollieren. »Tritt trotzdem eine Blutung ein, ist eine Abrasio (Ausschabung) unumgänglich.«[81]

Nun haben Gestagene aber noch mehr Nebenwirkungen als

schon die Östrogene, die zu einer von den Gynäkologen nicht abgestrittenen, aber gern heruntergespielten Gewichtszunahme[82] führen und Spannungsgefühle und Schwellungen der Brust bewirken können. »Die Gestagene können Übelkeit, Schwindel, Missempfindungen und Kopfschmerzen auslösen. Bei Einnahme der Präparate vor dem Schlafengehen kann das Auftreten dieser Beschwerden jedoch überbrückt werden.«[83] Die ausführlichen Deutungen dieser Symptome sind in *Krankheit als Sprache der Seele* nachzulesen, in Kurzform aber enthüllen sie, dass manche Frauen sich unter dieser Therapie *zum Kotzen fühlen*, ihre Situation recht *misslich empfinden* und dass es sich da um einen *Schwindel* handelt, der Kopfschmerzen macht. Dass ihnen geraten wird, diese Missempfindungen mit in den nächtlichen Schlaf zu nehmen, wo man (angeblich) nichts spürt, ist menschlich verständlich, kann aber auch zeigen, wes Kind diese »Therapie« ist. Man sieht auf jeden Fall, dass sie die ärztliche Arbeit in Zukunft nicht gerade verringern wird.

Natürlich sind es nur die sensibleren oder »empfindlichen« Frauen, die mit solchen Symptomen kämpfen. Sie haben es besonders schlecht, denn in der Menopause nehmen mit den Hormonen auch die als endogenes Opioid (körpereigenes Opium) bezeichneten Endorphine ab, wodurch die Schmerzempfindlichkeit verändert wird, das heißt, *frau* wird empfindlicher und sensibler. Das aber kann – wie alle Veränderungen in dieser Zeit – als Last und als Chance empfunden werden.

Auswirkungen auf die Welt – Umweltbelastung der neuen Art

Nachdem die Therapie mit weiblichen Hormonen vordergründig allen Beteiligten Vorteile bringt, von den Frauen, die sich symptomlos am Wechsel vorbeimogeln können, über Frauenärzte und Pharmaindustrie, die Arbeit und Einkommen daran haben, bis hin zu den Ehemännern der betroffenen Frauen, die ihre gewohnten lieben und pflegeleichten Hausfrauen behalten dürfen, wird sich diese Unsitte wohl leider zu einem festen Bestandteil der Vermeidungsmedizin mausern. Abhilfe ist in nächster Zeit höchstens von Umweltschützern zu erwarten, denn der Östrogenwahn der Medizin trifft auch die Umwelt und über diese wieder die Menschen in einem immer bedenklicher werdenden Ausmaß. Zu den Hormonmengen, die zur so genannten Osteoporosevorbeugung ausgeteilt werden, kommen noch die nach der Pubertät verschriebenen zur Empfängnisverhütung, und da die Hormone im weiblichen Körper nicht gänzlich neutralisiert werden, gelangt so über den Urin der Frauen weltweit eine unvorstellbare Menge an wirksamen weiblichen Hormonen über die Abwässer in die Umwelt. Dass das nicht ohne Effekt sein könne, hatten weniger Fortschrittsgläubige schon lange befürchtet. Inzwischen liegen auch einige Fakten auf dem Tisch. Dass der Seeadler, das Wappentier der USA, nicht mehr fortpflanzungsfähig ist, ebenso wenig wie die Alligatoren in Florida, und dass diese Arten deshalb in dieser Generation aussterben werden, mag einige Naturschützer beunruhigen. Dass es daran liegt, dass die männlichen Tiere eigenartige Veränderungen bis hin zu Missbildungen an ihren Geschlechtsteilen erleiden, mag schon seltsamer anmuten. Wenn Biologen behaupten, all das läge an der zunehmenden Verseuchung des Wassers mit weiblichen Hormonen, wird das schon beunruhigender, denn dann wird es irgendwann auch uns Menschen treffen.

In der Tat muss man vermuten, dass das längst der Fall ist, auch wenn es in der vollen Härte bisher nur Tiere trifft, die sich ausschließlich aus dem Wasser ernähren. Immerhin ist seit 1940 der Gehalt des durchschnittlichen männlichen Ejakulats um dreißig Prozent zurückgegangen, nämlich von 113 Millionen auf 66 Millionen Spermien pro Milliliter. Professor R. Dougherty von der Tallahassee-Universität in Florida geht davon aus, dass im Jahr 2000 die Hälfte der amerikanischen Männer zeugungsunfähig sein wird. Im Augenblick sind es in den Industrieländern bereits über zwanzig Prozent. Allein in der Bundesrepublik Deutschland gibt es drei Millionen unfruchtbare Paare, wobei das Problem eben meistens bei den Männern liegt. Trotzdem werden deshalb wesentlich mehr Frauen behandelt. Das dürfte allerdings nicht nur daran liegen, dass es viel mehr Frauen- als Männerärzte gibt, sondern auch daran, dass Frauen viel eher unter Kinderlosigkeit leiden. Männer leiden eher unter der Vorstellung, nicht zeugungsfähig zu sein, was sie als Problem ihrer Männlichkeit interpretieren, und meiden eher Ärzte, die ihnen solche Gräuel bestätigen könnten. Oft hat *sie* sich schon mehrfach die Tuben durchblasen lassen, bevor *er* sich auch nur einmal die Spermien zählen lässt, wozu ja keinerlei medizinischer Eingriff notwendig ist, sondern nur ein kurzer und schmerzloser Rückfall in pubertäre Onaniezeiten.

Sicherlich spielen auch andere Faktoren in die Problematik hinein. Das Ganze aber nur auf den Stress zu schieben, der ja auch für die meisten anderen Probleme als Schuldiger herhalten muss, ist angesichts der Untersuchungsergebnisse nicht mehr haltbar. Stress hatte der in seiner Höhle nur schlecht vor wilden Tieren geschützte Urmensch auch. Seiner trotzdem weiter bestehenden Zeugungsfähigkeit verdanken wir immerhin unsere Existenz. Generell sollten wir den Stress aus seinem Schuldabonnement erlösen und tiefer forschen, wie er sich genauer auswirkt, denn letztlich ist es natürlich Stress für einen männlichen Organismus, in einer mit weiblichen Hormonen übersättigten Umwelt zu leben.

Statt mit weiblichem Denken begegnen wir der Welt mit weiblichen Hormonen. Der Umgang mit dem Weiblichen ist nicht nur, aber auch auf dieser Ebene bedenklich weit in den materiellen Pol abgerutscht. Wenn wir nicht bald aufwachen und vor allem aufhören, das Gleichgewicht in der Natur zu stören, könnte sich unser Bevölkerungsproblem über diesen unerwarteten Weg lösen. Wir sind mitten dabei, es mittels globaler Empfängnisverhütung auf eine Weise in den Griff zu bekommen, die wir uns nicht hätten träumen lassen.

Animus und Anima

Die Umkehr im Lebensmuster bezieht sich nicht nur auf die Wegrichtung, sondern auch auf die eigene Geschlechtsrolle. C. G. Jung ging davon aus, dass jede Frau sich auch um ihren männlichen, Animus genannten Seelenanteil kümmern müsse, so wie sich jeder Mann auch seiner weiblichen Seelenqualitäten in Gestalt der Anima anzunehmen habe. Diese Integration des Gegenpoles ist in der ersten Lebenshälfte, wenn beide Seiten noch genug Mühe mit ihrer angeborenen Geschlechtsrolle haben, kein großes Thema. In der zweiten Lebenshälfte aber, wenn es um die Umkehr geht und die eigene Geschlechtsrolle bewältigt sein sollte, wird der Gegenpol zur Aufgabe. Nur ein Mensch, der sich in seiner Geschlechtsrolle sicher fühlt und sie ausfüllt, hat die Fähigkeit, auch noch den Gegenpol in sich zu verwirklichen. Das aber ist das Ziel, das die Esoterik Chymische Hochzeit nennt.

Geschieht die Hinwendung zum Gegenpol zu früh, also noch bevor der eigene Pol hinreichend gelebt ist, treten erhebliche Probleme auf. Männer degenerieren zu Softies, die nicht einmal den *Frauenbewegten*, die sie ursprünglich forderten, gefallen, einfach weil sie dazu tendieren, auf der ganzen Linie weich zu bleiben, was zumindest in den urmännlichen Bereichen wenig Freude bringt. Frauen verkommen zu Mannweibern, die weder bei anderen Frauen noch bei Männern Gefallen finden. Sie stehen äußerlich ihren Mann, versagen sich alle weiblichen Schwächen und übersehen häufig, dass gerade da ihre Stärken lägen. Es reicht im Endeffekt meist nicht zu männlicher Härte, sondern nur zum Verlust weiblicher Weichheit.

Ideal wäre, den richtigen Zeitpunkt abzuwarten, dann aber auch nicht mehr zu lange zu zögern, sondern mutig den Impulsen aus der eigenen Tiefe zu folgen. Die Aufgabe zielt in Richtung des seelischen Hermaphroditen, der beide Seiten in Harmonie in sich vereint. In physischer Hinsicht wäre er ein bemitleidenswertes Geschöpf, weder Fisch noch Fleisch, in geistig-seelischer aber ist er der Höhepunkt der Entwicklung.

Wird diese Lebensaufgabe verweigert, sinkt das Thema, wie so häufig, in den Körper und macht sich hier unangenehm bemerkbar. Frauen beginnt der Bart zu sprießen, und ihre Züge verhärten. Der stehende Ausdruck »Damenbart« zeigt, wie häufig das Phänomen ist. Dass die Botschaft ankommt und nicht gesehen werden soll, zeigt der Kampf, der sofort gegen dieses Heraufdrängen männlicher Energie entbrennt. Mit Pinzetten werden die Haare wie persönliche Feinde verfolgt, aber hartnäckig, wie das Schicksal bei der Durchsetzung des Lebensmusters ist, schiebt es immer wieder neue nach. Bei Männern entwickeln sich in dieser Situation richtiggehend Brüste, und die Gesichtszüge weichen in typischer Weise auf. Der Volksmund spricht respektlos und treffend von weibischen alten Männern.

Die Lösung ist theoretisch einfacher als in der Praxis: Es gilt, in geistiger Hinsicht in den Gegenpol hineinzuwachsen. In der Beziehung hieße das, einen Rollenwechsel anzustreben, wobei sich hier schon die Grenzen zeigen. Wenn *er* nämlich weiter darauf beharrt, allein die Hosen anzuhaben, ist *ihre* Entwicklung Richtung Animus bereits beziehungssprengend. Werden Animus und Anima nicht von beiden Partnern gleichzeitig gesucht, führt das zu erheblichen Animositäten.

Insofern sind entwicklungsfeindliche Ehemänner eine zusätzliche Gruppe, die kräftig von der Östrogentherapie an ihren Ehefrauen profitiert. Östrogen ist sozusagen der weibliche Teil des weiblichen Geschlechtshormons. Beide Geschlechter haben grundsätzlich beide Pole auch hormonell in sich. Die Frau hat mit dem Östrogen ein betont weibliches Hormon und mit dem Gestagen ein eher in die männliche Richtung wirkendes. Beide sind aber letztlich weibliche Hormone. Von der Pubertät bis zum Wechsel überwiegt das Östrogen deutlich, danach tritt das Gestagen mehr in den Vordergrund und führt zu einer seelischen Veränderung, die die Animuseroberung erleichtert. Sie fordert einen Ehepartner, der das Feld nicht räumen und seinem eigenen Weg nicht nachkommen will, mächtig heraus. Östrogene halten die Frauen schön anschmiegsam und friedlich, und das Nachlassen ihres Einflusses kann als sehr bedrohlich erlebt werden.

Fängt umgekehrt der Mann an, sich seiner Anima zu widmen, und ist die Frau nicht bereit, Verantwortung für ihren männlichen Pol zu übernehmen, kann sie sich mit unangenehmen, weil ungewohnten Entscheidungs- und Durchsetzungsforderungen konfrontiert sehen. Auch mag sie sich von ihm nicht mehr wie gewohnt beschützt und verteidigt fühlen. Wenn er seine weichen Seiten entdeckt, wird sein Kampfinstinkt nachlassen und mit dem männlichen Imponiergehabe auch sein Kavaliersmuster zurücktreten.

Andererseits liegen enorme Wachstumschancen in diesem Entwicklungsabschnitt, wenn beide immer noch bereit sind, *miteinander zu gehen*. So weit zielt nämlich die Frage »Gehst du mit mir?«, die er ihr vielleicht schon als Teenager stellte. Sie könnten sich gegenseitig in das jeweilige zur Eroberung anstehende Neuland einweisen, jeder durch ein im Idealfall erfülltes Leben dem anderen ein perfekter Führer. Bestenfalls gleichen sie sich einander auf einer inneren Ebene an. Ihr blindes Verstehen führt zu ebensolchem Vertrauen. Jeder hat alles in sich gefunden, und ihr weiteres Zusammenleben wird zum reinen Luxus. Sie brauchen einander nicht mehr und haben sich trotzdem.

Allerdings kann dieses Einander-immer-ähnlicher-Werden auch auf problematische Weise geschehen, indem sie sich sozusagen auf die kleinste gemeinsame Plattform einigen und alles andere ausgrenzen. Die Grundstimmung ist hier nicht mutig, sondern ängstlich resignierend. Solche Partner halten in ihrer Enge aus Not zusammen wie Pech und Schwefel, während *aufgeschlossene* Beziehungen in ihrer Weite einen freien und verlässlichen Raum zu gemeinsamem Wachstum schaffen. Sie können es aushalten, wenn ein Partner in einzelnen Bereichen vorausgeht. All diese Expeditionen in geistiges Neuland dienen zum Schluss der Erweiterung des gemeinsamen Horizontes. Je weiter er wird, desto größer und reicher wird der gemeinsame Lebensbereich.

Oft kommt die Aussöhnung mit dem Gegenpol aber auch erst, wenn ein Partner, aus welchem Grund auch immer, allein übrig bleibt. Plötzlich werden auch jene Bereiche des Lebens, die bisher der Partner selbstverständlich abgedeckt hat, zur Aufgabe und fordern heraus (aus den eingefahrenen Gleisen).

Fragen zur Midlife-Crisis

1. Wie begehe ich die Mitte meines Tages?
   - Gönne ich mir ein Schläfchen?
   - Mache ich eine ausgedehnte Pause?
   - Gebe ich mir Zeit zur Regeneration?
   - Reicht es eher nur für eine kurze (Fastfood-)Unterbrechung?
2. Wie reagiere ich im Urlaub, wenn die Hälfte der Ferien vorbei ist?
3. Was bedeutet mir beim Sport die Halbzeit?
4. Habe ich eine Tendenz, Dinge zu Ende zu bringen?
5. Habe ich ein gutes Gespür dafür, wann es Zeit ist umzukehren – zum Beispiel bei Wanderungen, Rad- und Bergtouren?

Übungen

1. Ein Fest zum Erreichen der Lebensmitte feiern.
2. Bewusst Bilanz machen: Erreichtes feiern, offene Rechnungen ins Bewusstsein holen.
3. Ziele für die Zukunft klären.
4. Die Landkarte des Lebens- und besonders des Rückweges studieren: die wichtigen Episoden des Hinweges in ein Mandala (leeren Kreis) malen.
5. Mandalaübung:
   - Mandala von außen nach innen malen; Farben blind wählen.

– Mandala mit dem Partner von außen nach innen malen; jeder übernimmt eine Schicht. Gleichzeitig malen, Reaktionen auf Grenzverletzungen beachten.

6. Den Rückzug ins Auge fassen und planen; geordneten Rückzug anstreben.
7. Übungen der Mitte und Balance: Meditieren, Tai Chi, Töpfern auf rotierender Scheibe.
8. Meditation über bisher zu kurz gekommene Anlagen, insbesondere der gegengeschlechtlichen Polarität.
9. Arbeitskleidung ab- oder zurückgeben, Arbeitsgeräte oder Symbole ab- und weitergeben.
10. Verantwortung rituell übergeben: den Taktstock, das Szepter, die Besitzurkunde, die Fackel an die nächste Generation weiterreichen.
11. Sportgeräte an Jüngere verschenken.
12. Alte Namens- und Büroschilder bewusst entfernen bzw. auf neuen Stand bringen.
13. Symbole der ersten Lebenshälfte bewusst opfern, solche für die zweite Hälfte finden.
14. Bilanzrituale: noch offene Ehrgeizpunkte erkennen und abschließen.
15. Sanfte Bergtouren als Rituale der Umkehr an der Spitze; die Mitte als Höhepunkt erleben.
16. Mittagspause und -schlaf einführen und genießen lernen.
17. Die Wanderungsphase durch das Niemandsland, die bei keiner anderen Krise so dramatisch ist, mit besonderen Zeiten in der Einsamkeit begehen. Über den Fortgang des Lebens meditieren und nachsinnen, sich Zeit lassen.
18. Das Yin-Yang-Symbol zum Zentrum einer täglichen Meditation machen.
19. Einen Raum der Wohnung für Themen der Heimkehr und Regeneration reservieren.
20. Eine Nacht schlaffasten und die Übergänge in der Natur beobachten: das Hinscheiden des Lichtes am Abend und seine Auferstehung am Morgen. In der dunkler werdenden Nacht darüber meditieren, was es zurückzulassen gilt, in der Mor-

gendämmerung aufsteigen lassen, was die Zukunft füllen könnte.

21. Ballast abwerfen: Übergewicht fastend opfern, für die Heimreise gesundschrumpfen.
22. Ernährung auf leichtere Kost umstellen, dem leichteren Gang der Geschehnisse angepasst.
23. Übungen für Besitzer eines Gartens der Lebensmitte:
    - Ein Stück Erde bestellen und abwarten, was im nächsten Frühjahr von allein wächst.
    - Einen Teich ausheben und dann einfach in Ruhe lassen: dem Leben seinen Lauf bzw. der Natur ihr Recht lassen; das entstehende Biotop als Ort der Kontemplation nutzen.
    - Den Gemüsegarten ganz oder teilweise in einen Blumengarten umwandeln, der Freiräume hat, die keine Arbeit mehr machen, und Unkräutern eine Chance geben.
    - Das Beschneiden der Bäume einstellen und ihnen ihren eigenen unproduktiven Weg lassen, das Rasenmähen beenden und eine Blumenwiese entstehen lassen.

11. *Alter*

Der Mensch würde gewiss keine siebzig und achtzig
Jahre alt, wenn diese Langlebigkeit dem Sinn seiner Spezies
nicht entspräche. Deshalb muss auch sein Lebens-
nachmittag eigenen Sinn und Zweck besitzen und kann
nicht ein klägliches Anhängsel des Vormittags sein.
Der Sinn des Morgens ist unzweifelhaft die
Entwicklung des Individuums, seine Festsetzung
und Fortpflanzung in der äußeren Welt und die Sorge
für die Nachkommenschaft...
Wer solchermaßen das Gesetz des Morgens,
also den Naturzweck, in den Lebensnachmittag ohne
Not hinüberschleppt, muss es mit seelischen Einbußen
bezahlen... Gelderwerb, soziale Existenz, Familie,
Nachkommenschaft sind noch bloße Natur, keine Kultur.
Kultur liegt jenseits des Naturzwecks.
Könnte also Kultur der Sinn und Zweck
der zweiten Lebenshälfte sein?
Bei primitiven Stämmen sehen wir zum Beispiel,
dass fast stets die Alten die Hüter der Mysterien und
Gesetze sind, und in diesen in erster Linie drückt
sich die Kultur des Stammes aus.
Wie steht es in dieser Hinsicht bei uns?
Wo ist die Weisheit unserer Alten?
Wo sind ihre Geheimnisse und Traumgesichte?

C. G. *Jung*, Die Lebenswende

Auf die Krise der Lebensmitte und die Zeit der Ernte folgt das bewusste oder unbewusste Abschiednehmen, das wir Altern nennen. Zumeist geschieht es, gerade weil wir es so ablehnen, relativ bewusst. Praktisch alle Menschen in unserer Gesellschaft wollen uralt werden, aber kaum jemand will alt sein. Dieser Widerspruch muss zu Problemen führen.

Da wir trotz zahlreicher Versuche das Altern nicht verhindern können, werden wenigstens seine Spuren mit allen Mitteln bekämpft. Niemand soll auf die Idee kommen, man sei alt. Zum *alten Eisen* gerechnet zu werden ist so ungefähr das Schlimmste, was einem widerfahren kann. Sobald sich ein deutliches Zeichen des Alters einstellt, wird es wegretuschiert oder übertüncht. Die abdeckende Kosmetik, unter der die alte Haut gequält wird, ist noch die mildeste Variante. Die Kosmetikindustrie nutzt die Angst vor dem Schreckgespenst Alter geschickt aus und bringt zum Beispiel für einfältige Gemüter so genannte Age-control-Cremes auf den Markt. Die Vorstellung, durch das Verschmieren solcher Salben sein Alter kontrollieren, will heißen, aufhalten zu können, ist ungefähr so durchschaubar wie der Versuch, mit Lebensversicherungen dasselbe zu verlängern. Im weltweiten Krieg gegen Falten, in dem die gesamte westliche Welt alliiert ist, werden ständig neue Durchbrüche und Siege berichtet, die freilich angesichts der Macht und Würde des Alters lächerlich bleiben. Einzelne Falten werden da unterspritzt, mit Wunderwässerchen getränkt und unter verschiedensten Masken entspannt, nur um danach mit *alter* Macht zurückzukehren.

Wer nach all diesen Versuchen nicht klüger geworden ist, kann sich das Fell vom Chirurgen wieder glatt ziehen lassen.

Einmal, zweimal oder so oft, bis zum Schluss vor lauter Spannung die Augendeckel nicht mehr schließen. Eigentlich wäre die Zeit der Entspannung und des Loslassens gekommen. Wer sich chirurgisch das Gesicht dauernd neu verspannen lässt, hat offensichtlich anderes im Sinn.

Was man im Laufe der Zeit hängen gelassen hat, wird operativ geliftet, nicht nur, aber auch im Gesicht. Wo immer man etwas nicht mehr hoch- und stramm kriegt, können Chirurgen nachhelfen. Die Stirn wird wieder glatt gespannt, obwohl uns vielleicht ein paar Denkfalten nicht schlecht stünden. Die Lachfalten kommen gleich mit unters Messer, die Zeiten des unverkrampften Lachens sind vorbei. Alle Spuren werden getilgt. Was sich an ungeweinten Tränen in Säcken unter den Augen gesammelt hat, wird amputiert; man wird im wahrsten Sinne des Wortes von der ungelebten Trauer abgeschnitten.

In seelisch harten und materiell üppigen Zeiten gebildete Fettpolster werden abgesaugt – unter dem Kinn und vom Bauch, von den ausufernden Pobacken wie von den Oberschenkeln.[84] Die Jahre, die man auf dem Buckel hat, werden mit Haltungstraining kaschiert, und zur Not unterstützt man das marode System mit Korsetts. Wo die Accessoires ewiger Jugend auszugehen drohen, wie besonders gerne auf dem männlichen Kopf, wird mit Verpflanzungen und Einflechten von Ersatz(haar)teilen der wahre Eindruck durch den vermeintlich schöneren Schein verwischt.

Was immer nachlässt und außer Form geraten ist, muss ersetzt oder so restauriert werden, dass es wenigstens sonst niemand merkt. Den alten Gaul erkennt der Kenner am Gebiss. Damit dem alternden Menschen nicht Ähnliches widerfährt, lässt er seine Zähne entsprechend überarbeiten. Was in Wirklichkeit schon längst ein Zahnfriedhof ist, wirkt dann nach außen wie ein neuer Abenteuerspielplatz. Dass jugendlich strahlendes Lächeln von blendend weißen Zähnen in einem uralten Gesicht oft ein bisschen grotesk wirkt, wird in Kauf genommen. Eingerostete Gelenke werden ausgetauscht, bevor man ihnen erlauben würde, einen zur Ruhe zu bringen. Wenn der graue Star[85] seinen Grauschleier über die Sicht legt und die Farben aus dem Leben zurücknimmt, wird operiert und die trübe Hornhaut ausgewechselt. Nieren, Lebern und Herzen werden nach Bedarf gegen neuwertigeres Material ausgetauscht. Dass die meisten Ersatzteile Leichenteile sind, könnte uns ehrlicher machen, wird aber verdrängt. An sich längst Totes lassen wir nicht sterben, sondern in uns weiterleben, um den sterbenselenden Eindruck zu verwischen, den wir bereits abgeben. Denkt man sich all die Vortäuschungen falscher Tatsachen in Form von Prothesen (griechisch: vorzeigen, vortäuschen) weg – die technischen wie Brillen, Gebisse, Gelenke und künstliche Herzklappen und die organischen Leihgaben von Toten, wie sie die moderne Medizin heute anbietet –, würde das Alter jenes erschreckende Antlitz zeigen, das wir ihm aufzwingen. Behinderungen und Siechtum würden uns umgeben und uns den passenden Spiegel vorhalten. Dieses Spiel, sich all unsere Interventionen gegen das Alter wegzudenken, bedeutet natürlich nicht, dass es besser wäre, sie wirklich wegzulassen, oder dass es nicht gut wäre, zum Zahnarzt oder Orthopäden zu gehen. Es soll nur zeigen, wie sehr wir gegen das Alter ankämpfen. Natürlich können wir unsere Zähne sanieren lassen und uns trotzdem den Lebensaufgaben des Alters stellen.

Im seelischen Bereich sind wir nicht annähernd so gut im Verdecken und Überspielen, und jeder ist für sich dem Alter direkt ausgesetzt. Je besser wir es nach außen verhüllen, desto härter trifft es uns innen. Die alte Indianerin, die ihre Runzeln und Falten in Würde trägt, kann innerlich wieder jung werden. Wir, die wir dem Alter außen alle Ausdrucksmöglichkeiten nehmen, sind ihm innen schutzlos preisgegeben und müssen zähneknirschend hinnehmen, wie es hier in seiner unerlösten, hässlichen Form wuchert.

Das Gebot, das Alter zu ehren, stammt aus längst verflossenen Zeiten, wo hohes Alter und alte Menschen etwas Besonderes darstellten. Heute »ehren« wir die Alten, wenn überhaupt, auf sehr durchsichtige Weise, indem wir ihnen bestätigen, dass es *noch* gar nicht so schlimm mit ihnen ist, womit wir indirekt ausdrücken, dass es schon noch schlimm wird und die argen

Zeiten, die sie *alt aussehen lassen*, erst noch kommen. Dem Wörtchen »noch« fällt die Schlüsselrolle in dieser Posse zu: »Sie wirken *noch* gar nicht so alt.« Oder: »Er ist ja geistig *noch* ganz beweglich.« Oder: »Man merkt ihm sein Alter *noch* gar nicht an.« Oder die Höchststrafe: »Er hat einen Geist wie ein Junger.« Letzterer Satz stellt die Pubertät von ihrer Geisteskraft über das Alter und ist – so geläufig er uns sein mag – doch vor allem lächerlich. Unser Respekt gilt nicht dem Alter, sondern der Fähigkeit, seine Spuren zu vermeiden bzw. geschickt zu vertuschen.

Werden sie Großmutter oder Großvater, fallen manche Menschen bei uns in Depressionen, statt sich über die Ehre und neue Aufgabe zu freuen. Für sie bedeutet das lediglich, alt zu sein, und so nehmen sie es ihren Kindern geradezu übel, sie zu Großeltern gemacht zu haben. Kein Wunder, wenn auch das Verhältnis zu den Enkeln unter der Angst vor dem Altwerden leidet. Die natürliche Nähe von Großeltern zu Enkeln ist es gerade, die das »Wie-die-Kinder-Werden« erleichtert. Beide Generationen könnten sich auf einer tiefen Ebene im Lebensmandala begegnen, denn sie bewegen sich dort zwar mit verschiedener Blickrichtung, aber doch in derselben Sphäre. Das ist auch der Grund für das manchmal tiefere Verständnis zwischen diesen beiden Generationen als zwischen Eltern und Kindern. Diese sind zwar im Mandala in derselben Richtung unterwegs, aber an ganz anderer Stelle.

Bezeichnenderweise sind die Ähnlichkeiten zwischen Anfang und Ende des Lebens tief. Im Mandala berühren sich beide Lebensabschnitte und kommen aus bzw. münden in demselben Punkt der Mitte. In der Mandalaspirale gehen beide Phasen direkt ineinander über. Was zahnlos beginnt, würde meist auch so enden, wenn die Zahnmedizin nicht wäre. Das heißt, die Aggression bahnt sich erst allmählich ihren Weg und zieht sich schon vor dem Ende wieder zurück. Sie ist die Kraft des Neubeginns, die am Anfang wachsen muss, zum Schluss aber weniger gebraucht wird. In der Homöopathie werden häufig dieselben Mittel für die frühe Kindheit und das späte Greisenalter benötigt. Tatsächlich durchläuft der Mensch wichtige Entwicklungsphasen auch wieder rückwärts. Dieses »Wie-die-Kinder-Werden« kann sich auf der eher unerlösten und daher unangenehmen Körperebene abspielen oder erlöst im geistig-seelischen Bereich. Körperlich kann der unsichere Gang des Kindes, nachdem es sich gerade aufgerichtet hat, dem schlurfenden des alten Menschen ähneln, bevor er sich endgültig niederlegt. Die undeutliche Sprache kommt am Anfang wie am Ende vor. Die zu Beginn nötigen Windeln können auch am Ende wieder gebraucht werden. Das anfangs schwache Abwehrsystem lässt auch gegen Ende nach. Sogar im seelischen Bereich zeichnen sich Übereinstimmungen ab. Wo das plappernde Kleinkind seinen Mund nicht halten kann, geht es dem vor sich hin brummelnden Greis nicht viel anders, und beide sabbern beim Essen. Was wir am Anfang des Lebens aber verzeihlich, wenn nicht sogar allerliebst finden, ist mangels Perspektive am Ende gar nicht mehr so süß. Die erlösten seelischen Ähnlichkeiten sind dagegen über die Maßen erstrebenswert.

Eine wesentliche Verbindung zwischen Anfang und Ende ist zum Beispiel das Fehlen der Leistungszwänge und des enormen Drucks, der sich erst zur Peripherie des Mandalas hin aufgebaut hatte. Nahe der Mandalamitte lässt sich auch in einer Hochdruckgesellschaft noch ganz entspannt leben. Die Alten haben *wieder* Zeit, Geschichten zu erzählen, und die Jungen haben *noch* Zeit, ihnen zuzuhören. Es ist jener Lebensabschnitt, wo der Ernst des Lebens noch nicht begonnen bzw. schon wieder aufgehört hat und folglich Spaß und Freude zu ihrem Recht kommen können. Es gibt noch keinen bzw. keinen Stundenplan mehr, Muße und ein kleiner Mittagsschlaf sind jederzeit möglich und werden sogar gern gesehen, denn die Umwelt, die sich mit dem Ernst des Lebens abquält, wird am liebsten in Ruhe gelassen von den ganz Jungen und ganz Alten, die nichts bringen, aber leicht alles durcheinander bringen. Sie haben noch bzw. wieder Zeit, über die Wunder der Schöpfung zu staunen – mit großen alten Kinderaugen.

Die Zeichen des Alters, die wir als Feinde betrachten, könnten gute Freunde sein. Die Fotos im Familienalbum sehen wir ja auch nicht als Feinde, nur weil sie uns an wichtige Ereignisse erinnern, die ihre Spuren hinterlassen haben. Solange wir das Alter feindlich sehen, werden wir uns auch mit der Kindheit nicht wirklich aussöhnen können, zu nah gehören beide zusammen.

Wir nehmen die Kinder noch nicht ganz für voll und die Alten nicht mehr. Das mag der Grund für unsere Tendenz sein, in beiden Lebensabschnitten die Gesetze und Regeln unserer mühsam errungenen Menschlichkeit wieder in Frage zu stellen. Während wir archaischen Völkern gern (fälschlich) unterstellen, sie würden ihre Alten abschieben und einsam sterben lassen, tun wir selbst genau dieses. Die Verlagerung des Lebens ins Altersheim ist nur eine Umschreibung dafür. Es handelt sich zumeist nicht um Heime, wo die Alten sich heimisch fühlen können, sondern um Aufbewahrungsplätze, die materiell mit allem Nötigen versorgen, ansonsten aber alles *Not*wendige entbehren. Ihre Hauptaufgabe ist, die Alten aus dem Verkehr zu ziehen und die Jungen von ihnen zu entlasten, ja sie vor ihrem dauernden Anblick zu bewahren. Wer Angst vor dem Alter hat, will ihm schließlich nicht dauernd ins runzelige Antlitz blicken und dabei an die eigene Sterblichkeit erinnert werden.

Das Aufbewahren und letztlich Abschieben der ganz Jungen in Krabbelgruppen, Kinderkrippen, Kindergärten und Horte ist im Prinzip ähnlich. Fast genauso selten wie im Altersheim um die Nachbereitung des Lebens geht es hier um die Vorbereitung auf das Leben. Entscheidend ist meist die Möglichkeit, Kinder auf legale und gesellschaftlich anerkannte Weise zeitweilig loszuwerden, ja sie *aus dem Weg zu räumen*, denn sie sind uns bei der gesellschaftstypischen Lebensorganisation oft im Weg. Und da sie in den verschiedenen Aufbewahrungsstätten auch noch etwas lernen, brauchen wir noch nicht einmal ein schlechtes Gewissen zu haben. Tatsächlich kommen auch hier wieder eine erlöste und eine weniger erlöste Ebene zusammen.

Deutlicher und noch härter wird die Thematik, wenn wir noch frühere bzw. spätere Phasen betrachten. Am Anfang, wenn neues Leben oft so unbequem erscheint, können wir es die ersten Monate fast nach Belieben wieder vertreiben, am Ende haben wir da mehr Hemmungen, denken aber doch darüber nach, wie wir mit dem Elend vorzeitig fertig werden könnten. Abtreibung und Euthanasie betreffen denselben Bereich im Lebensmandala.

Krankheitsbilder des Alters

Typische Alterserscheinungen müssen nicht zwingend auftreten, wie wir an wenigen unserer Alten und häufiger an alten Indianern und Schwarzen sehen können. Sie sind lediglich für unsere Zeit und Gesellschaftsform typisch wie etwa die **Altersweitsichtigkeit**[86], die in der Jugend ihren entsprechenden Gegenpol in der Kurzsichtigkeit findet. Durch das Krankheitsbild soll der junge Mensch gezwungen werden, die Nähe und damit sein eigenes Leben(sumfeld) genauer zu betrachten, das Nächstliegende wird ihm zur Aufgabe gemacht, die Zukunft entzogen. Die Ferne, um die er sich so gern und so idealistisch kümmern möchte, verschwimmt ihm in Unschärfe. Zugleich zeigt ihm das Krankheitsbild, wie er über die Ferne und die Zukunft den sanften Schleier eines Weichzeichners legt, um so noch verklärter und illusionärer träumen zu können und sich über die Härten und scharfen Kanten des Lebens hinwegzutäuschen.

Dem alten Menschen wird von der Weitsichtigkeit die Tageszeitung im wahrsten Sinne des Wortes aus den Händen genommen. Bald sind seine Arme nicht mehr lang genug, um noch etwas scharf zu erkennen. Er muss sich alles möglichst weit vom Leib halten, um noch durchzublicken. Seine Aufgabe ist, sich vom Naheliegenden zu lösen und in die Ferne schweifend Überblick zu entwickeln. Er sollte sich das Nächstliegende vom Leibe halten. Sein Thema wäre, Lebensperspektive zu entwickeln. Die Nähe verschwimmt in Unschärfe und verhüllt sich damit seinem Blick. Sich von ihr zu lösen und die klein karierten Sorgen des Alltags den Jungen zu überlassen ist die Idee. Der alte Bauer, der sich aufs Altenteil zurückgezogen hat, braucht sich nicht mehr um das tägliche Brot zu kümmern. Dafür sorgen andere, sein Reich ist nicht mehr ganz von dieser Welt, und die tägliche Arbeit und Sorge gehören jedenfalls nicht dazu. Letztlich ist das die Idee bei allen Rentnern und Pensionisten. Sie haben (im Idealfall) ausgesorgt, und der Staat oder die alte Firma übernimmt den Lebensunterhalt, damit die alten Menschen Muße haben, sich um andere, wichtigere Themen wie ihr Seelenheil zu kümmern. Weitsichtigkeit ist ein Versuch, zu dieser Weitsicht zu verhelfen, der jedoch von Augenärzten und Optikern geschickt ver*eitelt* wird. Der alte Mensch ist bei uns im Normalfall zu unbewusst, um sich dieser Thematik zu stellen, denn das setzte voraus, sich seinem Alter zu stellen.

Ähnliches enthüllt bei näherer Betrachtung die mit den Jahren zunehmende **Vergesslichkeit.** Das Nächstliegende entfällt einem zuerst, das Fernliegende bleibt lange in Erinnerung. Typisch ist der alte Mann, der, im Geschäft angelangt, längst vergessen hat, was er kaufen wollte, und dafür zum x-ten Male seine Kriegserlebnisse *zum Besten* gibt. Tatsächlich soll er sich verstärkt und bewusst von den nahe liegenden Kleinigkeiten lösen und den entscheidenden Erlebnissen zuwenden. Es mag traurig stimmen, aber offenbar gehören Kriegserfahrungen zum Besten, was viele alte Männer zu bieten haben. Dort waren sie fern der Heimat und in der Bedrohung seltsam lebendig wie vielleicht danach nie mehr. Auch wenn die Vergesslichkeit auf Krankheitsbilder wie präsenile Demenz, Cerebralsklerose oder Alzheimerkrankheit zurückgeht, folgt das Vergessen diesem Muster, bei dem der alltägliche Kleinkram zuerst in Vergessenheit gerät, die großen Züge des Lebens dagegen länger erhalten bleiben. Beim **Morbus Alzheimer**, dem großen Vergessen, wird das besonders deutlich. Dieses Krankheitsbild konfrontiert uns mit einer Intensivierung der Alterungsprozesse gleichsam im Zeitraffer und oft lange vor der Zeit. Seine rasante Zunahme in unserer Gesellschaft zeigt uns einmal mehr, dass wir ein kollektives Problem mit dem Altern haben.

All diese Krankheitsbilder wie auch das folgende verkörpern den Verlust unserer Ego-Fähigkeiten: Durch das nachlassende Gehirn werden die Betroffenen immer mehr in die Gegenwart gezwungen. Die Distanzlosigkeit macht am krassesten den Zusammenbruch aller Grenzen deutlich. Wo die spirituellen Krisen zeigten, was für Probleme aus dem Vorpreschen auf dem spirituellen Weg entstehen können, veranschaulichen die mit Demenz verbundenen Krankheitsbilder, dass die Aufgabe des Ego überfällig geworden ist und dass der Körper bereits einspringt und die materielle Basis des Ego opfert. Auch hier wäre es natürlich ungleich heilsamer, den Weg im Geistig-Seelischen zu gehen, anstatt den Körper in die Kompensation zu zwingen.

Die **Arteriosklerose des Gehirns**[87] bringt neben der zunehmenden Vergesslichkeit ebenfalls einen schrittweisen Verlust vieler Großhirnfähigkeiten. Die Entwicklungsgeschichte wird hier geradezu umgekehrt und der alternde Mensch auf die isolierte Welt der Emotionen und Gefühle zurückgeworfen, wo offenbar noch Fehlendes nachgeholt werden muss. Andererseits harrt auch die saturnine Qualität der Verhärtung und Starre ihrer Erlösung in Klarheit und Struktur, Einfachheit und der Rückkehr zum Wesentlichen. Für die Betroffenen und ihre Umgebung ist besonders die emotionale Lernaufgabe in der kühlen intellektuellen Welt der Moderne eine oft unerträgliche Zumutung. Das Alters- oder Pflegeheim bleibt meist als einzig rettender Ausweg, der aber nicht in der Lage ist, das alte Leben wirklich zu retten. In der Symbolik der Sklerose kommen Härte und Struktur des Kalksteins deutlich heraus und damit auch die einzulösende Aufgabe: Klarheit und Struktur. Saturn, das Prinzip der Zeit und des Alters, pocht in aller Härte auf sein Recht, das er in der einen oder anderen Form auf jeden Fall bekommt.

Ein im Alter entstehender **Buckel** macht deutlich, wie sehr das Leben einen gebeugt hat und dass man sich hat unterkriegen lassen. Er zeigt, dass man unter dem vom Schicksal oder einem selbst aufgebürdeten Gewicht ein Stück zusammengesunken und eigentlich sogar -gebrochen ist. Fehlende Flexibilität drückt sich hier aus und Härte gegenüber sich selbst und den Anforderungen des Lebens. Wer sich freiwillig beugt, wird vom Schicksal weniger hart gebeugt. Jedenfalls ist im Buckel der Stolz besiegt. Inwieweit die äußerlich zur Schau gestellte Demut auch einer inneren Haltung entspricht, kann der Körper nicht verraten. Er zeigt jeweils nur das Thema, dieses allerdings in unbestechlicher Deutlichkeit.

Der **Oberschenkelhalsbruch** verrät zu wilde Sprünge im Konkreten und, da er immer durch Sturz entsteht, auch ein Problem mit dem urmenschlichen Thema des Fallens. Die Bandbreite reicht vom Sündenfall bis zu einem unverarbeiteten Sturz von der Karriereleiter. Der Un*fall* verschafft Ruhe und die Zeit nachzudenken über etwaige symbolische *Fälle*, die noch der Verarbeitung bedürfen. Als so genannter Er*müd*ungsbruch trifft er nur *alte Knochen*, die sich lieber mehr ausruhen und schonen sollten für die innere Entwicklungsarbeit, die noch vor ihnen liegt.

Deutlicher noch als jeder andere Bruch zeigt dieser typische Altersbruch den Abbruch einer starren Form und Haltung. Ein in alten Gleisen verlaufendes Lebenskonzept wird hier unterbrochen, ein eingefahrenes Lebensmuster abgebrochen. Die Aufgabe ist überdeutlich: Sie weist hinaus aus alten Strukturen, zwingt äußerlich in die Ruhe, und so könnte innerlich einiges in Bewegung geraten.

Was die Symbolik der Bruchstelle angeht, handelt es sich um eine Thematik des Gehens und somit des Weges. Der Oberschenkelhalsbruch blockiert mit dem Hüftgelenk die Möglichkeit des Ausschreitens und auch des Überschreitens bestimmter von Saturn bewachter Grenzen. Wenn aber keine Schritte mehr gemacht werden können, ist der äußere Fortschritt blockiert und der Weg nach innen frei.

Im Nachlassen der Sinnesorgane (bis zu ihrem Ausfall) liegt die Aufforderung, sich von der äußeren Welt zu lösen und sich nach innen zu wenden, den Blick nach innen, auf die inneren Bilder und Visionen zu richten.

Bei der **Blindheit** geht es offenbar um die Innenschau. Im Sinne des Mandalas und auch nach christlicher Auffassung liegt jetzt sowieso alle Lösung innen: »Denn wahrlich, ich sage euch, das Himmelreich Gottes liegt in euch.« Wenn äußere Farben verblassen, ist der Hinweis auf die »innere Farbigkeit«, die ureigene

Lebendigkeit im Innern, unübersehbar. In der Mythologie waren große Seher wie Tiresias, der Odysseus' Schicksal prophezeite, häufig äußerlich blind. Nicht der äußeren Welt galt ihre Aufmerksamkeit, vielmehr waren sie fähig, in die andere Welt hinter den Dingen zu schauen. Im Alter, das mit dem nahenden Sterben sowieso immer auf die Anderwelt verweist, geht es darum, vom Sehen zum Schauen zu gelangen und eine Innenschau zu entwickeln, die, von der äußeren Welt unabhängig geworden, auch deren Sinnesorgane weniger nötig hat.

Taubheit wäre der entsprechende Hinweis auf die innere Stimme, die für die weitere Entwicklung wichtiger wird als alle äußeren Stimmen zusammen. Was zu Depressionen und Verzweiflung führt, wenn es widerwillig, unbewusst und ohne Verständnis erlebt wird, kann im freiwilligen und bewussten Einverstandensein tiefen Kontakt mit dem inneren Wesen ermöglichen und zur besten Vorbereitung auf die letzte Lebenskrise werden, bei der die wesentlichen Wegweisungen von innen kommen. Wer innerlich sehen und horchen und gehorchen gelernt hat, ist für diese letzte Krise bestens gerüstet. Die drohende Taubheit zeigt, dass es um das entscheidende Horchen und Gehorchen schlecht steht. Sie bedroht sowohl Menschen, die gar nicht (ge)horchen können, als auch solche, die nur nach draußen gehorcht haben. Die Lösung läge darin, der eigenen inneren Stimme zu gehorchen und, von ihr geleitet, den eigenen Weg zu gehen.

Auch der **Geschmackssinn** lässt im Alter oft nach. Auf der übertragenen Ebene wird das manchmal an der anrührenden »Geschmacklosigkeit« von Wohnungseinrichtungen deutlich, die derjenigen von Kinderzimmern kaum nachsteht. Besonders die Tendenz zur Überladung und Ansammlung von überflüssigen Dingen wäre ein Zeichen, dass die Reduzierung auf das Wesentliche, die das Alter und sein Prinzip, Saturn, fordern, noch zu kurz gekommen ist. Hier geht es also letztlich nicht um Geschmack, sondern um Reduktion und Einfachheit. Erinnerungen wollen nun verinnerlicht und jedenfalls nicht nur in Souvenirform in Vitrinen aufgebahrt werden. Was innerlich nicht mehr lebendig zu halten ist, will auch äußerlich losgelassen oder am besten an die Enkel verschenkt werden. Und selbst was innerlich noch lebendig ist, kann im Außen nun weggegeben werden. Das Reich der Alten ist nicht mehr von dieser Welt, sondern im Innern, dort, wo Christus das Himmelreich Gottes ansiedelt.

Mit den äußeren Sinnen wird die Welt der Maya[88] mit ihren beiden großen Täuschern, Raum und Zeit, entzogen. Sind diese großen Illusionsstifter entmachtet, könnte innere Entwicklung leichter vorangehen. Fällt der Schleier der Isis[89] von den Dingen ab, können sie im Innern in ihrer wahren Gestalt erscheinen, und ihr Wesen offenbart sich umso deutlicher. Nicht mehr von außen abgelenkt, ist es so leichter, zum Wesentlichen vorzudringen. Die Aufgabe lautet also, von den Sinneseindrücken und der Sinnlichkeit, von den Sinnen zum Sinn zu gelangen. Die Transformation äußerer Sinne führt zum inneren Sinn. Diese Entwicklung wird durch den allmählichen Entzug der äußeren Sinne angestoßen, sie könnte aber auch freiwillig und ohne Einbußen an den fünf äußeren Sinnen erfolgen.

Krankheitsbilder, die erst im Alter oder besonders hier auftreten wie **Parkinson, Veitstanz** oder in Grenzen auch **Krebs**, haben neben ihrer speziellen Symptom-Be-Deutung jeweils diesen Bezug zum Bilanzmachen und zur Heimkehr im Mandalalebensmuster. Beim Krebs, der zwar auch in jungen Jahren schon vorkommt, aber doch noch mehr Bezug zum Alter hat, spielt das Thema des Lebensweges und der speziellen ureigenen Aufgabe die herausragende Rolle. Es geht darum, sein Leben zu leben, sogar seine Fehler zu machen. Ein noch so gutes Leben ohne Fehler zu leben kann ganz an der eigenen Lebensaufgabe vorbeigehen und in die Sackgasse führen, deren totes Ende Krebs ist. Man könnte fast sagen, Krebs zieht Bilanz und stellt klar, dass der bisherige Weg dem eigenen nicht entspricht. Oft korrigiert er das Leben ja auch in dieser Richtung, zumindest bei Menschen, die noch einmal davonkommen. »Davonkommen« bezieht sich hier nicht nur auf den Tod, sondern auch auf den anderen, nicht zum eigenen Wesen gehörenden Weg.

In all diesen schlimmen Krankheitsbildern des Alters zeigt sich immer aber auch die Chance, *Krankheit als Weg* zu begreifen und das Beste daraus zu machen. Je später eine Krise im Mandalamuster auftaucht, desto größer und bedrohlicher kann der Druck werden, der von ihr ausgeht, desto mächtiger sind aber auch die Chancen, zu lernen und sich von neuem im eigenen Muster zu orientieren.

Neben den Krankheitsbildern des Alters, die das Leben in seiner Schlussphase noch zu verkürzen drohen, gibt es eine Reihe ungefährlicher Zeichen und Hinweise des Alterns, die in ihrer Symbolik jedoch ebenfalls weit reichende Hinweise auf jetzt noch zu erlösende Muster liefern.

Solch harmlose Altersboten sind etwa die so genannten **Altersflecken** der Haut, die zwar mit Vehemenz und Nachdruck bekämpft werden, aber unausrottbar bleiben. Das Fell hat mit der Zeit Flecken bekommen, und da hilft keine Reinigung und kein Trick mehr. All das wäre auch mehr als überflüssig, denn es handelt sich doch einfach um die Zeichen der Zeit.

Ebenso deutlich und – abgesehen von der Symbolik – harmlos wie die Altersflecken sind die vermehrten Auswüchse des Alters, von den **Alterswarzen** bis zu undefinierbaren Erhebungen und Unreinheiten der Haut. Man hat sich zeit seines Lebens seiner Haut gewehrt, und das hat Spuren und Narben hinterlassen. Während kleine Jungen wie auch Korpsstudenten, die nichts lieber als gezeichnet und erwachsen wären, ihre Narben voller Stolz zeigen, verhüllen alte Menschen diese Spuren der Zeit oft schamhaft. Die Warzen bringen zusätzlich dunkle, ungelebte Wesenszüge an die Oberfläche und erinnern an unsere magischen Wurzeln in der Kindheit, wo sie ihren anderen zeitlichen Höhepunkt haben. Von der Nase der Hexe kennen wir sie, und mit magischen Mitteln zaubern wir sie erfolgreich wieder weg.

Auch die **Haare** treiben nun recht *eigenart*ige Altersspiele. Während sie sich auf dem Kopf, wo sie gern gesehene Statussymbole sind, verdünn(isier)en, sprießen sie plötzlich aus Ohren und Nasenlöchern, schließen die Lücke zwischen den Augenbrauen oder tanzen, Überlängen entwickelnd, aus der strengen Ordnung derselben. Wo alte Menschen schamhaft auf alle Auswüchse verzichten, spielen stattdessen ihre Haare verrückt und scheinen es zu genießen, jetzt im Alter, wo es nicht mehr so darauf ankommt, all ihre verrückten Möglichkeiten und Impulse auszu*spielen*.

Die Aufgabe lautet überdeutlich, dem Körper all diese Spiele abzunehmen und selbst einmal über die Stränge zu schlagen, aus der Reihe zu tanzen und verrückte Dinge zu treiben. Dass es die Haare als Symbole der Freiheit und Macht sind, die diese Rollen*spiele* ausleben, ist gesetzmäßiger Zufall, denn weder fallen sie zufällig aus, noch spielen sie sinnlos verrückt.

Die Archetypen des Alters

Der Schweizer Autor Max Frisch hat in seinen Tagebüchern[90] eine ironische Psychologie des Alterns in Form eines Dreistufensystems entwickelt, in dem jeder leicht sein Stadium erkennen kann. Frisch unterscheidet Vor-Gezeichnete, Gezeichnete und Greise.

Zur ersten Kategorie schreibt er:

»Der Vor-Gezeichnete genießt es, wenn man ihn jünger schätzt, und sei's auch nur um ein Jahr, und er genießt es auch wieder nicht. Er ist nämlich trotzdem 40 ... Treibt er Sport (beispielsweise Ski), so ertappt sich der Vor-Gezeichnete dabei, dass er, wenn Junge zugegen sind, schneller fährt, als er eigentlich Lust hat –«

»Er verrät sich zuweilen durch Taktlosigkeit; gegenüber Leuten, die um Jahrzehnte älter sind, betont der Vor-Gezeichnete, dass er nicht mehr der Jüngste sei – wogegen er gegenüber Jungen gerne betont, was er schon alles geleistet hat. Der Vor-Gezeichnete bringt immer die Altersfrage hinein.«

»Er lässt es keinesfalls zu, dass man ihm den Mantel hält. Wo es bei einer gemütlichen Zusammenkunft einmal an Sesseln fehlt, gehört er zu jenen, die sich auf den Boden hocken. Er benutzt keinesfalls die Leiter ins Schwimmbecken, sondern springt. Wenn man Smoking tragen muss, zeigt er eine burschikose Haltung, Hände in den Hosentaschen. Beim Wandern mit Jüngeren trägt er den Rucksack usw. – zugleich macht er auf seine ersten grauen oder weißen Haare aufmerksam: als sei das Natürliche in seinem Fall eine Kuriosität ... Er kann Altherrenwitze nicht leiden. Das ist nicht neu. Nun fallen sie ihm bereits selber ein.«

»Hat er einen schweren Unfall überstanden ..., so berichtet er wieder und wieder den genauen Hergang seines Beinahe-Todes; der Vor-Gezeichnete weiß: in einigen Jahren ist es nicht mehr dasselbe – unsere Chance, einen tragischen Tod zu haben, ist befristet.«

»Die jüngeren und jüngsten Zeitgenossen gelten zu lassen, wenn sie in seinem Fach auftreten, fällt dem Vor-Gezeichneten schwerer als dem Gezeichneten. Er ertappt sich dabei, dass er alles, was von Jüngeren kommt, als Mode bezeichnet – wobei dieser Begriff für ihn genau dort beginnt, wo er trotz versuchter Anpassung nicht mehr Schritt hält.

PS. Der Gezeichnete neigt wieder zum Gegenteil: Er wittert in manchem, was nur Mode ist, sofort das Epochemachende und gefällt sich als Vorkämpfer.«

»Der Gezeichnete erkennt sich daran, dass ihn niemand beneidet, auch wenn er Ansehen genießt oder Vermögen besitzt, also Möglichkeiten hat, die sie, die Jüngeren, nicht haben; trotzdem möchte niemand mit ihm tauschen ... Der Gezeichnete beginnt Zeitgenossen immer weniger um ihre Leistung zu beneiden als um ihren Jahrgang: um ihren Vorrat an Zukunft.

Der Gezeichnete merkt oder merkt es nicht, dass seine Anwesenheit die anderen hemmt; man reicht ihm die Hand, wenn er kommt, und es braucht kein verlorener Abend zu werden, nur wird es ein andrer Abend; es wirkt sich sofort aus, wenn ein Gezeichneter zugegen ist: irgendetwas ist anstrengend – er will keine Schonung und es geht nur mit Schonung... Die sichtbare Veränderung, die am meisten irritiert: wo er hinkommt durch Beruf oder der Geselligkeit halber, ist die Mehrzahl der Zeitgenossen jünger als er; nicht alle sind jünger als er, aber vor allem jene Zeitgenossen, die ihn interessieren.«

»Der Gezeichnete beginnt Sätze zu bilden: Schließlich haben wir schon einmal erlebt, dass / Auch unsereiner hat einmal / Wenn Sie einmal erfahren haben, was es heißt / Zu meiner Zeit[91] / Zu unsrer Zeit / Heutzutage meint jeder / In Ihrem Alter, wissen Sie, hätte ich mich geschämt / Nach meiner Erfahrung gibt es nur eins / Man muss den Jungen eine Chance geben / usw.«

»Der Gezeichnete erkennt sich an einer neuen Art von Langeweile. Hat er sich früher manchmal gelangweilt, so meistens infolge der Umstände: in der Schule, im Büro, beim Militär usw... Eigentlich konnte er sich in jedem Augenblick (früher) eine Situation denken, wo er sich gar nicht langweilen würde. Was neu ist: Es beginnt ihn auch die Verwirklichung seiner Wünsche zu langweilen –«

»Bringt jemand eine Zote, so lacht er mit knapper Verspätung, da er prüfen muss; ob sie ihn nicht trifft, dann lacht er um einen Grad zu viel, der ihn entlarvt.«

»Der Gezeichnete erwacht immer öfter vor Tagesanbruch – zur Stunde der Hinrichtungen – er erwacht daran, dass er überhaupt nicht müde ist. Er wird Frühaufsteher – wozu?«

»Der Gezeichnete versteift sich jetzt auf Marotten, um sich als Persönlichkeit zu manifestieren wenigstens vor sich selbst; was seine Umwelt nicht überzeugt, tut er grad zum Trotz. (Spätes Stadium.) Alterseigensinn.«

»Wie könnt ihr, denkt er mit Vorwurf, tagelang so herumlungern! Das könnte der Gezeichnete nicht: nur dem Genuss nachgehen – dazu reicht seine Genussfähigkeit nicht mehr.«

Über die dritte und letzte Eskalationsstufe vor dem Tod schreibt Frisch:

»Der Greis als äußere Erscheinung ist bekannt. Er schlurft, die Fersen heben sich kaum noch vom Boden; er macht nur noch Schrittchen, als gehe er überall auf Glatteis; wenn er sich auf einen Sessel setzt, spreizt er die Beine, und es sieht etwas unanständig aus. Alle seine Bewegungen, die beiläufigen wie die dringlichen, haben ein gleiches Tempo. Wenn er ein Bier getrunken hat, kann er's nicht lang halten. Wenn er nicht hört, was am Tisch ringsum gesprochen wird, so macht's ihm nichts aus. Wir müssen nicht nur lauter sprechen, damit er's versteht, sondern unsere Rede auch vereinfachen, und was er schließlich verstanden hat, bestätigt ihm bloß, dass er vorher nichts verpasst hat. Wenn er kaut, haben wir keine Lust auf die gleiche Speise ... Wenn mehrere zusammensitzen, so denkt man an Lurche; sie haben nichts mit uns zu tun. Hilft man einem Greis auf der Straße, oder auf der Treppe, so ist man verlegen; man berührt ungern seinen Körper. Wenn er schläft, sieht er wie ein Toter aus; er tut uns gerade dann nicht Leid. Auf einer Bank im Park stört er nicht. Kennt man ihn von früher, so ist man im Gespräch mit ihm zerstreut; man sieht ihn nur von außen: die Adern seiner Hand, die wässrigen Augen, die Lippen –«

In den subtilen Beobachtungen von Frisch wird deutlich, dass sich gerade bei uns, die wir es nicht mögen, das halbe Leben um das Alter dreht. Und am unangenehmsten: Das Elend beginnt lange vor dem wirklichen Alter. Doch nun zu den klassischen Archetypen des Alters in ihren erlösten und unerlösten Ausprägungen.

Der sicherlich bekannteste und beliebteste Archetyp ist der **alte Weise** bzw. die **weise alte Frau**, die allerdings im Abendland eine recht untergeordnete Rolle spielen und sich nur höchst selten entwickeln. Sie wären aber auch bei uns Lebensziel vieler Menschen. Die Archetypen gelten übrigens jeweils für beide Geschlechter, auch wenn sie hier in ihrer typischsten Geschlechtsrolle vorgestellt werden. Im Mandala zeichnet sich der Lebensweg zum alten Weisen ab. Es wäre jener Mensch, der, nachdem er seine Aufgaben auf dem Hinweg bewältigt hat, sich bewusst aus der Polarität zurückzieht und seine Kräfte auf die Rückkehr zur Mitte konzentriert. Er löst sich zumindest innerlich von materiellem Besitz und allem Unwesentlichen und kümmert sich vielmehr um die Reise nach innen. Auf den Spuren von Sokrates mag er erkennen, dass er bei all seinem Wissen nichts weiß und dass

Weisheit aus Einfachheit wächst. Sein Denken verlässt die Oberfläche und dringt in jene Tiefen vor, wo die Muster der Welt aus Urprinzipien gewoben sind und durch die Strukturen der Polarität Einheit scheint. Er weiß nicht nur intellektuell um die Dinge, sondern lebt aus den Erfahrungen seines inneren wahren Wesens, das jenseits der Polarität existiert und als Klarheit und Reinheit erfahren wird. Er wird nicht mehr in unserem Sinne handeln, denn er lebt in jener Geisteshaltung, die der Buddhist Upekkha, Gleichmut, nennt. Wie die Sonne, die ihre Strahlen auf Schönes und Hässliches scheinen lässt, kann der alte Weise alles anschauen, ohne es bewerten oder gar beurteilen zu müssen. Während er in sich ruht, blickt er wissend und wohlwollend auf die Welt, und er erlebt, dass alles in (der großen) Ordnung ist.

Hier vor allem liegt der Grund für unsere Schwierigkeiten mit diesem ersehnten Archetyp. Die westliche Wohlstandsgesellschaft hat enormes Wissen zusammengetragen und ist mit ihrer Physik bis an jene Grenzen vorgestoßen, wo sie dem Wissen alter Weisheitslehren begegnet. Aber sie hat es konsequent versäumt, Erfahrungsräume zu schaffen oder auch nur zu erhalten, in denen dieses Wissen erlebt und im eigenen Innern lebendig erhalten werden kann. Der Osten hat uns hier eine Unzahl von praktischen Übungen, Meditationen und Exerzitien voraus, weshalb sich so viele westliche Menschen auf der Suche nach Weisheit dem Osten zuwenden. Der alte Weise ist der auf einer neuen Ebene wieder zum Kind gewordene Mensch, der die Illusion der Zeit durchschaut und in der Einheit lebt. Er hat die Mitte im Mandala erreicht und die Welt (der Polarität) verlassen, auch wenn er körperlich noch (s)eine Zeit in ihr verweilt.

Wo aber der Versuch, alt *und* weise zu werden, nur teilweise gelingt oder das Ziel frühzeitig aus dem Auge verloren wird, entsteht viel häufiger die Karikatur des alten Weisen. Es ist der unklug gewordene, trottelige Alte, der »zerstreute Professor«, der zwar Wissen angesammelt hat, jedoch ohne Weisheit ist und langsam, aber sicher Durchblick und Kontakt verliert, oder der chronisch unzufriedene Alte, ein Mensch, der in seinen Projektionen hängen geblieben ist und in Unfrieden mit der Welt lebt.

Er durchschaut seine eigenen Spiele nicht und klammert sich unwissend an alles Materielle.

Auch bei den unerlöstesten Spielarten des Lebens ist immer noch die andere, in diesem Fall erlöste Seite zu erahnen. So tritt in den ebenso verbreiteten wie typischen Symptomen des mit Wissen beladenen zerstreuten Alten die Aufgabe deutlich zu Tage. Seit langem kurzsichtig, ist er nun auch schon seit Jahrzehnten weitsichtig. Er sollte also von der Nähe bis in die Ferne das Ganze überblicken, Ganzheit in sich und draußen finden. Der »moderne Weise« wäre weise im traditionellen Sinn der alten Seher wie auch zum Beispiel als weiser Naturwissenschaftler wissend.

Ein anderer Aspekt des erlösten Archetyps ist der **alte Narr**, der die Freiheit in sich gefunden hat und nichts mehr beweisen muss. In Zengeschichten ist vielfach der Augenblick beschrieben, wo der Übende Befreiung (aus der polaren Welt) erlangt und zum Meister wird. Nicht selten hallt in solchen Momenten die Welt von seinem Lachen wider, denn er kann rückblickend kaum fassen, wie einfach alles schon immer war und wie lächerlich dumm er sich angestellt hat.

Im Mittelalter gab es den Beruf des Hofnarren, der, mit der sprichwörtlichen Narrenfreiheit ausgestattet, sich alles leisten konnte. Solange er eine witzige Form wählte, durfte er sogar dem Herrscher die Wahrheit mitten ins Gesicht sagen. Die Indianer hatten eine Art Stammesnarren, den Heyokah, der im Rat der Weisen immer zugegen war und bevorzugt die unmöglichsten und frechsten Positionen einnahm. Es gehörte geradezu zu seinen Aufgaben, die jeweils gegenteilige Meinung zu vertreten und möglichst verrückt für sie zu streiten. Das hatte den enormen Vorteil, dass der Gegenpol immer mit im Gespräch war und den Stamm nicht hinterrücks und unerwartet überfallen konnte. Hofnarren und Heyokahs hatten dabei im Idealfall die tieferen Wahrheiten im Auge und ignorierten konsequent alltägliche Positionen und vordergründige Vorteile. Selbstverständlich waren nur besonders intelligente und wache ältere Menschen in der Lage, diese Positionen mit dem notwendigen Witz und der angemessenen Tiefe auszufüllen.

Solch eine Figur wäre auch in unserer Zeit Gold wert. Man stelle sie sich nur in der Politik vor, unabhängig von den Parteien und ihrem klein karierten Gezänk um Geld und durchsichtige Interessen, dem Großen und Ganzen verpflichtet und dabei witzig und klug genug, das Unaussprechliche auszusprechen und das Undenkbare in Scherze zu kleiden, Tabus zu brechen und über sich und die Welt zu lachen. Politik könnte wieder interessant werden und Spaß machen. Ähnlich erfrischend könnte ein alter Narr in der Wirtschaft wirken, wenn alle sich den Kopf über die Dividende zerbrechen und er laut über Perspektiven fürs nächste Jahrtausend nachdenkt, mit Witzen die seit Jahrzehnten erstarrte Vorstandsordnung erschüttert und damit den Konzern vielleicht wieder in (die) Ordnung bringt. Während die **alten Machtgeier**, ein bei uns besonders verbreiteter Archetyp, noch um Fassung ringen, könnte er schon den Jahresbericht durch den Kakao ziehen und sich über die Angst vor Machtübernahme durch jüngere Kräfte lustig machen.

Wo die Entwicklung zum vollkommenen Narren stecken bleibt, kann der **schrullige, kauzige Alte** entstehen, der verschroben in seiner eigenen kleinen Welt lebt und nicht mehr verstanden werden kann, weil er sich eingesponnen und den Weg verloren hat. Sein kleines Fleckchen Erde hält er irgendwann für die eigentliche Welt, wie etwa der Briefmarken- oder Bierdeckelsammler, der völlig in seiner Sammlung aufgeht und darüber das Leben vergisst.

Eine ebenso wenig sympathische Karikatur des alten Narren ist der **alte Querulant** und **Nörgler**, der alles besser weiß und zumeist nichts besser kann. Hätte er wirklich schon jemals etwas besser gemacht, müsste er kaum chronisch unzufrieden sein. Statt durch die Provokation seiner unkonventionellen Gedanken andere anzuregen, wird er zur berüchtigten Nervensäge, die jeden aufregt. Er sägt an allem und hat zu allem etwas zu sagen, obwohl er eigentlich nichts zu sagen hat. Er nimmt sich selbst bitter ernst, und niemand kann ihm darin folgen. Die ganze Gestalt ist mitsamt ihren Auftritten eigentlich zum Lachen, wäre sie nicht so traurig. Im Unterschied zum Hofnarren oder Heyokah, der (wissend) den Narren spielt, *macht* sich der Querulant *zum Narren* im bitterernsten Sinn.

Der **Gleichmütige**, der in allem das Walten des Gesetzes sieht und ausgesöhnt die Dinge so annimmt, wie sie auf ihn zukommen, hat auf seine Art die Mitte gefunden. Ein gutes Beispiel gibt jener Zenmeister, den eine junge Frau des nahen Dorfes aus Angst vor ihrer Familie beschuldigt, Vater ihres Kindes zu sein. Als das Kind geboren wird, liefert es die zeternde und schimpfende Dorfgemeinschaft beim Meister ab. Der aber sagt darauf nur: »So, so«, und nimmt das Kind zu sich. Als die junge Frau drei Jahre später die Wahrheit gesteht, entschuldigen sich die Dorfleute wortreich beim Zenmeister und fordern das Kind zurück. Er sagt: »So, so«, und übergibt es ihnen gesund und munter.

Die **gute Großmutter**, die das Kind in sich wieder zum Leben erweckt hat und aus diesem Verständnis heraus allen Formen des Lebens mit Barmherzigkeit begegnet, ist auf ihre Art in die Mitte des Mandalas heimgekehrt. Sie ist das Beste, was Kindern, die sich gerade erst auf den Weg machen, zustoßen kann. Ihre dunkle Schwester ist die **alte Jungfer**, das späte Mädchen, das immer noch auf den Prinzen wartet, eine Art in die Jahre gekommenes Dornröschen, das resigniert hat.

Der **gute Hirte** und Weisheitslehrer, der das in sich gefundene und verwirklichte Wissen weitergibt, ist wiederum seltener als der religiöse Eiferer und Fanatiker, vor dessen heißem Atem niemand sicher ist und der, von allen gemieden, ein nur umso lästigerer Verfolger wird. Dass der religiöse Eiferer für dieses egoistische Spiel auch noch den Namen Gottes missbraucht, ist vielleicht sein größtes Vergehen.

Die vier erlösten Archetypen kennt unsere Kultur bezeichnenderweise vorwiegend in männlicher Gestalt als Meister, alten Weisen, weisen Narren und guten Hirten. Natürlich können wir sie ebenso in weibliche Gewänder kleiden: die Meisterin, die weise Frau, die *wunder*liche Alte und die Große Mutter. Unter den erlösten Archetypen gibt es viele Mischungen und ebenso von den unerlösten Varianten. Natürlich existiert nur eine Mitte, und in ihr liegt in jedem Fall Befreiung. Die vier Muster ergeben sich lediglich durch die Färbungen, die auf dem jeweiligen Weg durch die Elemente entstehen. Selbstverständlich hat der weise Narr auch die Möglichkeit zu lehren. Der gute Hirte kann die Klarheit des Weisen und die Barmherzigkeit der Großen Mutter in sich tragen, die ihrerseits auch die Freiheit des Narren und die Reinheit des Weisen gefunden haben mag.

Von den unerlösten Mustern gibt es noch eine Vielzahl, die mehr oder weniger deutliche Abarten der erlösten Varianten bieten, stets schimmert die erlöste Qualität noch durch. Der **graue Alte**, der als **einsamer Wolf** durchs Leben zieht und von seiner Verbitterung zehrt, ist in gewisser Hinsicht Gegenpol zum alten Narren. Während Letzterer sich selbst und das Oberflächliche der Welt nicht mehr ernst nehmen kann, ist es dem grauen Wolf bitter ernst mit seinen Anliegen. Als stolzer alter Kämpe wird er zumeist von den Jüngeren überhört oder überstimmt, was seine Bitterkeit und Enttäuschung noch verstärkt. Statt die banale Wirklichkeit witzig zu überhöhen, ist er völlig gefangen in ihr und in seine persönlichen Probleme verstrickt, ob er nun als Einzelkämpfer für irgendeine gerechte Sache bzw. gegen irgendeinen vermeintlichen Feind kämpft oder als alter Räuber durchs Leben zieht. Oft hat er den Kontakt zur Wirklichkeit der anderen verloren und verspinnt sich in seine Scheinwelt. In der Politik findet sich dieser Typ unter den Grauen Pantern, die lauter als die Jungen schreiend um Positionen und Rechte für die Alten kämpfen. In seinem All*ein*sein läge als Lösung, alles in einem zu finden.

Der **alte Hagestolz**, der unbeugsam und mit vermeintlicher Würde durchs Leben schreitet, ist eine weitere Variante. Unversöhnlich und hart gegen sich und die Welt, kennt er kein Erbarmen (mit sich) und fühlt sich bis zum Schluss im Recht. Sein Aufrechtsein in vollkommene Aufrichtigkeit sich selbst gegenüber zu wandeln wäre sein Ziel.

Eine humorvoll-spannende Variante ist der **alte Fuchs**, dessen Archetyp im Fernsehkrimi schlicht als »Der Alte« Verbrecher das Fürchten lehrt. Oder auf noch erlösterer Ebene der graue Narr, der anderen das Grauen nahe bringt und von Alfred Ziegler auf unnachahmliche Weise in einem Vortrag als der närrische Alte beschrieben wurde.

Die **alte Hexe** oder bittere alte Jungfer, die sich als Opfer der bösen Welt sieht und nun ihrerseits böse wurde, ist besonders deutlich in Projektionen gefangen. So wie die Inquisition alles Böse ihrer kleinkariert-klerikalen Welt auf die »Hexen« projizierte, schiebt sie ihr ganzes Scheitern auf die Welt. Von eigener Bitterkeit vergiftet, verspritzt sie Gift und ist überzeugt, dass die anderen sie zu Grunde gerichtet haben oder es beabsichtigen. Ihr Neid und ihr Streben gelten der vitalen Jugend, der sie im Märchen und im Leben nachstellt. Wieder so zu werden wie diese Kinder ist ihr Ziel. Ihr Irrtum besteht darin, dass sie es durch Auffressen statt durch innere Wandlung versucht.

Der **alte Geizige** ähnelt dem alten Machtgeier in mancher Hinsicht, wobei er seine Seele an materielle Macht gebunden hat. Mit Recht hat er entsetzliche Angst vor dem nahenden Ende, das auch das Ende seiner Illusionen sein wird, was er ein schreckliches Leben lang ahnt. Folglich erlebt er die Hölle schon reichlich vor dem Sterben durch die Verwechslung von innerem mit äußerem Gold.

Der **Früher-war-alles-besser-Typ** ist offensichtlich hängen geblieben und jammert vergangenen Zeiten und Chancen nach. Häufig hat er das Gefühl, sein Leben sei vertan, weil die guten alten Zeiten mitsamt ihren phantastischen Gelegenheiten nicht wiederkehren. So gut können Zeiten nicht werden, dass er sich ihnen noch einmal öffnen würde, und wahrscheinlich war er nie offen, denn die gute alte Zeit ist per Definition immer in der Vergangenheit. Die Suche nach dem goldenen Zeitalter bleibt genauso aussichtslos wie die nach dem goldenen Land, »Eldorado«, solange sie nicht nach innen verlegt wird.

Das **alte Waschweib** wäscht die schmutzige Wäsche anderer Leute in aller Öffentlichkeit. Sie ist auch als **alte Klatschbase** bekannt. Über andere reden, anstatt sich selbst zu entwickeln, ist ihr Muster. Ständig wartet sie mit unerwünschten Ratschlägen auf, wie *man* alles besser machen könnte, ohne je selbst die Initiative zu ergreifen. Um sich selbst nicht sehen zu müssen, schaut sie permanent auf die anderen und macht sie zumeist so schlecht, wie sie sich selbst (unbewusst) fühlt. Die Lösung läge für sie darin, das Außen, das sie unausgesetzt beschäftigt, als Spiegel zu begreifen.

Der **alte Globetrotter** kennt die Welt besser als sich selbst. Er weigert sich, alt zu werden, und hat das Ausziehen, um das Fürchten zu lernen, zum Trip gemacht. Im Verband mit jungen Leuten lässt er sich um die Welt treiben: als Späthippie von Ort zu Ort auf der Flucht vor sich selbst. Er ist stolz, dass ihn keine Frau und kein Land halten kann, und auch er fürchtet nichts so sehr wie einen bleibenden Spiegel, in dem er sich selbst erkennen müsste. Während er sich mehr schlecht als recht durchschlägt, wird es für ein eigenes Leben immer später. In seinem Stolz auf seine Ungebundenheit merkt er nicht, dass die anderen, die nicht ständig flüchten, mehr Freiheit genießen. Eine spätere Eskalationsstufe dieses Musters ist der **alte Clochard**, der, zum Strandgut des Lebens geworden, vor dieser Erkenntnis in den Alkohol flüchtet. In seiner zur Sucht gewordenen ständigen Flucht gilt es, die Suche wieder zu entdecken, die auf die eigene Mitte zielt.

Der **alte geile Bock** ist das klägliche Überbleibsel des ewigen Jünglings, der keinen eleganten Abgang oder Ausweg aus dem Leben gefunden hat, aber auch nicht von seinem Muster lassen wollte. Noch immer versucht er seine Männlichkeit mit Eroberungen zu beweisen, was mit zunehmendem Alter immer schwerer fällt und von der Umwelt auch immer weniger anerkannt wird. Neben Haar- und Zahnersatz neigt er zu Potenzpillenritualen. Die **fertig geliftete Dame** ist das weibliche, ebenfalls mit dem Alter und dem Leben nicht fertig gewordene Pendant. Ihren Körper hat sie zum Versuchsfeld für medizinisch-kosmetische Experimente freigegeben. Trotz solch aufopferungsvollen Einsatzes hat es das alternde Playgirl noch schwerer als der entsprechende Boy. Irgendwann aber will keiner mehr mit ihnen spielen und schon gar nicht mit sich spielen lassen. Mit dem anderen Pol eins zu werden wäre hier wieder die Lernaufgabe. Das Problem ist wieder »nur« die einseitig körperliche Ausrichtung.

Wie alle anderen Lösungen zielt auch diese letzte wieder nach innen, auf die eigene Mitte. Das Außen, die Form, ist nur Hilfsmittel auf diesem Weg. Sobald es zum Selbstzweck wird, beginnen die Verirrung im Lebensmuster und das Leid. Die eigene Mitte entspricht der Mitte des Mandalas, der in dieser Lebensphase alle Entwicklung erlöst oder unerlöst zustrebt.

Fragen zum Alter

1. Was empfinde ich bei Sonnenuntergängen?
2. Wie gehe ich mit der Schlussphase eines Urlaubs um?
3. Wie verhalte ich mich gegen Ende eines Spieles? Fallen mir die letzten Punkte schwerer oder leichter?
4. Esse ich immer alles auf? Oder neige ich dazu, einen Rest übrig zu lassen?
5. Wie stehe ich zum Abschiednehmen? Kann ich mich leicht lösen und fahre gerne ab? Oder leide ich dabei? Zögere ich (notwendige) Abschiede hinaus?
6. Erkenne ich, wann es Zeit ist, Abschied zu nehmen, wann es reicht?
7. Verabschiede ich andere gern? Begleite ich sie zum Zug/Flugzeug? Mit welchen Empfindungen winke ich ihnen nach?
8. Wie viel Augenmerk lege ich auf einen runden Abschluss?
9. Wie gerne und oft ziehe ich um, und was steckt dahinter?

Meditationen als Vorbereitung auf das große Loslassen

1. Vorstellung, sich im offenen Meer treiben zu lassen: Steht für Sie dabei der Genuss- oder der Angstaspekt im Vordergrund?
2. Vorstellung, allein im Weltraum zu schweben: Können Sie die Freiheit genießen, oder ängstigt sie Sie?
3. Bergtour als Abbild des Lebensmusters: Welche Vorstellungen und Gefühle verbinden Sie mit einer Bergtour, zu der Sie schon kurz vor Sonnenaufgang aufbrechen müssen?
   - Stellen Sie sich eine solche Tour vor, und zwar ab dem Moment, wo der Wecker zu ungewohnt früher Zeit das Abenteuer einläutet.
   - Erleben Sie Ihre Gefühle, wenn die Sonne über den Horizont steigt, während Sie den Berg ersteigen, der für diesen Tag und dieses Leben steht.
   - Wie verhalten Sie sich auf der Bergspitze? Können Sie den Gipfel (des Lebens) und die Aussicht von hier oben genießen (Midlife-Crisis)? Gönnen Sie sich eine Ruhepause?
   - Mit welchem Gefühl beginnen Sie den Heimweg? Wie stehen Sie zum Abstieg? Macht er Ihnen ebenso Freude wie der Aufstieg?
   - Wie kommen Sie am Fuß des Berges an? Wie werden Sie sich am Abend beim Zubettgehen nach dieser Tour fühlen?
   - Könnten Sie sich vorstellen, dieses Abenteuer in die Realität umzusetzen?

Übungen

1. Abschiedsrituale für überflüssige Dinge durchführen, sie danach wirklich weggeben. Ausmisten.
2. Bewusst loslassen, was nicht mehr in die Zeit passt. Zum Beispiel das Sportauto den eigenen Kindern oder dem SOS-Kinderdorf schenken.
3. Testament machen:
   - für die konkreten Besitztümer

– in geistig-seelischer Hinsicht: Was soll von mir bleiben?

4. Für Dinge, die noch nötig sind (wie Haus, Wohnung), vorbeugende Abschiedsrituale durchführen und sich klarmachen, dass der Tod auch sie wegnehmen muss.
5. Plätze mit besonderer persönlicher Bedeutung bewusst zum letzten Mal besuchen.
6. Meditationen über das, was man zum Schluss mitnehmen kann.
7. Sich mit dem Archetyp des Saturn anfreunden:
   – ihn theoretisch kennen lernen
   – ihn praktisch erleben in Exerzitien der Strenge und Einfachheit, beim Fasten, in einem Kloster bei strenger einfacher Meditation usw.
8. Sich das Leben leichter machen, es leichter nehmen: Gehstock als Symbol der Hilfe.
9. Hauptthemen des Alters klären:
   – Den Umgang mit Verlust lernen: bewusst auf die sich häufenden Beerdigungen gehen, das Nachlassen physischer Kraft und Gesundheit als Symbol erkennen, den notwendigen Verlust von äußerem Rang und Status einplanen. Aus bewusstem Umgang mit Verlust kann am ehesten Weisheit wachsen.
   – Mit sich selbst fertig werden: Selbsterkenntnis und Schattenarbeit. Gute Hilfe kann das Buch *Der Goldene Schatten* von William A. Miller (München 1994) leisten.
   – Das große Ganze erkennen und sich ihm unterordnen, sich in der Schöpfung einordnen und übergeordnete Werte anerkennen: Was reicht über mich hinaus?
   – Wieder wie die Kinder werden, die Unschuld zurückgewinnen: Beichte als Vorbereitung, Emanzipation von den Alltagsgeschäften, dem Herzen den Vorrang vor dem Kopf gewähren wie in der Kindheit, in das Land der Mythen und Mysterien zurückkehren und eine Brücke zu den Träumen und Idealen der Jugend schlagen.

12. *Tod*

Ihr möchtet wissen um das Geheimnis des Todes.
Doch wie solltet ihr es entdecken, so ihr nicht danach forschet
im Herzen des Lebens?
Die Eule, deren auf die Nacht beschränkte Augen
am Tage erblinden, vermag nicht,
das heilige Geheimnis des Lichtes zu entschleiern.
So ihr wahrhaftig den Geist des Todes erschauen wollet,
öffnet weit euer Herz dem Leibe des Lebens.
Denn Leben und Tod sind eins, so wie Fluss und Meer eins sind.
In der Tiefe eures Hoffens und Wollens liegt euer
stillschweigendes Wissen um das Jenseits;
und dem Samen gleich, der unter dem Schnee träumet,
so träumt euer Herz von dem Lenze.
Trauet euren Träumen, denn das Tor der Ewigkeit ist darin verborgen
eure Furcht vor dem Tode ist nur das Zittern des Hirten,
so er stehet vor dem König, dessen Hand sich
als Zeichen des Wohlwollens auf ihn legt.
Ist der Hirt unter seinem Zittern nicht der Freude voll,
dass er das Zeichen des Königs tragen darf?
Und dennoch, ist er sich nicht weit mehr seines Zitterns bewusst?
Denn was bedeutet Sterben anders als nackt im Winde stehn
und in der Sonne zerfließen?
Und was bedeutet das Stocken des Atems anders als dessen
Befreiung aus den rastlosen Fluten, auf dass er sich
erhebe und entfalte und Gott suche, unbeschwert?
Erst so ihr trinket aus dem Flusse des Schweigens,
werdet ihr wahrhaftig singen.
Und erst so ihr den Gipfel des Berges erklommen,
werdet ihr anfangen zu steigen.
Und erst, so die Erde ihren Anspruch erhoben auf eure Gliedmaßen,
werdet ihr wahrhaft tanzen.

Khalil Gibran, Vom Tode

Sterben in modernen Zeiten

Wenige Themen lösen bei uns ähnlich viel Schrecken aus wie das Sterben. Tod und Zeit gehören zum selben Urprinzip, und letztlich läuft alle Zeit auf den Tod hinaus, oder wie es Meister Eckart formuliert: »Was an die Zeit rührt, ist zeitlich und sterblich.« Mythologisch wird die Thematik von Kronos-Saturn dargestellt, der mit Sichel und Sense Symbole der Ernte, aber auch der Endlichkeit bei sich trägt. Beide verdeutlichen, dass wir ernten werden, was wir gesät haben, und sterben, wie wir gelebt haben; nur das Wesentliche wird von uns bleiben. Im Mythos frisst Saturn seine Kinder, so wie die Zeit ihre Kinder frisst und alles, was geboren wurde, auch wieder sterben muss.

Dieses zumeist unbewusst vorhandene Wissen, das als Ahnung immer da ist, lässt uns auf eine Vielzahl eigenartiger Tricks verfallen, die sich an die Zeit knüpfen. Krampfhaft versuchen wir sie zu sparen in der unreflektierten Vorstellung, dann zum Schluss mehr von ihr zu haben. Wenn uns aber zum Schluss tatsächlich Zeit übrig bleibt, sind wir davon gar nicht angetan, sondern versuchen, sie mit irgendwelchen Ablenkungen totzuschlagen. Dabei wären es die Zeit und ihr Urprinzip, die uns aus dem Dilemma heraushelfen könnten. Da Zeit, Tod, der Hüter der Schwelle, Rückkehr, Reduzierung auf das Wesentliche, Depression, Knochenprobleme, Krankheit allgemein und Regression zum selben Prinzip gehören, haben wir die Wahl: Wenn wir uns intensiv und bewusst mit dem Gedanken der Um- und Rückkehr im Leben beschäftigen, uns freiwillig auf das Wesentliche konzentrieren, sind wir vor den anderen Spielarten des Prinzips relativ sicher. Das Alter ist bei uns zu einer Zeit der Krankheit geworden. Das ist eine urprinzipiell mögliche Ebene, diese Lebensphase zu gestalten, aber eben nicht die einzige und nicht die geschickteste. Das Prinzip Saturn will nur seinen Tribut in Form von Aufmerksamkeit. In welcher Währung wir bezahlen, bleibt weitgehend uns überlassen. Die typischen einschränkenden Krankheitsbilder werden genauso akzeptiert wie bewusste Beschränkung und Bescheidenheit, freiwillige Reduzierung der Bedürfnisse, selbst gewählte Einsamkeit, Rückbesinnung auf das Wesentliche im Leben und Einkehr. Statt aber dem Prinzip Genüge zu tun, versuchen wir hauptsächlich, seinen uns unangenehmen Repräsentanten und hier insbesondere dem Tod zu entkommen, ja am liebsten würden wir ihn betrügen.

Unsere diesbezüglichen Versuche reichen von anspruchsvollen literarischen Werken wie dem *Jedermann* bis zu grotesken Verdrängungen. In den USA ist man schon dazu übergegangen, die Leichen jugendlich zu schminken, um sich mit den Zeichen des Todes nicht konfrontieren zu müssen. Der ganze Aufwand, den Kosmetik und Medizin treiben, um die Spuren des Alterns zu verwischen, ist letztlich gespeist aus der Angst vor dem Tod. Sie ist so mächtig, dass sie uns zu Geschmacklosigkeiten verführt und uns unsere Menschlichkeit vergessen lässt.

So sterben die meisten Menschen (nach Professor Student zwischen achtzig und neunzig Prozent) unserer angeblich humanen und hoch entwickelten Gesellschaft abgeschoben und einsam in Badezimmern und auf Krankenhausgängen. Obwohl die allermeisten Deutschen laut Umfrage am liebsten zu Hause sterben würden, landen neunzig Prozent der Städter und sechzig Prozent der Landbevölkerung zu guter Letzt doch im Krankenhaus oder Heim. Nur jedem Fünften gelingt es, in seinen eigenen vier Wänden zu sterben. Die Angst vor dem Tod ist so verbreitet, dass es kaum noch Menschen gibt, die ihren Angehörigen diesen letzten Wunsch zugestehen. Bevor ihre Zeit gekommen ist, werden sie unter irgendeinem medizinischen Grund bzw. Vorwand ins Krankenhaus eingeliefert. Es mag auch die irrationale Hoffnung hineinspielen, dass die Medizin den Tod im letzten Moment doch noch besiegen könnte.[92] Da die Mehrheit der Menschen nicht zu den Privatpatienten gehört, werden sie in Mehrbettzimmern untergebracht. Wenn sich dort jemand anschickt, den Weg hinüber zu nehmen, merken das die Zimmergenossen. In ihrer Angst vor einem ähnlichen Schicksal klingeln sie nach der Schwester, und diese fährt das Bett aus dem Zimmer. Da es in normalen deutschen Kliniken keine Sterbezimmer gibt, gibt es außer Badezimmern und Gängen meist keinen Platz für die Sterbenden. Die Schwester wird heutzutage wegen Arbeitsüberlastung kaum Zeit haben, am Sterbebett auszuharren, aber sie wird die Angehörigen verständigen, die nicht selten – aus welchen Gründen auch immer – zu spät eintreffen. Die Ärzte, erzogen im Kampf gegen Krankheit und Tod, werden wenig Lust verspüren, ihrer Niederlage beizuwohnen. Wenn nicht gerade eine der letzten Klosterschwestern auf dieser Station Dienst tut, die es noch mit ihrem Weltbild vereinbaren kann, dem Tod ins Auge zu schauen, wird häufig niemand den Übergang begleiten und zum letzten Geleit da sein.

Der französische Historiker Philippe Ariès spricht in seinen *Studien zur Geschichte des Todes im Abendland* von einer Verwilderung der Sitten im Umgang mit dem Tod. Er macht das an drei Punkten fest:

1. *Sterben wird bei uns verheimlicht und isoliert.* Sterbende werden versteckt, den Blicken der Öffentlichkeit entzogen. Man könnte dagegenhalten, dass uns die Actionfilme und Nachrichtensendungen im Gegenteil allabendlich den Tod frei Haus liefern. Allerdings wird hier der Tod nur in seinen abnormsten Formen gezeigt. Der Zuschauer hat (zumeist zu Recht) den Gedanken, dass ihm solches nicht widerfahren wird. Unbedacht meint er dabei nicht selten, dass ihm überhaupt der Tod erspart bleiben könnte.

2. *Der Sterbende wird belogen und entmündigt.* Laut einer Gießener Studie unter Pflegekräften in siebzig deutschen Krankenhäusern wollen vierundachtzig Prozent offen mit Sterbenden sprechen, aber nur dreißig Prozent sind der Meinung, dass es in ihren Kliniken geschieht. Professor Student, der Vordenker der deutschen Hospizbewegung, geht davon aus, dass Sterbende bei uns kaum und dann oft zu spät über ihre Situation informiert

werden. Da die Angehörigen praktisch immer informiert werden, ergeben sich geradezu groteske Situationen. Todkranke merken sehr oft, was los ist, werden aber mit ihren Befürchtungen nicht ernst genommen. Die eigenen Angehörigen überspielen ihre diesbezüglichen Bemerkungen, weil sie an der Seite und im Auftrag der Ärzte die Sterbenden »schonen« wollen. Die Patienten spüren diese Barriere und verstummen wie kleine Kinder, die noch nicht alles wissen dürfen, das aber sehr wohl merken. Die Situation – allenthalben geprägt von Angst – führt zur Entmündigung des Sterbenden »zu seinem Besten«. Die Argumente der Ärzte, Patienten wollten nicht informiert werden und ihr Zustand würde durch Aufklärung verschlechtert, sind eher Schutzbehauptungen. Das untermauern Untersuchungen, die ergaben, dass Pflegekräfte und Ärzte deutlich mehr Angst vor dem Sterben haben als Durchschnittsmenschen. Angst aber führt zu Verdrängung und Aggressivität. Hinzu kommt, dass Ärzte und Pflegekräfte, die mit sterbenskranken Patienten umgehen, selbst wesentlich mehr mit schweren gesundheitlichen Störungen geschlagen sind. Ob das eine Folgeerscheinung ist, wie Professor Student glaubt, oder über das Gesetz der Affinität zu erklären ist, sei dahingestellt. In jedem Fall zeigt es die hohe Eigenproblematik. Man macht wohl nicht nur den Patienten etwas vor, sondern auch sich selbst, und der Rest ist Resignation. Auch die lässt sich mit oben erwähnter Untersuchung belegen. Fünfundsiebzig Prozent der Pflegekräfte erscheinen die Sterbebedingungen in Kliniken unwürdig und belastend, weil die Zeit für die Betreuung Sterbender unzureichend sei. Darüber hinaus werden noch unzureichende einschlägige Ausbildung beklagt und die Tatsache, dass bis zum Schluss zu viel Medizintechnik zum Einsatz käme und unnötige lebensverlängernde Maßnahmen ergriffen würden. Einundfünfzig Prozent der Befragten glauben, daran sei nichts zu ändern, was tiefe Resignation angesichts der letzten großen Lebenskrise verrät.

3. *Abschaffung der Trauer*. Auch für Ariès' dritten Punkt finden sich reichlich Hinweise. Trauerrituale und -bräuche spielen eine immer geringere Rolle. Das klassische Trauerjahr, das zum

Beispiel im traditionellen Judentum drei Tage des Schmerzes, sieben Tage der Trauer, dreißig Tage allmählichen Wiederfangens und elf Monate der Erinnerung und Erholung umfasst, kommt immer mehr aus der Mode. Für sofortige Trauer ist bei uns schon wegen der Beerdigungsvorbereitungen kaum Zeit. So wird der anfangs häufig bestehende Schockzustand unnötig verlängert, manche Patienten bleiben Monate in dieser ungesunden, oft tränenlosen Situation. Gar nicht so selten entwickelt sich Krebs auf dem Boden des zusammengebrochenen Abwehrsystems nach solch unverarbeitetem Verlust. Die allgemeine Sterblichkeit bei den Hinterbliebenen ist nach dem Verlust eines nahen Angehörigen laut Untersuchungen um vierzig Prozent erhöht, die Selbstmordrate fünfmal höher als bei der Durchschnittsbevölkerung. Zusätzlich geraten »Trauernde« häufig in Suchtprobleme, die nicht selten unter ärztlicher Beteiligung beginnen, und zwar durch die meist völlig unsinnige Verordnung von Beruhigungsmedikamenten. Hier soll Trauer chemisch unterdrückt werden, weil man verlernt hat, diesen Seelenzustand zu ertragen, und weil Ärzte dazu heute wenig anderes als Chemie beitragen können. Wobei es zum Glück zunehmend Kollegen wie Professor Student gibt, die gerade hier ihre Aufgabe sehen.

Die Mehrheit aber erschwert den Betroffenen die Trauer noch immer mit Ratschlägen wie: »Räumen Sie doch das Zimmer des Toten gleich aus, und lassen Sie alles wegschaffen, was Sie noch an ihn erinnern könnte, dann wird es leichter.« Die Betroffenen arbeiten dann im Schockzustand oft wie besessen und bekommen dafür den Beifall der ebenfalls trauerunwilligen Umgebung. Wenn sie manchmal erst nach Wochen aus ihrem Schock erwachen, sind alle Spuren verwischt und wesentliche seelische Chancen vertan. Noch schlimmer ist der Rat*schlag*: »Behalten Sie ihn doch so in Erinnerung, wie Sie ihn kennen. Jetzt nach dem Unfall ertragen Sie den Anblick nicht.« Abgesehen von der vergebenen Abschiedschance knüpfen sich gar nicht so selten eigenartig irrationale Zweifel am Tod des Angehörigen an solche nicht konfrontierten Todessituationen.

Tränen der Trauer wären dagegen das Beste, was den Hinterbliebenen passieren könnte. Wo aber die Trauer abgeschafft oder behindert wird, weil die Hinterbliebenen zu schnell in den Kreis des Normalen zurückkehren müssen, bleiben die Tränen häufig aus. Nach Professor Student ist Trauer ein lebenslanger Prozess, der ein Teil von uns wird; allmählich in die Erinnerung übergeht und dann allen Schrecken verliert. Wie fast immer im Leben ist es besser, zur (vom Schicksal vor-)gegebenen Zeit durch harte Erfahrungen zu gehen, als stecken zu bleiben. Unterdrückte Trauer jedenfalls macht nicht nur körperlich krank, sondern auch seelisch unheil.

Kein (moderner) Mensch will aber mit dem Tod zu tun haben, weil jeder weiß oder zumindest ahnt, dass er ihm früh genug selbst zum Opfer fallen wird. Die beruflich mit ihm umzugehen hätten, die Ärzte, sind ganz gegen ihn eingestellt. Sie haben gelernt, den Tod mehr schlecht als recht zu bekämpfen. Ihren Feind zu lieben, das gelingt ihnen in diesem Zusammenhang noch nicht. Das Schlimmste ist, dass die Ärzte den Tod nicht einmal kennen, denn wo er naht, fliehen sie. Selbst auf Krebsstationen ist die Aufklärung der Patienten oft verpönt, obwohl natürlich in der Regel alle wissen, wo sie gelandet sind. Angeblich halten gerade diese Patienten die Wahrheit nicht aus. Der Verdacht liegt jedoch nahe, dass es mehr die Ärzte sind, die die Wahrheit nicht ertragen und ihre Niederlage nicht mit Würde annehmen können.

Eine junge Leukämiepatientin, die schon drei Zytostasebehandlungen hinter sich hatte und damit im ärztlichen Jargon »austherapiert« war, fragte mich in solch einer Situation einmal, ob sie jetzt bald sterben müsse. Auf die Gegenfrage, wie sie darauf komme, antwortete sie, dass die Visite nur noch so kurz bei ihr verweile. Ihr Eindruck und der daraus gezogene Schluss waren leider richtig. Medizinisch war bei ihr nichts mehr zu machen, und so retteten sich die Ärzte bei der Visite so schnell wie möglich mit einigen Höflichkeitsfloskeln an ihrem Bett vorbei. Niemand konfrontiert gerne Niederlagen, Ärzte machen da keine Ausnahme. Der einzige Unterschied ist, dass ihre Niederlage vom Tod besiegelt wird. Die Verdrängung geht oft so weit, dass er nicht einmal beim Namen genannt wird. Der Patient gilt nicht als sterbend, sondern als moribund, und schlimmstenfalls macht er einen Exitus, einen Abgang. Die lapidare Meldung lautet: »Patient von 14 ist ex gegangen.«

Auf Intensivstationen, wo oft die Illusion genährt wird, der Tod sei zu besiegen, werden alle Hebel in Bewegung gesetzt, um ihm ein Schnippchen zu schlagen, aber mehr als ein Aufschub kommt nie dabei heraus. Der aber kann für den Einzelnen enorm wichtig sein. Die hier arbeitenden Ärzte und Schwestern sind inzwischen recht vorsichtig geworden, seit ihre intensive Medizin in den (Ver-)Ruf geraten ist, die Menschen lieber noch einige Wochen an Maschinen zu quälen, als sie in Frieden sterben zu lassen. Viele von denen, die so mutig gegen diese Art von Medizin zu Felde ziehen, wären allerdings im Ernstfall sehr froh über deren Möglichkeiten. Intensivmedizin hat ihre Schattenseiten und ist sicher zum guten Teil – wie auch weite Bereiche der übrigen Medizin – von der Angst vor dem Tod bewegt; heilen kann sie nicht, aber sie kann Lebenszeit retten, und das ist, sobald man selbst betroffen ist, meist alles, was man will.

Ärzte haben es nicht mehr leicht mit dem Tod. Ihre Patienten sind hellhörig geworden und misstrauen zu immer größeren Teilen ihrem Kampf gegen ihn um jeden Preis. Das heißt aber noch lange nicht, dass sie Vertrauen zum Tod gewonnen hätten. Im Ernstfall rufen die meisten doch nach genau der Medizin, die sie vorher abgelehnt haben. Ärzte kommen dadurch in zunehmend unangenehmere Situationen. Ihr Dilemma besteht nicht nur darin, dass sie den Tod nicht kennen, sondern geht so weit, dass sie ihn nicht mehr zweifelsfrei bestimmen können. Galt der Herzstillstand früher als eindeutiges Zeichen, ist heute im Zeitalter von Operationen am offenen, stillstehenden Herzen der Gehirntod viel wichtiger. Trotzdem gibt es erhebliche Zweifelsfälle, wenn Menschen monatelang im Koma liegen oder nur noch mithilfe von Maschinen über lange Zeit »am Leben« gehalten werden. Durch die schon beschriebene Austauschmedizin, die ihrerseits im Zeichen der Todesvermeidung steht, hat sich für Ärzte einiges geändert. Gehören sie zu den Teams, die

Organe entnehmen, wird es ihnen häufig passieren, dass sie neben tödlich verletzten Patienten warten müssen, bis diese »endlich« von anderen Ärzten[93] für tot erklärt werden und sie mit ihrer Arbeit beginnen können. Zu dieser wiederum können sie kaum noch öffentlich stehen, da sie von Teilen der Bevölkerung als Leichenfledderei verdammt wird. Wahrscheinlich sind aber gerade unter denen nicht wenige, die im Ernst-, will sagen eigenen Fall, auf einem Austauschorgan bestehen würden.

Patienten glauben heute, bereits gewisse Rechte gegenüber dem Tod zu haben, schließlich ist man krankenversichert. Sie empfinden es als Skandal, dass nicht genug Austauschorgane zur Verfügung stehen, sobald sie persönlich betroffen sind. Statt eine auf diese spektakuläre Art geschenkte Lebenszeitverlängerung in Demut vor Gott und Dankbarkeit vor den Leistungen der Medizin anzunehmen, wird sie heute schon als Recht eingefordert. Dem Tod so arrogant und frech seine Rechte streitig zu machen ist letztlich auch wieder nur ein Zeichen von Angst und damit Enge. Es fehlt uns kollektiv die Bereitschaft, die *Not*wendigkeit des Todes als Ziel des Lebens zu bejahen. C. G. Jung sagt dazu: »Ich bin als Arzt überzeugt, dass es sozusagen hygienischer ist, im Tode ein Ziel zu erblicken, nach dem gestrebt werden sollte, und dass das Sträuben dagegen etwas Ungesundes und Abnormes ist, denn es beraubt die zweite Lebenshälfte ihres Zieles. Ich finde deshalb alle Religionen mit einem überweltlichen Ziel äußerst vernünftig vom Standpunkt einer seelischen Hygiene aus gesehen... Es wäre also vom seelenärztlichen Standpunkt gut, wenn wir denken könnten, dass der Tod nur ein Übergang sei, ein Teil eines unbekannt großen und langen Lebensprozesses.«[94]

Das Problem ist so mächtig, dass es selbst in der Esoterikszene von (Todes-)Angst getragene Bewegungen gibt, die den Ausweg in der Hoffnung auf physische Unsterblichkeit suchen. Sie gehen davon aus, dass der Mensch nur auf Grund seiner Überzeugungen und Programme stirbt. Was theoretisch noch diskussionswürdig erscheinen mag, erfährt seine groteske Komponente durch den irren Versuch solcher Vereine, möglichst viele Menschen von ihrem Konzept zu überzeugen und so vor dem Tod zu retten. Entweder haben sie das Gefühl, es gäbe noch nicht genug Menschen auf diesem Planeten, oder ihre Angst vor dem Tod ist so übermächtig, dass sie den Gedanken ans Sterben nicht aushalten können und es deshalb abschaffen möchten. Die Gefahr für den Tod, die von diesen Grüppchen ausgeht, ist jedoch recht bescheiden. Typischerweise sind die Zeichen des Alterns gerade bei ihren Anhängern unübersehbar und manchmal sogar deutlich verfrüht. Das Polaritätsgesetz lässt über den Schatten grüßen.

Berufe, die auf nachgeordneten Ebenen mit dem Tod zu tun haben wie Leichenwäscher oder Totengräber, werden bei uns für diese »Zumutung« enorm gut bezahlt. Auch das ist Ausdruck unserer Abneigung gegen alles, was mit dem Thema zu tun hat.

Von unseren lächerlichen Versuchen des Ignorierens, den Verrenkungen und Strategien zu seiner Vermeidung bleibt die Würde des Todes vollkommen unberührt. Der Tod kann es sich bequem leisten, von uns missachtet zu werden; die Frage ist, ob wir es uns leisten können, ihn auf Dauer zu ignorieren. Wie auch die individuelle Antwort ausfallen mag, *am Ende* sitzt er immer am längeren Hebel.

Einen wesentlichen Schritt auf den Tod zu haben die beiden Ärzte Raymond A. Moody und Elisabeth Kübler-Ross mit ihrer Sterbeforschung getan. Sie fanden nichts anderes heraus, als sich in den Totenbüchern der verschiedenen Völker schon immer nachlesen ließ. Das tibetische und ägyptische Totenbuch und das Popul Vuh der Maya lassen keine Frage in Bezug auf das Sterben offen. Doch der Westen mag eben nur den eigenen empirischen Ergebnissen vertrauen und muss so alles nochmals für sich entdecken. Trotzdem hat es die Sterbeforschung noch immer schwer; zu ungewohnt klingen westlichen Ohren die Aussagen, die die Ärzte von wieder ins Leben zurückgeholten, so genannten reanimierten Patienten erhalten.

Die hatten »ihr Sterben« überwiegend als gar nicht schrecklich erlebt, sondern meist als würdevollen Akt der Loslösung. Sie waren von Lichtgestalten in Empfang genommen und dann selbst auf ein unbeschreiblich intensives Licht zugeführt worden. Die im Westen beheimatete Ars moriendi hat seit Jahrhunderten ganz ähnliche Bilder und Beschreibungen anzubieten.[95] In dem Maße, wie die neuen Forschungen und alten Erkenntnisse zusammengebracht wurden, begann aber auch schon die Ausgrenzung dieser Forschungsrichtung, die, von offizieller Seite abgeschoben, allmählich in der spirituellen Szene landete. Bei der momentan im wissenschaftlichen Ghetto herrschenden Arroganz muss sie dort von anderen Wissenschaftlern nicht einmal mehr ernst genommen werden. Das ist schade, weil sich hier ein einfacher Weg für westliche Menschen eröffnet hätte, die lebensbehindernde Angst vor dem Tod abzubauen.

Immer wieder gab es in unserer Kultur auch früher schon solche Ansätze, weil fast alle Weisheitslehrer in der Todesangst das wesentliche Lebenshindernis erkannten. Angelus Silesius formulierte:

»Stirb, ehe denn du sterben musst, ...
Wer nicht gestorben, wenn er stirbt,
Muss ewiglich verderben ...«

Goethe sagt dasselbe in anderen Worten:

»Und so lang du das nicht hast,
Dieses Stirb und Werde!
Bist du nur ein trüber Gast
Auf der dunklen Erde.«

Seneca soll gesagt haben:

»Um den Tod nie zu fürchten,
denke ich ständig an ihn.«

Für den Osten, dem das Wissen um den Tod selbstverständlich ist, formulierte Tagore:

»Der Tod gehört zum Leben wie die Geburt. Das Leben vollzieht sich im Heben wie im Senken des Fußes.«

Trotz vieler ähnlicher Ansätze von Mystikern wie Meister Eckart und Heiligen wie Teresa von Avila und Franz von Assisi blieben die Kunst des Sterbens und der Tod überhaupt bei uns ein Tabu. Nicht unwesentlichen Anteil hatte daran die christliche Kirche, die die Angst der Menschen vor dem Tod geschickt für ihre Machtpolitik nutzte. Ob man früher Ablass erpresste, heute zu einer entsprechenden seelenheilfördernden Vermächtnispolitik rät oder mit der Angst vor dem Fegefeuer Wohlverhalten durchsetzt, bleibt im Prinzip egal. Menschen im Bewusstsein des ewigen Rhythmus von Leben und Sterben sind wesentlich schwerer zu manipulieren, wie einschlägige »Versuche« mit Buddhisten zeigen.

Bewusster Umgang mit dem Tod

Andere Kulturen könnten uns Hinweise geben, wie frei und entspannt sich mit dem Tod auf vertrautem Fuß leben lässt. Vieles spricht für Angelus Silesius' Vorstellung, dass das Leben tatsächlich erst nach der Begegnung und Aussöhnung mit dem Tod in seiner ganzen Tiefe beginnen kann. Viele der reanimierten Personen bestätigen das. Nach der Begegnung mit dem Tod verloren sie nicht selten alle Angst vor ihm und begannen ein neues und, wie viele betonen, ihr eigentliches Leben.

Indianer und Eskimos, denen wir gerne unterstellen, sie setzten ihre Alten zum Sterben aus und ließen sie verhungern, haben in Wahrheit ein sehr ausgesöhntes Verhältnis zum Tod, den sie nicht selten als Bruder betrachten. Wenn das alte Stammesmitglied seine Zeit kommen fühlt, wird es sich ohne äußeren Druck auf den letzten großen Übergang vorbereiten. Das ist insofern leicht, als etwa in ihre Tradition eingebundene Indianer *ohne Zweifel* davon ausgehen können, dass sie dem Großen Geist Manitu begegnen werden und dass ihr Leben mit dem Eintritt in die Ewigen Jagdgründe alles andere als endet. Letztlich ähnelt ihre Vorstellung unserer christlichen, nur glauben sie eben wirklich daran, und das gibt ihnen Halt und Zuversicht.

Der alte Indianer wird seine Angehörigen von seinem bevorstehenden Wechsel auf die andere Ebene benachrichtigen, und sie werden ihm je nach Tradition helfen, seinen letzten Hochsitz oder das entsprechende Lager zu bauen. Dann wird er in aller Ruhe seine wenigen persönlichen Totemgegenstände, die zumeist keinerlei materiellen, aber erheblichen spirituellen Wert für ihn haben, um sich versammeln und sich bereitmachen. Er erwartet in Gelassenheit und Würde, hinübergeholt zu werden. Dass er keine Wegzehrung mitbekommt, liegt nicht am Geiz des Stammes, sondern daran, dass Indianer wissen, dass physische Nahrung nun keinen Wert mehr hat. Westliche Forscher mit ihrem materiellen Hintergrund übersehen gern, dass es hier um mehr als ein Picknick geht.

Ganz ähnlich wird auch der alte Eskimo nicht in böser Absicht allein in seinem letzten Iglu vom Stamm zurückgelassen, sondern auch er macht sich auf die große Reise, für die er nur noch spiritueller Wegzehrung bedarf.

Die Gutartigkeit dieser Rituale zeigt sich auch daran, dass ein altes Stammesmitglied, das sich im Zeitpunkt getäuscht hat, durchaus wieder aufgenommen wird und noch so lange mitzieht, bis der Ruf sich wiederholt und es wirklich hinübergeholt werden kann. Verglichen mit solchen Übergangsriten voll Würde und Verständnis sind im Gegenteil wir es, die unsere Sterbenden hungern lassen, nämlich nach der so notwendigen spirituellen Wegzehrung.

Wenn Inder das letzte Viertel ihres Lebens der Vorbereitung aufs Sterben widmen, kommt darin eine für uns erstaunliche Hochachtung gegenüber dem Tod zum Ausdruck. Die Vorstellung, sich von ausnahmslos allem zu verabschieden, um zu Fuß, das heißt in Demut, an den Ganges zu ziehen und dort den Tod zu erwarten, während man hilft, andere, die schon vor einem angekommen sind, an den Gatts zu verbrennen, erfüllt uns mit Schaudern. Zumeist beäugen dann auch neu*gierige* westliche Touristen voller Abscheu und Unverständnis vermeintlich primitive Inder bei diesem Totendienst. Sie halten sie für unzivilisiert und barbarisch und sich selbst für weit darüber stehend.

Dabei ist wohl noch keine Kultur barbarischer als die unsere mit ihren Sterbenden *verfahren.*

Den eindrucksvollsten Umgang mit dem Sterben können wir bei den Tibetern beobachten, die auf dem Boden der Philosophie des Vajrayana-Buddhismus und ausgerüstet mit ihrem Totenbuch ein halbes Leben mit der Vorbereitung auf die anderen Ebenen verbringen. Und selbstverständlich begleitet der Lama die Hinübergegangenen weiter auf ihrem Weg durch die so genannten Bardo- oder Zwischenzustände nach dem Tod. Trotz und eigentlich gerade wegen ihrer intensiven Beschäftigung mit Tod und Sterben sind die Tibeter ein ausgesprochen fröhliches Volk. Die Depressionen, eine andere Einlösungsebene des saturninen Archetyps, sind ein Phänomen unserer modernen Gesellschaft, die statt auf bewussten auf unbewussten und damit auch unerlösten Umgang mit diesem Archetyp setzt.

Freitod

Aus solcher Offenheit dem Tod gegenüber lassen sich auch Phänomene wie das bewusste Suchen des Todes besser einordnen. Die indische Witwenverbrennung bleibt ein barbarisches Ritual einer patriarchalischen Gesellschaft. Wenn heute noch, wo es verboten ist, Frauen zur Leiche ihres Ehemannes auf den brennenden Scheiterhaufen springen, zeigt das aber auch eine Furchtlosigkeit im Angesicht des Todes, die mit den unzähligen Selbstmorden bei uns wenig gemein hat.

In Japan gibt es sogar die Kunst des rituellen Selbstmordes, Harakiri. Bei vollem Bewusstsein und auf genau festgelegte Art und Weise stoßen sich die Harakiri-Ausübenden ein spezielles Langmesser ins Harazentrum des Bauches und ziehen es dann unter Aufbietung ihrer letzten Konzentration Richtung Herz hoch. Auf diesem Hintergrund sind auch die Kamikaze-Einsätze junger japanischer Piloten im Zweiten Weltkrieg zu verstehen. In einer Gesellschaft, wo der Tod nicht gefürchtet, sondern respektiert wurde und Kaiser und Reich über allem standen, war es ehrenvoll, sich als göttlicher Wind (japanisch: Kamikaze) auf die Feinde des Reiches zu stürzen. Die jungen Helden hatten ihre Totenfeier zumeist vorher im Kreise ihrer Familie begangen, trugen ihr Totenhemd und eine entsprechende geweihte Schärpe um den Hals, wenn sie zu ihrem letzten Einsatz in den Tod starteten.

Ähnlich wären die todesmutigen und bisweilen geradezu todessehnsüchtigen Kriegseinsätze jener Moslems zu sehen, denen für den Todesfall im heiligen Krieg der siebte Himmel versprochen wurde. Natürlich unterliegen sie aus esoterischer Sicht einem groben Irrtum, halten sie doch den heiligen Krieg allen Ernstes für ein äußeres weltliches Geschehen. Die Sufis wissen als esoterische Tradition des Islam sehr wohl, dass hier ein innerer Krieg gemeint ist. Letztlich gehören auch viele christliche Märtyrertode in diese Kategorie, zumindest jene, wo frühe Christen um des Bekennens willen den sicheren Tod geradezu herausforderten.

Bei solchen und ähnlichen Arten des Freitodes mag auch dahinter stehen, dass die Schwellenangst bezüglich des Todes gering ist, weil die eigene Religion oder Philosophie mit Überzeugung und Sicherheit ein Weiterleben nach dem Tod garantiert. Bei rituellen Selbstmorden wird vermutlich die Verwirrung der Seele gering sein, weil der Tod so bewusst angenommen und ausdrücklich mit dem Weiterleben der Seele gerechnet wurde. Allerdings ist auch in diesen Fällen auf der nächsten Existenzebene eine Auseinandersetzung mit all den Irrtümern unausweichlich.

Bei uns geschieht Selbstmord fast immer aus Angst vor dem Leben und hat nur selten rituelles Gepräge. Sobald die Angst vor dem Leben die Angst vor dem Tod überwiegt, ist ein Mensch selbstmordgefährdet. Die allermeisten Suizidversuche hier zu Lande sind zwar ernst gemeint, zielen aber nicht wirklich auf den Tod, sondern haben appellativen Charakter. Verzweifelte Menschen wollen damit ein Zeichen setzen, auf ihre innere Not aufmerksam machen oder manchmal auch andere bestrafen. Wo Suizidversuche glückten, handelte es sich meist um Menschen, deren Angst vor dem Leben so riesig war, dass sie die große Angst vor dem Tod überwog. Hinzu kommt ein Mangel an Wissen bei den Betroffenen, denen nicht klar ist, dass sie mit dem Selbstmord ihre Situation nur verschlechtern.

Aus Erfahrungen mit der Reinkarnationstherapie ergibt sich, dass die Flucht in den Tod keinerlei Erleichterung bringt, sondern im Gegenteil die Lage sehr erschwert. Grundsätzlich ist der Besitz eines Körpers ein großer Vorteil, der leicht unterschätzt wird, solange man selbstverständlich über einen verfügt. Vor allem Menschen, die nicht an ein Weiterexistieren nach dem Tod glauben, sind völlig überrascht, wenn die Wahrnehmungen nach ihrem Suizid nicht aufhören, sondern sie alles weiter mitbekommen, nur außer Stande sind, sich bemerkbar zu machen oder Kontakt zu noch im Körper Lebenden aufzunehmen. Das Gros der Selbstmörder gehört bei uns in diese Gruppe und hat nach dem »Tod« Probleme, den richtigen Weg zu nehmen. Häufig hängen sich solche armen Seelen an andere noch über einen Körper Verfügende und versuchen krampfhaft, Kontakt zu bekommen und Einfluss zu nehmen. Ihre vorher bestehenden Sorgen treiben sie zumeist weiter um und machen ihre körperlose Existenz zur Hölle auf Erden bzw. in jenem Zwischenreich, in dem ihre Seele hängen geblieben ist. Mit ihrem Nicht-weiter-Wissen und unter dem Druck der nun erst recht ausweglosen Situation sorgen diese Verirrten für eine ganze Reihe von Phänomenen, die bei uns in den psychiatrischen Bereich eingeordnet werden, ohne dass die Psychiatrie damit umgehen könnte. Spukphänomene, Besessenheiten und dergleichen haben hier ihre Wurzeln. Die Therapieversuche der Schulpsychiatrie, die von der Vergiftung mit Psychopharmaka bis zu Elektroschocks reichen, zielen jedenfalls unbewusst darauf, das Leben in diesem Körper so unerträglich zu machen, dass die anhängenden Seelen fluchtartig das Weite suchen. Für eine gewisse Zeit kann das sogar Erfolg haben.

Nachtodkrisen

Das hier angeschnittene Problem bringt uns bereits zu Krisen jenseits der Grenze dieses Lebens. So wie die erste Krise, die Empfängnis, für viele noch vor dem Leben liegt und zumeist erheblich unterschätzt wird, geschieht es auch mit den Krisen nach dem körperlichen Ende. Von dem Elend, das hier herrscht, macht sich der *Normalsterbliche* keine Vorstellungen. Er meidet diesen Bereich einfach gedanklich, solange er es sich leisten kann, indem er seine Existenz negiert. Wenn er dann in diese Sphäre zwangseingewiesen wird, ist die Desorientierung meist komplett. Die Wirklichkeit gestattet uns, sie zu akzeptieren, zu bekämpfen oder auch zu ignorieren, in jedem Fall aber existiert sie und wirkt.

Eine Gesellschaft, die ihre Mitglieder auf das Diesseits fixiert und ihnen keine darüber hinausgehenden Hoffnungen lässt, stiftet unwissentlich in dem Bereich nach dem Tod heillose Verwirrung und grenzenloses Elend. Wer immer unvorbereitet und ohne Vorstellung von den auf ihn zukommenden anderen Ebenen stirbt, landet im Chaos. Besonders schlimm trifft es diejenigen, die plötzlich sterben und keinerlei Vorbereitungszeit haben. Wer jung und völlig unverhofft bei einem Autounfall mit hoher Geschwindigkeit umkommt, kann sich, das heißt seine Seele – schlagartig aus dem Auto katapultiert –, weit entfernt in der Landschaft wieder finden.[96] Er braucht vielleicht einige Zeit, bis er überhaupt den Schauplatz des Geschehens wieder findet und ihm angesichts seines zerstörten Autos und gestorbenen Körpers sein Unfall bewusst wird. Hat er sein Sterben endlich begriffen, weiß er im Allgemeinen nicht, wohin er sich wenden soll. Die Arbeit des amerikanischen Arztes Carl Wickland, die er in seinem Buch *Dreißig Jahre unter den Toten* niedergelegt hat, kann Zeugnis von diesen Ebenen ablegen und einen gewissen Einblick in das hier herrschende Elend gewähren. Es wird wohl noch lange Zeit dauern, bis unsere Psychiatrie, die sich hier ja zuständig fühlen müsste, überhaupt die Existenz dieser Bereiche in ihr Bewusstsein lässt. Im Augenblick ringt sie mit Phänomenen, die von Ebenen herrühren, an die Psychiater nicht glauben. Kein Wunder, dass ihre Behandlungserfolge nicht überzeugend sind.

Möglichkeiten der Annäherung an den Tod

Das größte Problem bezüglich des Sterbens und der Todesproblematik in unserer Situation ist der eklatante Mangel an Wissen darüber. Wie wir diesen ausgleichen, ist unwichtig, gemessen an der Tatsache, dass es überhaupt geschieht. Für viele westliche Menschen mag es sinnvoll sein, mit der Erkenntnis zu beginnen, dass Zeit letztlich eine Illusion ist, die es in der uns bekannten linearen Form auf einer tieferen Wirklichkeitsebene nicht gibt. Erfahrungen von tiefer Konzentration, Meditation oder auch nur spannenden Filmen können uns zumindest einen Eindruck vermitteln, wie subjektiv Zeit empfunden wird. Während sie jetzt nur so verfliegt, scheint sie in Momenten der Langeweile stehen zu bleiben. Im wissenschaftlichen Bereich, bei den Ergebnissen der neuen Physik, stößt man auf Parallelen und erfährt, dass Zeit in gewisser Hinsicht relativ ist und jedenfalls nicht so objektiv und unabhängig, wie die alte Wissenschaft immer behauptet hat. Wenn aber unsere Zeitwahrnehmung sowieso relativ ist, erscheint der Schritt zum zyklischen Zeitverständnis archaischer Menschen nicht mehr so weit, und sogar der Gedanke an eine Wiederkehr im Sinne der Reinkarnation rückt näher.

Die erwähnte Sterbeforschung von Moody und Kübler-Ross könnte durch die Fülle des mittlerweile vorliegenden Materials einen ersten Einblick in das Land *jenseits* der Schwelle des Todes liefern. Die auffälligen Übereinstimmungen in so vielen voneinander unabhängigen Berichten verschiedenster Menschen aus unterschiedlichsten Gesellschaften haben etwas Überzeugendes. Der konsequente nächste Schritt zu den Totenbüchern alter Kulturen wird noch viel weiterführen und Licht in das Reich der Nachtodwelten bringen. Hier muss man allerdings bereits in die Symbolik des Mythos eindringen, und der Umgang mit Reinkarnation ist diesen Schriften selbstverständlich.

Diesbezüglich böte die Reinkarnationsforschung, wie sie von dem amerikanischen Forscher Ian Stevenson betrieben wird, einen guten Einstieg. Sie macht es heute möglich, sich auch von einem kritischen Ausgangspunkt ein Gefühl für diese Thematik zu verschaffen. Dabei wird man feststellen, dass die Gründe, die für die Reinkarnation sprechen, sehr viel plausibler sind als etwaige Gegenargumente. Inzwischen ist das gesammelte Material so umfangreich, dass auch kriminalistisch veranlagte Gutachter an einigen der gut belegten Fälle kaum Zweifel haben dürften. Wirklich beweisen kann man Reinkarnation nur schwer, widerlegen lässt sie sich prinzipiell gar nicht.

Über die Totenbücher ist der Weg nicht weit zur Philosophie und Religion jener Kulturen, die selbstverständlich vom Gedanken der Wiederverkörperung ausgehen. Neben allen archaischen Kulturen sind das die meisten großen Religionen. Fast alle sind sich in diesem Punkt einig, und so fühlt man sich mit der westlichen Anschauung bald eigenartig isoliert. Die Philosophie des Buddhismus, der sich ja ausdrücklich nicht als Religion, sondern als Weltanschauung versteht, macht es besonders leicht, über das Bild des Rades der Wiedergeburt Zugang zu diesem Denken zu erlangen. Es handelt sich hier um eine Version des als Mandala vertrauten Lebensmusters.

Wer sich vom christlichen Gedankengut nicht zu weit lösen will, findet auch hier Einstiegsmöglichkeiten. Die ersten großen Kirchenväter wie Augustinus gingen selbstverständlich von der Wiedergeburtslehre aus. Tatsächlich gibt es sogar in der Bibel bis heute Stellen, die ohne den Reinkarnationsgedanken gänzlich unlogisch bleiben. Die bekannteste ist jene, wo die Apostel Christus fragen, ob er der wiedergekommene Elias sei. Diese Frage macht gar keinen Sinn, wenn den Jüngern der Wiedergeburtsgedanke nicht geläufig und selbstverständlich wäre. Tatsächlich gingen die Sekten der Nasiräer und Essener, die zur Zeit Christi weit verbreitet waren und die esoterische Version des Judentums darstellten, davon aus. Christus antwortet auf die Frage, ohne im geringsten Anstoß am Wiedergeburtsgedanken zu nehmen, indem er sagt, dass derjenige, den sie meinen, bereits gekommen sei, und eindeutig auf Johannes den Täufer hinweist. Einige Tatsachen sprechen dafür, dass die Bibel erst im fünften Jahrhundert durch päpstliche Verfügung vom Reinkarnationsgedanken »gesäubert« wurde. Selbst aus dieser Warte also liegt der Gedanke an den Kreislauf der Wiedergeburten näher, als man auf den ersten Blick vermutet. Außerdem könnte ein Studium der im christlichen Gedankengut beheimateten Ars moriendi nahe liegend und dem tieferen Verständnis dienlich sein.

Will man sich bezüglich dieser Thematik nur auf den gesunden Menschenverstand verlassen, führt auch der recht zielstrebig zu der Erkenntnis, dass es nach dem Tod weitergeht. Nachdem Physiker und Mystiker sich völlig einig sind, dass alles in diesem Universum lebendige Schwingung ist, wäre der Gedanke recht eigenartig, dass ausgerechnet beim menschlichen Leben die einzige Ausnahme vorliegen soll. Alles schwingt in seinem eigenen Rhythmus. Dieser ist oft zu groß, um ihn aus unserer beschränkten menschlichen Sicht überschauen zu können, deswegen ist er aber doch noch immer vorhanden.

Nach eingehendem Studium der angegebenen Quellen verliert sich allmählich das Gefühl, von den Reinkarnationsanhängern Beweise fordern zu müssen. Tatsächlich ist ihr Weltbild so völlig in Übereinstimmung mit allen alten Traditionen und der neuen Wissenschaft, folgt dem logischen Verstand und wirft vergleichsweise so wenig Widersprüche auf, dass die ablehnende Position eher in Beweisnot gerät. Wer etwas so Außergewöhnliches behauptet wie eine Ausnahme dieses Ausmaßes, dass nämlich das menschliche Leben ein aus allen Rhythmen fallendes zufälliges Geschehen sei, müsste eigentlich diese höchst unwahrscheinliche und abwegige Hypothese seinerseits belegen.

Neuere Ansätze zur Annäherung an den Tod

Durch die schon mehrfach erwähnte Arbeit von Elisabeth Kübler-Ross ist in den deutschsprachigen Ländern, insbesondere in der Schweiz, mit der Sterbebegleitung ein sehr heilsamer Ansatz entstanden, den Tod aus seiner Tabuzone zu befreien. Menschen, die sich dazu berufen fühlen, begleiten andere, die dem Tod entgegenleben, auf dieser letzten Wegstrecke. Die Erleichterung für die Begleiteten ist so wenig zu unterschätzen wie die Aussöhnung der Begleiter mit diesem schwierigen Thema. Für die Gesellschaft mag der zweite Effekt sogar noch bedeutsamer sein, denn es wachsen hier Menschen heran, die das Thema nicht mehr ängstlich meiden, sondern mit Respekt und Kompetenz betreuen.

Anlass zu weiteren Hoffnungen gibt die Hospizbewegung, die in Deutschland zumindest in der Bevölkerung einige Unterstützung hat und allmählich auch in medizinische Kreise Eingang findet. Die spezielle Begleitung Sterbender bleibt damit – gemessen etwa an der tibetischen Betreuung – immer noch ein Stiefkind, aber immerhin ist ein Ansatz gemacht. Erschwerend wirkt sich in all diesen Bereichen die strikte Trennung von Körper, Seele und Geist in der westlichen Medizin aus, während alle archaischen Kulturen hier selbstverständlich die Einheit betonen. Solange der Priesterarzt, der im Lamaismus die Regel ist, bei uns gar nicht (mehr) vorkommt, hat es kompetente Sterbebegleitung schwer.

Totenrituale bei uns

Wie wichtig ein Ritual für den letzten und wichtigsten Übergang ist und wie fest seine Notwendigkeit in den Tiefen der Seele verankert ist, zeigt sich an dem Phänomen der Letzten Ölung. Was landläufig in katholischen Landen als Sterbesakrament empfunden und auch benutzt wird, ist in Wirklichkeit ganz anders gemeint. Es beginnt damit, dass dieses Sakrament nicht Letzte Ölung heißt, sondern Krankensalbung. Seit den Tagen der Apostel hat die Kirche diese immer als sakramentale Handlung verstanden, die dem kranken Menschen in leib-seelischen Schwächezuständen zuteil werden soll. Sie gründet in der Weisung und in der Heilszusage, wie sie im Jakobusbrief ausgesprochen ist (Jak 5,14–15): »Ist einer von euch krank? Dann rufe er die Ältesten der Gemeinde zu sich; sie sollen Gebete über ihn sprechen und ihn im Namen des Herrn mit Öl salben. Das gläubige Gebet wird den Kranken retten, und der Herr wird ihn aufrichten; wenn er Sünden begangen hat, werden diese ihm vergeben.«

Das Bedürfnis der Menschen und die pastorale Praxis haben besonders in der abendländischen Kirche aus dem Heilszeichen für Kranke ein Sakrament der Sterbenden gemacht und damit die Letzte Ölung erfunden. Trotz mehrerer richtig stellender Hinweise der Kirche wie auf dem Konzil von Trient und in den neueren Katechismen hat sich diese hartnäckig in der Praxis verankert. In den Korrekturversuchen heißt es ausdrücklich, dass der Ansatzpunkt der Krankensalbung nicht das herannahende Ende sei. Sie solle gerade nicht als Vorbote des Todes, sondern als Rettung davor erscheinen. Das Sakrament der Krankensalbung ist bei jeder ernsthaften Erkrankung, die eine Erschütterung des gesamtmenschlichen Befindens darstellt, zu empfangen, also auch mehrmals im Leben und sogar wiederholt während einer Krankheit.

Die katholische Kirche hat somit offiziell zwar ein Sakrament für Kranke, aber genauso wenig wie die evangelische ein sakramentales Übergangsritual, was die Bevölkerung aber nicht hindern kann, so zu tun als ob. Insofern besitzt die Krankensalbung als Letzte Ölung inzwischen doch so etwas wie Übergangsritualcharakter. Im Bewusstseinsfeld katholischer Menschen stellt sich das Ganze etwa so dar: Die Sterbenden erleichtern sich durch Ablegen der (letzten) Beichte und bekommen dann mit der Letzten Ölung die Weihen für den Übertritt in die andere Welt.

Nach dem Übertritt in die jenseitige Dimension wird der Körper dann noch rituell versorgt. An diesem Ritual halten auch bei uns die meisten Menschen fest, obwohl die rituelle Betreuung der Seele weit wichtiger wäre. Unsere Überbetonung des Materiellen wird hier erneut sehr deutlich. Die Drohung, nicht kirchlich beerdigt zu werden, wurde von evangelischer Seite sogar schon als Versuch missbraucht, enttäuschte Anhänger vom Kirchenaustritt abzuhalten. Wenn nicht kirchlich, wie dann?, fragt sich die ängstliche Seele und bleibt widerwillig. Wahrscheinlich liegt in der Angst, aus den gängigen Konventionen zu fallen, ein wesentlicher Grund, warum die Amtskirchen immer noch so stark sind. Ihre weltliche Macht erhalten sie ja bei uns vor allem durch die schweigende Mehrheit, die zwar nicht mehr an den Aktivitäten teilnimmt, aber auch nicht den Mut hat, aktiv zu gehen, und so lieber bleibt und weiterzahlt. Ganz auf den Schutz der Kirche will man also doch nicht verzichten, und wenn er nur darin besteht, die sterblichen Überreste zu versorgen. Ohne es begründen zu können, ist selbst Materialisten ein ritueller Abgang oft noch wichtig.

Tatsächlich liegt in den alten Ritualen ein tiefes Wissen, das selbst den ausführenden Pfarrern oft nur noch am Rande vertraut ist. Auch die evangelischen Christen, die zu Ritualen noch viel weniger Beziehung bewahrt haben, verzichten nicht auf eine Aussegnung des Leichnams. In einer intakten Kultur ist das vor allem ein Ritual für die Hinterbliebenen und deren Aussöhnung mit dem Tod, weil die Seelen der Verblichenen ja längst gut betreut sind. Bei uns bekommen aber Bestattungen auch für die Seelen der Verstorbenen selbst Bedeutung, weil diese häufig noch orientierungslos in der Nähe des Körpers verweilen und erst die – von der anderen Ebene beobachtete – Beerdigung den letzten Zweifel am eigenen Tod beseitigt. Insofern ist es sehr sinnvoll, mit der Bestattung nicht zu lange zu warten. Außerdem schließt das Wort »Vom Staube bist du genommen, zu Staub wirst du werden« den Kreis des Lebens im Materiellen. Die Ähnlichkeiten zwischen Tauf- und Totenfeiern schließen auch das gemeinsame Mahl der Angehörigen ein. Sowohl Tauf- als auch Totenmahl haben dabei durchaus fröhliches Gepräge, wie ja auch der Ausdruck »Leichenschmaus« verrät. Ob wir sie als Begrüßungs- oder Abschiedsessen sehen, hängt lediglich von der Perspektive ab. Die Taufe ist Begrüßung auf dieser Erde und später Abschied vom Jenseits. Die Beerdigung ist Abschied von dieser Welt und Begrüßungsfeier für die Welt des Jenseits.

Bräuche wie die Ausstaffierung der Toten mit ihren besten Kleidern oder einem speziellen Leichenhemd bezeugen, dass auch bei uns das Wissen um die Reise, die nun angetreten wird, im Volk in Resten noch vorhanden ist. Wir haben wenig Grund, auf die Chinesen herabzublicken, die ihren Verstorbenen komfortable Häuser auf dem Friedhof einrichten und Nahrung und Glücksbringer für die weite Reise zur Verfügung stellen. Die Häuser haben den Vorteil, den Angehörigen konkrete Räume zu schaffen, um sich in Gedanken regelmäßig mit ihren Verstorbenen zu treffen und sich dabei gleichzeitig mit dem eigenen Tod auszusöhnen. So genannte Primitive neigen manchmal dazu, die Körper ihrer Verstorbenen einzubalsamieren und die Mumien bei sich in der Hütte noch eine Zeit lang mitleben zu lassen. Das mag uns grausig erscheinen, ist aber nur eine bewusstere Variante jener bei uns verbreiteten Unsitte, die Toten seelisch nicht loszulassen und an ihrem weiteren Weg durch die verschiedenen Sphären des Nachtodlebens zu hindern. Gerade in esoterischen Kreisen ist es eine beliebte Übung geworden, die Toten nicht in Ruhe ziehen zu lassen, sondern ihnen mithilfe von Medien nachzuspüren und auch im Jenseits noch die Hölle heiß zu machen.

Wie bei der Taufe als Eintritt in diese Welt können auch beim Austritt aus ihr alle vier klassischen Elemente benutzt werden. Neben der *Beerd*igung ist bei uns auch die Verbrennung mithilfe des Feuerelementes üblich geworden, und auf See gibt es schon seit alten Zeiten die Wasserbestattung. Nur die Luftbestattung, wie sie bei den indischen Parsen und verschiedenen Himalajavölkern üblich ist, kennen wir in unseren Breiten nicht. Sie deshalb abzulehnen oder gering zu schätzen ist unsinnig. Wenn die Geier den Körper stückweise holen wie auf den Sterbetürmen der Parsen in Bombay und in die Luft tragen, ist das kein bisschen unästhetischer, als wenn nach unserer Beerdigung die Würmer aktiv werden. Jeder dieser *elementaren* Bestattungsriten hebt einen anderen Aspekt hervor: Die Beerdigung stellt den Abschied vom Körper in den Mittelpunkt, die Feuerbestattung die Reinigung der Seele, die sich wie ein Phönix aus der Asche löst, die Wasserbestattung betont die Rückkehr der Seele ins Urmeer und die Luftbestattung die Auferstehung und Himmelfahrt des Seelenvogels.

Totenmessen für die Zeit nach dem Abgang sind das christliche Pendant zur Begleitung der Seelen in vielen archaischen und östlichen Kulturen. Die durch das Ritual aufgebaute Energie ist durchaus in der Lage, die Seele zu erreichen und sie bei den anstehenden Übergängen zu unterstützen. So bilden die Messen eine Art energetischen Geleitschutz für die weitere Reise. Der Lama im tibetischen Buddhismus leistet, allerdings viel intensiver, eine ähnliche Begleitarbeit, während der Verstorbene seinen Weg durch die verschiedenen, zum Teil bedrohlichen Bardozustände nimmt. Westliche Menschen schätzen diese Arbeit oft gering, einfach weil sie wenig oder keinen Zugang zu seelischen und feinstofflichen Energieebenen haben. Die Missachtung von Bereichen der *Wirk*lichkeit aber nimmt ihnen nichts von ihrer Wirkung.

Die Vorstellung, auf dem *Fried*hof sei alles zu Ende, betrifft wiederum nur den Körper, der fürs Erste Frieden findet. Die Seele aber hat nun einen, abhängig vom jeweiligen Leben unter Umständen sehr anstrengenden Übergang vor sich. Besonders auf diese Situation unvorbereitete Menschen, die ihr Leben zumeist auch kaum auf eine höhere Instanz ausgerichtet hatten, erleben hier eine Überraschung. Letztlich aus gutem Grund misstrauen bei uns viele Menschen der Ruhe des Friedhofs. Alle möglichen abergläubischen Vermeidungsstrategien hindern selbst aufgeklärte, kritische Menschen, nachts allein über Friedhöfe zu gehen. Die Volksseele weiß, dass die Chance, dort Frieden zu finden, relativ ist. Zu viele Seelen treiben sich ohne Ziel in der Nähe ihrer früheren, inzwischen modernden Körper herum. Selbst für den Körper ist der Aspekt des Friedens gering, beginnt doch die aktive Zersetzung, gleich nachdem ihn die Seele verlassen hat.

Der Tod aus spiritueller Sicht

Aus den Erfahrungen der Reinkarnationstherapie, bei der das Durchleben von Sterbeerfahrungen in früheren Leben und der entsprechenden Nachtoderlebnisse etwas Selbstverständliches ist, ergeben sich weit gehende Übereinstimmungen mit den Vorstellungen der verschiedenen östlichen Religionen. Als letzte Lebenskrise ist das Sterben tatsächlich der Höhepunkt des Lebens; alles läuft darauf hinaus. Man könnte das ganze Leben als eine Vorbereitung auf das Sterben sehen. Es ist die eigentliche Reifeprüfung: Das über Jahre Gelernte kann nun in diesem entscheidenden Moment unter Beweis gestellt werden. So ist die Todesangst eine Art von Prüfungsangst. Da es sich um die größte Prüfung des Lebens, sozusagen um die Abschlussprüfung handelt, ist hier auch die größte Angst vorhanden. Für Menschen, die im Leben behauptet haben, keine Angst vor dem Sterben zu kennen, kommt jetzt ganz offensichtlich die ehrliche Bewährungsprobe.

Mythen greifen das Thema der großen Prüfung auf: Die Antike lässt Hades-Pluto, den Gott der Unterwelt, in seinem düsteren Palast über die Seelen der Verstorbenen zu Gericht sitzen. Bei den alten Ägyptern war es an der Göttin Maat, das Herz der Gestorbenen zu wiegen und so zu kontrollieren, ob es als zu leicht oder zu schwer befunden werden musste. Christen haben das Jüngste Gericht für diese Zwecke, das sie allerdings bis zum Jüngsten Tag aufschieben.

Beim bewussten Sterben, das heißt langsam und zum Beispiel nicht durch einen überraschenden Unfall verursacht, wird die Lösung meist in Gestalt eines spiraligen Soges empfunden, der die Seele aus dem Körper zieht. Während dieser Lösung vom physischen Körper bleibt sie aber noch im Ätherleib verankert, der einem Körper aus elektromagnetischen Feldern entspricht. Dieser Ätherkörper ist in dem im Allgemeinen kurzen Zwischenzustand von seiner alten Energieversorgung abgeschnitten, die über den physischen Körper lief, und holt sich nun Energie, wo er sie bekommen kann. Das ist der Grund, warum sich dem Toten nahe stehende Menschen, die bei diesem Übergang neben ihm ausharren, plötzlich so kraftlos und erschöpft fühlen. Sterbende holen sich die in dieser Situation notwendige Energie von den Lebenden. Das wäre ein weiterer Grund, sie nicht einfach allein und ohne Beistand zu lassen. Wirklich schaden wird diese Energiespende den Lebenden nicht, den Verstorbenen nützt sie aber sehr. Es ist empfehlenswert, im Sterbezimmer Kerzen anzuzünden und frische Blumen um das Bett zu stellen, da sie den Ätherleib ebenfalls mit ätherischer Energie (Od) versorgen können. Da es sich nur um eine kurze Übergangszeit handelt, in der die Seele ihrem ehemaligen Körper noch nahe ist und sich aus den letzten materiellen Fesseln befreit, sollte dieser Aufwand nicht übertrieben werden. Es geht gerade nicht darum, die Seele hier festzuhalten, sondern ihr die Passage zu erleichtern. Bleibt eine Seele bereits hier hängen, kommt es zu Spukerscheinungen, und sie versucht weiterhin, sich ätherische Lebenskraft zu verschaffen.

Dagegen kann es sinnvoll sein, das Sterbezimmer abzudunkeln oder jedenfalls den Einfall von Sonnenlicht zu unterbinden, da dieses den Ätherleib zu schnell auflösen würde und so der Seele zu wenig Zeit für diesen ersten Übergang bleiben könnte. Lediglich bei langen, zehrenden Krankheitsprozessen ist diese Vorsichtsmaßnahme überflüssig, da sich hier der Ätherleib schon vorher genügend getrennt hat. Seine Lösung sollte so schnell wie möglich erfolgen, aber eben nicht zu schnell für die um Orientierung ringende Seele. Wehklagen oder lautes Heulen, wie es ganz unabhängig vom persönlichen Schmerz in manchen Gegenden Brauch ist, wo sogar extra Klageweiber angestellt werden, hat das Ziel, böse Geister zu vertreiben. Sinnvoller wäre es, dem Sterbenden in dieser Zeit mit Gebeten und Gedanken beizustehen oder ihm ein Requiem als Begleitmusik zu spielen. Solche Hilfen, dazu auch das Vorlesen der jetzt passenden Stellen aus einem der Totenbücher, können zu Wegweisern für die Seele werden.

Gleichzeitig löst sich auf der physischen Ebene der Ätherleib vom materiellen Körper, und dessen Zersetzung kann beginnen, denn es ist das energetische Feld des Ätherkörpers, das den physischen Körper in seiner stabilen Form zusammenhält. Wenn im Moment des Sterbens mit dem Atem die Energieversorgung aufhört, beginnt sich der Ätherkörper und mit und in ihm die Seele zu lösen. In dieser Zeit, wo sie im Ätherkörper ruht, ist die Seele in einer Art Bewusstlosigkeit. Man sollte jetzt auf keinen Fall versuchen, Kontakt mit ihr aufzunehmen, sondern sie in ihrem ätherischen Schlaf in Frieden lassen. Wenn die Seele aus diesem Schlaf erwacht, hat sie sich im Idealfall auch aus dem Ätherleib befreit, und die Welt der Materie liegt endgültig hinter ihr. Sie erwacht in der Gemütsverfassung, in der sie vor dem Sterben ihres Körpers war. Wird sie aber geweckt, während sie noch im Ätherleib ruht, kann das wiederum Spukphänomene auslösen, die Seele *geist*ert herum.

Nach der endgültigen Trennung von der Materie beginnt die Seele im Astralreich zu »träumen«. Das ist nun die Welt, aus der all die zum Teil spektakulären Berichte stammen, wo auch der berühmte Lebensfilm ablaufen kann. Den Bildern des gerade beendeten Lebens noch nahe, aber andererseits auch schon gelöst, kann das ganze Leben noch einmal Revue passieren. Für einen an Raum und Zeit gebundenen Menschen ist das nur schwer vorstellbar, aber da diese beiden großen Täuscher in der Astralwelt keine Macht mehr haben, spielt Zeit keine Rolle. Wir kennen diesen Zustand aus dem Reich der Träume, das uns jede Nacht auf die Erfahrung der Astralebene vorbereitet. Wenn wir den Schlaf als den kleinen Bruder des Todes betrachten, haben wir überhaupt eine brauchbare Analogie bis hin zur Ausruhphase, die viele Seelen drüben erleben. Tatsächlich ist ja Hypnos, der Schlaf, in der Mythologie der Bruder von Thanatos, dem Tod, und beide sind Söhne von Nyx, der Nacht.

Wie Raum und Zeit muss auch der Verstand auf der astralen Ebene seine Herrschaft aufgeben, und so bekommt die Seele nun den Spiegel ihrer Taten vorgehalten, ohne dass der Intellekt mit seinen bekannten Rationalisierungen sich aus allem herauswinden könnte. Die Seele sieht sich im Angesicht ihrer vergangenen Taten, gemessen nur an den spirituellen Maßstäben ihrer höchsten Schwingungsebene, des Selbst. Je weiter sich die Seele von dieser höchsten Ebene entfernt hatte, desto härter wird der seelische Kampf bei dieser Lebensschau ausfallen.

Dieser Bereich des Jenseits wird von den Religionen in Bildern wie Fegefeuer und Hölle beschrieben, dabei ist es im strengeren Sinne gar kein Ort, sondern ein Bewusstseinszustand, ein Reinigungs- oder Läuterungsfeuer der Seelen. Dieser Zustand ist ganz subjektiv und hängt völlig von den persönlichen zurückliegenden Erfahrungen ab. Das Fegefeuer der Christen wird sich von der Hölle des Islam unterscheiden, und obendrein wird jeder Christ seinen eigenen Himmel und seine eigene individuelle Hölle haben. Er hat sie sich schon im Leben zurechtgezimmert und darf sie jetzt nach dem physischen Tod in Besitz nehmen. Andererseits wird dieser Zustand archetypisch auch viele Gemeinsamkeiten aufweisen, so wie alle Religionen eine gemeinsame Essenz haben und alle Menschen gemeinsame Urerfahrungen wie Lust, Hunger und Durst.

Es ist der Ort, wo die Seelen der Wahrheit ins Gesicht sehen müssen, und das kann Ausmaße eines Fegefeuers annehmen oder auch als kurze Durchgangsstation empfunden werden. Auf alle Fälle wird hier das Gesetz des Karma gelernt, dass man erntet, was man gesät hat. Wenn auch dieser Bewusstseinszustand mehr mit der Traumwelt als unserer gewohnten physischen Realität zu tun hat, werden hier die »Träume« jedoch so lebendig, dass es keine Möglichkeit mehr gibt, sich ihnen zu entziehen, wie es die meisten modernen Menschen bei uns nachts bevorzugen. Eigentlich wären die Träume jeder Nacht gute Übungsmöglichkeiten. Da Zeit in den Nachtodwelten keine Rolle spielt, sind endlose Wiederholungen noch die mildeste Belehrungsmethode.

Weil es sich hier nicht um einen Raum in unserem Sinne handelt, sondern seelische Muster entsprechende Bewusstseinsräume aufbauen, sammeln sich in diesen alle Seelen mit den entsprechenden Problemen. In einem Feld mit allem Hass oder Neid oder aller Gier zu sein ist an sich schon eine läuternde Erfahrung. Jede Seele muss sich zusammen mit allen ähnlich

Betroffenen genau den Bereichen stellen, in denen sie im Leben hängen geblieben ist. Die Größe der Gruppe erhöht den Erkenntnisdruck enorm. Und trotz dieser unübersehbaren Zahl Mitleidender durchläuft jeder diese Erfahrung für sich und ohne fremde Hilfe. Gebete und Messen können und sollen dieses *Wandeln* im Kreise der eigenen Bilder nicht ersparen, wenn sie auch das Hindurchgehen erleichtern, weil sie merkbar Energie für den weiteren Weg schicken. Das Weitergehen durch alle Erlebnisräume von einer Ebene zur nächsten wird schon auf Erden anhand der hier anstehenden Übergänge geübt und natürlich in einem entsprechend mutigen Leben.

Wie das irdische Feuer infizierte Wunden säubert, so kann das astrale Feuer der Erkenntnis die Wunden des Lebens reinigen. Der Schmerz mag überwältigend sein, aber danach ist die Heilung umso sicherer. So geht es in diesem Feuer nicht um Züchtigung oder Strafe, sondern um Läuterung und Erkenntnis. Dion Fortune[97] sagt von ihm: »Es straft nicht, es verzeiht nicht, es heilt.«

Ähnlich wie die Seele mit dem Läuterungsfeuer einen Bewusstseinsort der Reue durchläuft, gibt es sozusagen als Gegenpol auch ein Bewusstseinsfeld der erfüllten Träume, das wir im Allgemeinen für den Himmel halten. Auch aus der Erfüllung der auf Erden nicht verwirklichten Träume kann die Seele lernen. Insofern wäre es sinnvoll, sich möglichst viele Träume schon auf Erden zu erfüllen und bereits hier zu lernen. Was wir in unserem Erdenleben erkannt, aber noch nicht umgesetzt haben, können wir in den Zwischenreichen lernen. Kehren wir dann in ein nächstes Leben zurück, bringen wir die so gemachten Erfahrungen bereits als Begabungen und Anlagen mit.

Sterben ist normalerweise kein abrupter Schritt, sondern ein längerer Prozess. Auf dem Weg hinüber schließt sich im Diesseits ein Bewusstseinsvorhang nach dem anderen, während sich auf der anderen Seite einer nach dem anderen auftut. In Analogie dazu stirbt dabei ein Körper nach dem anderen: zuerst der materielle, dann der ätherische, der astrale und schließlich der mentale. Es ist wie beim langsamen Überqueren von Flüssen. Am anderen Ufer warten schon jene helfenden Wesen, Lichtgestalten oder Engel, von denen heute wieder zunehmend berichtet wird, und heißen die Ankommenden auf liebevolle Weise willkommen. Sie helfen ihnen auch bei den ersten Schritten in der neuen Umgebung, bevor die Reise allein fortgesetzt werden muss.

Der zurückgebliebene ehemalige Körper ist bei alldem aus spiritueller Sicht das Unwichtigste und so schnell wie möglich den Elementen, aus denen er aufgebaut war, zurückzugeben. Bezeichnend für uns im Materiellen Steckengebliebene ist, dass wir uns bei einem Todesfall fast nur noch um den Körper kümmern, um Einladungen für Verwandte, Todesanzeigen, Essen, den Sarg und die Kränze und dann natürlich den Grabstein und die Formulierung seiner Aufschrift. Normalerweise ist für die nahen Angehörigen eine Beerdigung ein so großer Stress, dass sie in dieser anstrengenden Zeit kaum noch Zeit haben für Wesentliches, das heißt auf die Seele und ihren Heilsweg Bezogenes.

Es macht zum Beispiel keinerlei Sinn, sich den Toten weiterhin als körperliches Wesen vorzustellen, gebunden an den alten, bekannten und meist verbrauchten Körper, und so ist es auch wenig hilfreich, ausgerechnet jetzt Bilder von ihm in der Gestalt zu verteilen, die er gerade abgelegt hat. Es wäre sinnvoller, sich in aller Stille auf die unsterbliche Seele zu beziehen. Folglich ist es auch unsinnig, den Körper möglichst lange zu erhalten, und insofern sollte auf einen massiven Sarg aus dauerhaftem Eichenholz verzichtet werden, von Einbalsamierungen ganz zu schweigen. Am schnellsten und zielführendsten gibt die Verbrennung die körperlichen Bestandteile zurück in die jeweiligen Elementarreiche. Staub soll zu Staub werden – so schnell wie möglich. Dion Fortune hält deshalb die Feuerbestattung mit anschließendem Verstreuen der Asche für am sinnvollsten. Nach den Erfahrungen der Reinkarnationstherapie sind die Beerdigungszeremonien im Allgemeinen völlig uninteressant für die hinübergegangene Seele, sie kümmert sich um den zurückgelassenen Körper so wenig wie um ein verschlissenes Gewand, das sie weggegeben hat. Lediglich wenn sie den Weg nicht findet oder ihren Tod nicht fassen kann, ist es hilfreich, wenn sie anlässlich der Bestattung erkennen kann, was die Glocke geschlagen hat.

Übungen für den Umgang mit dem Tod

1. Spaziergänge über Friedhöfe zur Zeit der Abenddämmerung.
2. Trauerzeiten für vorausgegangene Angehörige frei von anderen Verpflichtungen halten, Schwarz tragen, Totenmessen besuchen und sich mit dem Übergang anfreunden.
3. Rückzug aus dem Alltag, stattdessen spirituelle Begleitung der Vorausgegangenen im Bewusstsein, ihnen bald zu folgen; Sterbebegleitung im Sinne von Elisabeth Kübler-Ross erlernen, ihre Bücher und die Totenbücher anderer Kulturen lesen.
4. Abschiedsrituale im Kreise der Hinterbliebenen: Jeder erzählt eine Geschichte, die er von dem Verstorbenen erinnert und die ihm wichtig ist.
5. Die eigene Geschichte mit dem Vorausgegangenen darstellen: schreiben, dichten, malen, ihm Briefe nachschreiben, solange es nicht im Sinne des Bindens geschieht.
6. Abschiedsritual aus der Gestaltarbeit: Man denkt sich den Toten auf einem leeren Stuhl neben sich und erzählt ihm alles, was man zeitlebens sagen wollte, aber nicht gesagt hat.
7. Gedenkfeier mit den Lieblingsmusikstücken oder Gedichten des Toten, Kerzen; Gedenkminuten, Schweigezeiten.
8. Einem Verstorbenen zu jedem Todestag einen Baum pflanzen. Die Todestage begehen, wie man früher die Geburtstage gefeiert hat. Friedhöfe zu Wäldern machen. Gräber sind Ausdruck eines jetzt unangemessenen begrenzenden Besitzdenkens, sie sind noch beschränkter als Schrebergärten. Wer es gar nicht lassen kann, mag später eine Gedenktafel an den Baum hängen.

TEIL III

1. Der Tag als Spiegel des Lebens

Nach dem Pars-pro-toto-Prinzip finden wir in jedem Teil das Ganze und folglich im Tag das Leben. Wenn wir uns anschauen, wie westliche im Vergleich zu östlichen oder archaischen Menschen ihren Tag verbringen, kann daran auch einiges über die unterschiedliche Gewichtung des Todes und der anderen Eckpunkte des Lebens deutlich werden.

Wir verschlafen im Allgemeinen den Sonnenaufgang und damit den Tagesbeginn. Dem entspricht der unbewusste Umgang mit Empfängnis und Geburt in unserer Gesellschaft, während der Osten dabei deutlich aufmerksamer für die Bedürfnisse der ankommenden Seele ist. Nicht umsonst hat Leboyer die sanfte Geburt in Indien entdeckt. Der Osten weiß, dass bei Sonnenaufgang die zur Verfügung stehende feinstoffliche Energie am stärksten ist, und deshalb begrüßen östliche Menschen den neuen Tag am liebsten mit einer Meditation oder einem Gebet. Wir dagegen, die wir den Beginn des Lebens verschlafen, haben nach diesem Fehlstart eine ziemliche Aufholjagd zu absolvieren. Je später wir uns dem Tag und dem Leben stellen, desto hektischer wird im Allgemeinen der weitere Verlauf.

Mittags können wir uns im Gegensatz etwa zu mediterranen Völkern meist keine Siesta leisten, sondern versuchen krampfhaft Zeit *gutzumachen*, manchmal sogar dadurch, dass wir uns mittels Fastfoodrestaurants um alle Restaurationsmöglichkeiten unserer Energien bringen. Entsprechend unbewusst und ohne Ruhepause vergeht die Midlifecrisis. Häufig wird der anstehende Wechsel ganz überspielt. So wie die ruhelose Mittagszeit sich ungünstig auf den weiteren Tag auswirkt, behindert eine Vernachlässigung der Problematik der Lebensmitte den weiteren Lebenslauf. Nach einer entsprechenden Siesta kann die zweite

Hälfte des Tages und Lebens in aller Ruhe und Konzentration bewältigt werden. Bei uns geht sie meist in einem Endspurt unter.

Wenn wir dann spätabends nach Hause kommen, haben wir mit Recht das Gefühl, nichts von unserem Tag bzw. Leben gehabt zu haben, und suchen nach einem Ausweg. Nähmen wir jetzt den Sonnenuntergang als Signal für die anstehende Regeneration im Schlaf, wie das archaische Menschen wohl getan haben, würden wir uns vollends um das Leben betrogen fühlen, zumal wir die Nacht in ihrer Bedeutung gering schätzen. Deshalb machen wir sie zum Tag und versuchen herauszuholen, was noch geht. Mehrheitlich verbringen westliche Menschen ihre Abende bei Filmen vor dem Fernseher. In dieser Schein- und Illusionswelt gehen sie auf und erleben dabei üblicherweise die zumeist spannendere Lebensgeschichte anderer nach, die allerdings meist lange vor der Lebensmitte wieder abgebrochen wird, nämlich mit dem ersten Kuss des Paares, das sich im Verlauf des Filmes gefunden hat. So etwas Happyend zu nennen ist eine ziemlich typische Verkürzung des Lebensmusters. Bestenfalls ist es ein Happystart. Aber der ganze Rest interessiert uns so wenig, dass er kaum zu Filmstoff verarbeitet wird. Das Fazit ist recht deprimierend: Den Beginn verschlafen wir, erst nach der Pubertät steigen wir voll ein, um uns vor der Mitte schon wieder auszuklinken. Wenn wir noch den schon besprochenen kindischen Charakter der meisten Fernsehbeiträge bedenken, bleibt wenig Aufbauendes übrig.

Dass die Torschlusspanik, die uns im richtigen Leben bzw. Tagesverlauf gegen Abend immer wieder erfasst, der Ruhe der Nacht zuwiderläuft, wissen viele und spüren die meisten. Sie spiegelt jene Panik, die so viele westliche Menschen am Ende eines unerfüllten Lebens voller Schufterei heimsucht. Nachtleben ist der Versuch, in der weiblichen Hälfte des Tages die männliche zu leben, was die Befriedigung erst recht verhindert. Dabei wissen auch wir, dass der Schlaf vor Mitternacht der gesündeste ist. Wir können ihn uns aber nicht gönnen, da wir mit dem Tag und dem Leben nicht fertig geworden sind und kaum je rechtzeitig aufhören können. Wenn sich archaische Menschen der Ruhe und den Bilderwelten ihrer träumenden Seele hingeben, vertrauen wir uns Filmen an. Die hier gebotenen, uns zumeist fremden Bilder, die wenig bis nichts mit unserem Tag zu tun haben, erreichen nicht annähernd die Tiefe der eigenen Bilder. Sie sind zudem in keiner Weise geeignet, den Tag abzurunden und zu beenden, sondern werfen neue Probleme auf. Der Lebensfilm am Ende des Lebens ist dagegen ein Werk aus eigenen inneren Bildern. Ihm würde entsprechen, am Abend den Tag noch einmal in inneren Bildern Revue passieren zu lassen, eine Übung, die für die eigene Entwicklung sehr förderlich ist. Je bewusster der tägliche Übergang vom Wach- zum Schlafzustand ausfällt, desto leichter wird später der große Übergang am Lebensende. Nicht umsonst sprechen wir vom Lebensabend. Ein kleines Stück geht das Leben jeden Abend zu Ende – der Sonnenuntergang weist darauf hin. Seine auffällige Beachtung ist die unbewusste Beschäftigung mit diesem zentralen Lebensthema. Kaum ein (Natur-)Ereignis wird so engagiert fotografiert und bewundert. Werden die Abende zur Ablenkung vom eigenen Leben benutzt, liegt die Gefahr nahe, dass auch der große Abgang verschlafen wird. Unbewusst wie der kleine Bruder Schlaf ereilt uns dann auch der große Bruder Tod.

Viele Menschen unserer Gesellschaft wünschen sich allerdings geradezu, im Schlaf vom Tod überrascht zu werden, wie auch viele einen plötzlichen schnellen Tod einem langsamen Sterben unbedingt vorziehen. Entsprechend findet die Medizin auch nichts dabei, Schmerzpatienten weitgehend betäubt hinübergehen zu lassen. Das geschieht aber jeweils in Unterschätzung der Bedeutung des Schlafes und der Wichtigkeit des letzten Überganges aus diesem Leben in das jenseitige. Mit Schlaf assoziieren viele Menschen hier zu Lande Bewusstlosigkeit, und genau die wünschen sie sich in Verkennung der Chancen, die besonders im Sterben, aber auch in allen anderen Übergängen liegen. Ein gesunder Schlaf verläuft nie bewusstlos, sondern ist erfüllt von lebendigen Träumen. Das Fernziel, wie es im Yogaschlaf zum Ausdruck kommt, ist sogar völlig wache Bewusstheit während der ganzen Nacht. Dem entspräche auf der größeren Ebene die völlige Bewusstheit während der Nachtodphase beim Durchgang durch all die nun anstehenden Prüfungen bis zur nächsten bewussten Inkarnation. Der Lebensfilm, bei dem die wichtigen Situationen der Vergangenheit noch einmal in aller Deutlichkeit vor dem inneren Auge ablaufen, ist nichts anderes als die mit jedem Übergang verbundene Bilanz bezüglich des bisherigen Lebens. Und auch hier sind noch – wie bei jeder Lebenskrise – in großem Ausmaß Lernprozesse möglich.

Naturgemäß ist die Schlussbilanz wichtiger als alle Zwischenbilanzen. Allerdings ist sie unter Umständen auch unangenehmer, besonders wenn schon die vorherigen Übergänge nur mit Hypotheken zu schaffen waren und sich die Kluft zwischen Körper und Seele mit jedem Übergang vergrößert hat. Wurden die bisherigen Lebensphasen in Harmonie zwischen Körper, Seele und Geist bewältigt, ist der Mensch meist auch bereit, die letzte Hürde ohne Probleme zu überwinden. Fühlt er sich aber zum Beispiel um wichtige Abschnitte seines Lebens betrogen, hat er wesentliche Phasen nicht ausleben können oder entscheidende Kurven nicht gekriegt, wird er zum Schluss nur schwer loslassen, weil ihn unbewältigte Aufgaben drücken. In diesem Sinne werden jetzt Fehler offenbar, die Fehlendes enthüllen. Dinge, die man falsch gemacht hat, sind allerdings zumeist ein geringeres Problem als ausgelassene Gelegenheiten und verpasste Chancen. Sich nicht getraut und einen Durchgang durch eine Krise nie versucht, eine Entscheidung einfach verweigert zu haben, verzeihen sich die meisten Menschen schwerer als einen gescheiterten Versuch. An dieser Stelle taucht das Urmuster wieder auf, wie es im Gleichnis vom verlorenen Sohn zum Ausdruck kommt: Das Leben zu wagen, lautet die Aufgabe, daran zu scheitern ist durchaus erlaubt.

Auch Gelegenheiten, wo man dem Kopf den Vorrang vor dem Herzen ließ, können das Sterben als letzten Übergang erschweren. Wer aus rationalen Überlegungen und mangelndem Vertrauen auf eine große Liebe verzichtet hat, mag noch viele

Jahrzehnte später auf dem Sterbebett darunter leiden. Das Herz hat einen gesünderen und mutigeren Bezug zu den Herausforderungen des Lebens als der intellektuelle Verstand. Der Instinkt, das Bauchgefühl, wäre wohl der natürlichste, aber dafür ein weniger entwicklungsförderlicher Führer. Er bekommt jedoch bei uns noch weniger Aufmerksamkeit als die Stimme des Herzens. Es ist vor allem der intellektuelle Verstand, der uns zur Abschaffung der Übergangsriten und Einweihungsrituale verleitet hat. Er glaubt einsparen zu können, was sich seinem engeren Verständnisbereich entzieht. Das Ideal wäre ein Mensch mit gut entwickeltem Bauchgefühl, der gelernt hat, seinen Intellekt zu gebrauchen, und dem Herzen die Integration und letzte Entscheidung überlassen kann.

Sicher haben wir uns aus dem Urmuster ein gutes Stück hinausentwickelt, was nicht nur Nachteile hat. Der ganz eng mit der Natur verbundene Mensch der Frühzeit erlebte noch Pubertät und Adoleszenz in einem. Er war damit erwachsen und erreichte zur Mittagszeit, wenn die Sonne im Zenit steht, seine Lebensmitte. Und so wie er sich mit dem Sonnenuntergang schlafen legte, dauerte sein Leben auch nicht über diesen Punkt hinaus. Die Lebenserwartung lag unter vierzig Jahren. Wir dagegen brauchen länger, haben aber auch wesentlich mehr Zeit. Wir werden mit der Pubertät nicht mehr erwachsen, sondern bestenfalls mit der Adoleszenz, und so erreichen wir die Lebensmitte auch nicht mehr zur Mittagszeit, sondern deutlich später. Mit Sonnenuntergang gehen wir nicht ins Bett; es ist zwar Feierabend, aber meist noch lange nicht Schluss. Die zeitliche Ausdehnung erlaubt mehr Differenzierung, wir haben den Schritt von der Natur zur Kultur geschafft. Allerdings sind wir dabei, diese heute schon wieder aufzugeben und trotz des Zeitgewinns mit unseren Lebensaufgaben nicht mehr fertig zu werden.

Dabei wäre gerade in unserer Situation ein erlöster Tages- und Lebenslauf gut möglich. Wir könnten den Tag mit Sonnenaufgang beginnen und in neuer Frische nach einer erholsamen Nacht erwachen. Diese von Natur aus energiegeladene Zeit böte sich an für Morgenmeditation und -gebet und zur Einstimmung auf den Tag. Die anschließende Morgentoilette ist ein klassisches Reinigungsritual und brauchte nur als solches empfunden und geladen zu werden. »Morgenstund hat Gold im Mund«, weiß das Sprichwort, und aus diesem Gefühl heraus wird noch heute in Klöstern zu dieser Stunde gesungen und der neue Tag gefeiert. Die Morgenvesper umfasst vor allem auch das geistige Brot, das jetzt geteilt wird. Mit einem entsprechenden Gefühl von freudiger Dankbarkeit könnten wir nach dem Frühstück, mit dem wir das Fasten der Nacht brechen[1], das Haus verlassen. Wenn wir die Schwelle überschreiten und hinaus in die Welt gehen, findet eine Art Schwellenritual statt, wie es noch in der buddhistischen Tradition eine Rolle spielt. Im Leben ist es die Pubertät, die jetzt unseren ganzen Energieeinsatz fordert und den Mut, Schwierigkeiten zu meistern. Im Tageslauf ist es Zeit, die Arbeit anzugehen, um so den Durchbruch zu schaffen. Aus der Fülle der frischen Kraft können schöpferische Leistungen wachsen und Ziele verwirklicht werden. Wir nähern uns der Tageshöchstform, aus der heraus Arbeit Freude macht. Zur Mittagszeit genießen wir die verdiente Erholung in Form des Essens und eines gemütlichen Mittagsschlafes zur vollständigen Regeneration der Kräfte.

Nach dem Ausruhen und Überschreiten der Mitte wäre besinnlichere Arbeit angezeigt. Aus der am Vormittag gewonnenen Übersicht ergeben sich die notwendigen Schritte, um Wesentliches aufzuarbeiten. Mit dem Fünfuhrtee kommt noch eine Pause, nach der es schon an den nächsten Tag zu denken gilt, bevor die Arbeit nun abgeschlossen wird. Mit »schließen« ist gemeint, ein Ende zu finden, fertig zu werden und nichts mit nach Hause zu nehmen. Es ist nun Feierabend (oder Pensionszeit), und das will gefeiert werden. Der Weg nach Hause, der Rückzug von der Arbeit, ist ein freudiges Ereignis, das direkt in die Freizeit mündet. Hier handelt es sich um einen bewussten Gegenpol zur Arbeit. *Feier*abend ist Luxuszeit, die Spaß machen darf und genossen werden will, Zeit für Kultur im Sinne einer Abendmeditation oder auch im profanen Sinne des Wortes für Musik und Essen. Immerhin sprechen wir ja noch von Musik- und Esskultur, was den ursprünglich tiefen Bezug beider Bereiche zum Kult zeigt. Es ist noch nicht so lange her, da war alle Musik sakral und jedes Essen von Gebeten eingerahmt.

Mit Abenddämmerung und Sonnenuntergang werden Tag und Leben älter und eröffnen Zeiträume für all das, worauf man sich einen Tag oder ein Leben lang gefreut hat. Das kann an manchen Tagen durchaus auch ein bewusst ausgewählter Film sein. Selbst die eher unbewussten Actionfilmfans sehen sich immerhin noch das anstehende Thema Tod an, auch wenn sie es nicht mehr zu ihrer Situation und der des Tages in Beziehung bringen. Der späte Abend gehört der Vorbereitung auf den Schlaf und ist die Zeit für den Tagesrückblick. Bilanz ist zu ziehen, vielleicht ganz konkret in seinem Tagebuch. Zugleich geht es darum, bewusst loszulassen von allem, wo man noch verfangen, gebunden ist. Die Abendtoilette ist das Schlussritual des Tages und nicht zufällig der Reinigung gewidmet. Vom Tag wird abgewaschen, was oberflächlich geblieben ist und jedenfalls keinen bleibenden Wert für die Seele hat.

Mit dem Insbettgehen und Einschlafen richtet sich die Aufmerksamkeit nach vorne im Sinne einer Hinwendung zum Reich der Träume. Einschlafen und Entschlafen, die Begegnungen mit den göttlichen Brüdern Hypnos (Schlaf) und Thanatos (Tod), entsprechen sich weitgehend. Ihre Mutter Nyx, die Nacht, hat ebenfalls ihre Phasen und Etappen, auch wenn wir uns darum wenig kümmern. Der Schlaf vor Mitternacht ist sogar nach wissenschaftlichen Erkenntnissen besonders gesund und erquickend, weil es sich vor allem um Tiefschlaf handelt, der für Entgiftung und Regeneration wichtig ist. Ab Mitternacht wechseln dann Tiefschlaf- und Traumphasen. Es ist die Zeit der tiefen und wesentlichen Träume, die bis zu Visionen und luziden Erfahrungen gehen. Die Seele geht auf Reisen in die Astralebene. Völlige Bewusstheit in diesem Bereich entspräche dem Yogaschlaf. Der Volksmund nennt diese nachmitternächtliche Zeit auch Geisterstunde. Das Morgen*grauen* und die Dämmerung des neuen Tages bringen gehäufte Traum- oder

REM-Phasen: Die Themen werden nun oberflächlicher, wie schon die häufigen sexuellen Träume dieser Phase zeigen. Es geht um die Verarbeitung nicht gelebter Tagträume, um lustvolle und beängstigende Träume, einen Bereich, der Freud und seinen Schülern so ans Herz gewachsen ist. Es ist eine Art Tagesvorbereitung auf der zumeist unbewussten Ebene. Sie endet mit dem Erwachen zu einer neuerlichen Runde.

An diesem Punkt lässt sich verstehen, warum östliche Menschen von der Morgenmeditation erwarten, dass sie die spirituelle Entwicklung im tieferen Sinn voranbringt, während die Abendmeditation der Regeneration und Erholung dient. Hier mag auch klar werden, wie sich Tag an Tag, Jahr an Jahr und Leben an Leben fügt im ewigen Rhythmus des Lebendigen oder wie es Manfred Kyber sagt:

»Immer wieder und wieder
steigst du hernieder
in der Erde wechselnden Schoß,
bis du gelernt, im Licht zu lesen,
dass Leben und Sterben eines gewesen
und alle Zeiten zeitenlos.
Bis sich die mühsame Kette der Dinge
zum immer ruhenden Ringe
in dir sich reiht –
in deinem Willen ist Weltenwille,
Stille ist in dir – Stille –
und Ewigkeit.«

2. *Vom richtigen Zeitpunkt und der rechten Reihenfolge*

Alles hat seine Stunde. Für jedes Geschehen unter
dem Himmel gibt es eine bestimmte Zeit:
eine Zeit zum Gebären und eine Zeit zum Sterben,
eine Zeit zum Pflanzen und eine Zeit zum Abernten
der Pflanzen,
eine Zeit zum Töten und eine Zeit zum Heilen,
eine Zeit zum Niederreißem und eine Zeit zum Bauen,
eine Zeit zum Weinen und eine Zeit zum Lachen,
eine Zeit für die Klage und eine Zeit für den Tanz,
eine Zeit zum Steinewerfen und eine Zeit zum
Steinesammeln,
eine Zeit zum Umarmen und eine Zeit, die Umarmung
zu lösen,
eine Zeit zum Suchen und eine Zeit zum Verlieren,
eine Zeit zum Behalten und eine Zeit zum Wegwerfen,
eine Zeit zum Zerreißen und eine Zeit zum
Zusammennähen,
eine Zeit zum Schweigen und eine Zeit zum Reden,
eine Zeit zum Lieben und eine Zeit zum Hassen,
eine Zeit für den Krieg und eine Zeit für den Frieden.

Prediger 3,1–8

Alle Übergangskrisen haben ihre Zeit. Zu früh sind sie nicht zu schaffen und zu spät nur noch sehr schwer. Bei der Empfängnis ist der Zeitpunkt unserer Verantwortung weitgehend entzogen und deshalb problemloser. Aber schon bei der Geburt beginnen die Schwierigkeiten. Sie hat ihre Zeit, zu der sie nicht leicht, aber noch am leichtesten ist. Wird sie zu früh von ärztlicher Seite erzwungen, ist sie für Mutter und Kind eine schwere Zumutung. Erfolgt sie zu spät, entstehen die Probleme der Übertragung mit ihrer nicht unerheblichen Gefährdung. Nie mehr lässt es sich so leicht pubertieren wie zwischen zwölf bis vierzehn Jahren. Entsprechende Versuche mit dreißig oder gar fünfzig ernähren Psychotherapeuten zwar ganz gut, sind aber für die direkt Betroffenen eher schwierig. Die Krise der Lebensmitte ist zeitlich sicher nicht so scharf fassbar und hat doch auch ihre individuell beste Zeit. Sobald die bekannten Symptome auftreten, ist diese jedenfalls überschritten. Sie kann aber auch, enorm vorgezogen, bei jenen Jugendlichen, die sich schon früh vom Leben in einen Ashram zurückziehen, deutliche Schäden anrichten. Auch der Tod hat selbstverständlich seine Zeit. Dieser mit noch so gut gemeinter Euthanasie zuvorzukommen wird immer problematisch bleiben; sie mittels Intensivmedizin zu überschreiten führt meist zu unverhältnismäßigem Elend.

In einer archaischen Kultur war es leicht, die entsprechenden Rituale zur rechten Zeit abzuhalten. Geborgen im Bewusstseinsfeld des Stammes, erreichten die Menschen durch ihre verbundene Lebensweise die Übergangszeiten gemeinsam. Außerdem gab es in diesen Stammesgemeinschaften noch Medizinfrauen oder -männer, die die richtige Qualität der Zeit erspüren konnten. Sobald die Rituale mit dem Nachlassen des

Gespürs für die Zeitqualität ans Lebensalter gebunden wurden, begann der Abstieg. Sinnvoller war noch die Bindung an bestimmte Ereignisse wie die erste Blutung oder das Unterliegen in einem Kampf. Oft hatten Zweikämpfe um die Macht in einem Stamm auch den Effekt, dem unterlegenen Häuptling aufzuzeigen, dass es Zeit für die Umorientierung und Heimkehr sei.

Unser heutiger Versuch, solche entscheidenden Übergänge, sofern wir sie überhaupt noch wichtig nehmen, an das Lebensalter zu koppeln und damit an die Zeitquantität, ist häufig zum Scheitern verurteilt. Der Mensch ist einfach kein Durchschnittswesen. Besonders problematisch wird das Ganze, wenn Menschen, die mit früheren Lebenskrisen nicht fertig wurden, im späteren Alter versuchen, ihre Defizite mit esoterischen Einweihungen zu kompensieren. Ein unbewältigter Pubertätsübergang lässt sich nicht durch die Karriere in einer spirituellen Gemeinschaft ersetzen. Gut gemeinte Versuche mischen sich hier mit geschäftsorientierten Ansätzen.

Selbst stimmige Rituale in der falschen Reihenfolge nutzen wenig. Es scheint in der Tiefe unserer Seele ein ähnliches Ordnungs- und Hierarchiesystem wie im Körper zu geben, wo die Reihenfolge der Schritte durch die hormonelle Entwicklung streng gewahrt bleibt. Alles hat seine Zeit und seinen Ort. Das ist für uns, die wir keine Zeit mehr haben und kaum noch Orte der Kraft kennen, die sich für die Begehung der Übergangsrituale eignen, unangenehm. Es zu erkennen ist aber der erste Schritt, um wieder Fuß zu fassen im Muster des Lebens und nach neuen Wegen zu suchen. Bis sich wieder kollektive Felder bilden, wird Zeit vergehen, bis dahin bleibt nichts anderes, als individuelle Wege zu suchen und sich dabei, so weit sinnvoll, an alten kollektiven Formen zu orientieren.

3. *Perspektiven*

Erkenne Gott in dir als den
über allem Vor und Nach, Wandel und Wechsel Seienden,
auf dass der Augenblick sich dir zur Ewigkeit weite –
zu jener Nichtzeit, die Gott ist.

Hilarion

Kriterien für den Zeitpunkt individueller Übergänge

Der Zeitpunkt eines anstehenden Übergangs lässt sich an folgenden Kriterien erkennen:

- plötzlich und unerwartet auftretende Spannungen,
- innere Unruhe, die sich auch durch sonst wirksame Übungen nicht mehr eindämmen lässt,
- das Gefühl, auf einem Pulverfass zu sitzen, wie vor einer Zerreißprobe zu stehen,
- Auftreten einer unbekannten Unberechenbarkeit,
- Getriebenheitsgefühle, ohne ein Ziel vor Augen zu haben,
- Dinge, die bisher wichtig waren, interessieren plötzlich nicht mehr,
- langjährige Partnerschaften und Freundschaften gehen in die Brüche, man hat sich nichts mehr zu sagen,
- die Arbeit, die einen bisher erfüllte, macht keinen Spaß mehr,
- innere und äußere Auflehnung gegen Strukturen, die einen bisher nicht störten,
- Rebellion um der Rebellion willen,
- Spaß daran, bisher akzeptierte Normen zu brechen, Verbote zu ignorieren,

- Überraschungen und Verrücktheiten treten ins Leben,
- das Gefühl, nicht zu wissen, wohin mit sich und seiner Energie.

Handwerkszeug und Bausteine für eigene Übergangsrituale

Kathleen Wall, eine amerikanische Therapeutin, die bevorzugt mit Ritualen arbeitet, sagt in ihrem empfehlenswerten Buch *Lights of Passage*: »Über Rituale zu lesen stimuliert den Geist, Rituale durchzuführen stimuliert das Leben.« Rituale sind eine Art Auszeit, die einem ermöglicht, aus dem linearen Zeitfluss herauszutreten, Kontakt zu unseren innersten Bedürfnissen herzustellen und die Chancen neuer Lebensphasen zu erkennen und zu ergreifen. Um in diesen besonderen *Zeit-raum* eindringen zu können, ist ein exklusiver Ort Voraussetzung. In praktisch jedem Märchen, Mythos und jeder Legende erlangen die Helden ihre Einsicht außerhalb des gewohnten familiären Rahmens an einem besonders herausfordernden Ort. Ebenso wichtig ist die exklusive Zeit: Alle anderen profanen Abläufe müssen draußen bleiben. Bei manchen Ritualen spielt auch die *Regel*mäßigkeit eine nicht zu unterschätzende Rolle.

Der richtige Zeitpunkt für solch eine Auszeit ergibt sich aus dem Fluss des Lebens und lässt sich mit obigen Kriterien ausmachen; die adäquate Ausführung hängt heute weitgehend von unserer eigenen Initiative ab. Die Gefahr liegt dabei nicht so sehr in der Durchführung der Rituale, sondern in unserer inneren Trägheit gegenüber allem Neuen, in der Hoffentlich-passiert-nichts-Mentalität. Die meisten Menschen entscheiden sich im Zweifelsfall für ein bekanntes Problem und gegen eine neue Lösung.

Die Phasen des Übergangsrituals

Drei Stufen lassen sich analog dem alchimistischen Schema von Lösen und Gerinnenlassen (»solve et coagula«) in den meisten Ritualen ausmachen und wären auch bei eigenen Entwürfen anzustreben:

1. Die Trennung: Ihr entspricht das Loslassen des Alten, das bewusste Verlassen des Gewohnten, bisher Üblichen. Es gilt, sich klar zu machen, was an alten Rollen, Haltungen, Verhaltensmustern, Gewohnheiten und Möglichkeiten aufzugeben ist. Symbolische Schritte des Loslassens wären:

- verbrennen im *Feuer* und verstreuen der Asche zum Beispiel in alle vier Winde,
- begraben in der *Erde* und der Verwesung bzw. Auflösung übergeben,
- versenken im *Wasser*,
- fliegen lassen und dem *Luft*reich übergeben zum Beispiel in der Form von Gasluftballons.

Neben diesen klassischen Wegen der vier Elemente kommen in Frage: zerreißen, zerfetzen, zerschneiden, zerknautschen, zerstampfen (Mörser der Alchimie), pulverisieren und verstreuen.

2. Der eigentliche Übergang: Er wäre einer Wanderung im Niemandsland zwischen den Fronten und Zeiten vergleichbar. Orientierungslosigkeit und polare Impulse herrschen vor, die Suchenden fühlen sich hin- und hergerissen zwischen Gegensätzen. Der positive Aspekt wäre der einer Probierphase, aus der das Wissen erwachsen könnte, dass alles Wachstum aus Widersprüchen entsteht. In dieser Zeit ist es wichtig, Raum zu schaffen für negative Emotionen und Gefühle. Wenn wir vor den Herausforderungen fliehen, werden sie zu Dämonen, die uns im Auftrag des Schicksals verfolgen, nehmen wir sie aber an, werden aus der Angst und Enge Offenheit und Weite.[2] Die wirklichen Konsequenzen und Kosten des Übergangs gilt es jetzt einzuschätzen und die Verantwortung dafür zu übernehmen.

Symbole dieser Phase: der leere Kelch, die leere Schüssel oder Tasse, das gegrabene, aber noch leere Loch.

Übungen

- Polaritätsspiele: beide möglichen Seiten einer Entscheidung auf der inneren Bilderebene oder konkret auskosten, um zu stimmigeren Ergebnissen zu kommen.
- Verrückte Mahlzeiten als Ausdruck der *verrückten* Situation: eine Mahlzeit in den Farben Schwarz und Weiß komponieren oder alles blau einfärben zur Anerkennung der blauen Phase (inklusive blauer Servietten, Kerzen usw.).

3. Die Wiedervereinigung mit dem Neuen: Sie beginnt oft mit der Entdeckung einer neuen Vision aus dem Nebel der zweiten Phase. Tiefe Sehnsüchte und Leidenschaften können nun bewusst werden, die in der alten Situation keinen Raum gehabt hätten, in der neuen aber zum Zuge kommen können. Der zweite Teil dieser Phase ist der Integration gewidmet. Die neue Vision muss sich im Leben verfestigen und verwurzeln.

Die Symbole des Neuen sollten Ehrenplätze im Leben und im Lebensraum bekommen. Es eignen sich dafür Bilder, Skulpturen – am besten solche, die man selbst gearbeitet hat –, Collagen, Gedichte, aber auch alle anderen Gegenstände, die den Aufbruch und das Neue symbolisieren.

Übungen

- Rituell geladene Mahlzeiten mit Nahrungsmitteln, die den Neubeginn symbolisieren wie Samen, (Bambus-)Sprossen, Eier, Nüsse, Früchte. Feierliche Zeremonien werden erst bei einem entsprechenden Essen verdaut (Hochzeitsmahl, Taufessen, Leichenschmaus, Geschäftsessen nach Abschlüssen). In diesem Zusammenhang wäre auch an rituelles gemeinsames Kochen und Backen zu denken (Weihnachtsgebäck, Geburtstagskuchen). In Frage kommende moderne Essensrituale: Fondue, Raclette, heißer Stein, chinesische Gemeinschaftspfanne, Buffet usw.

Mit den Plätzen am Tisch bewusst umgehen. Ein Platz steht oft für eine Rolle: beim Pubertätsfest die Tochter zum Beispiel für diesen Abend den Platz der Mutter einnehmen lassen. Den passenden Rahmen für Anfang und Ende schaffen: Gebet, Besinnung, Musik.
Gesprächsthemen sorgfältig auswählen, keine Problemlösungen mit dem Essensritual verbinden. Probleme lieber in einem Runden-Tisch-Ritual (wie in der Politik) bearbeiten, was den Vorteil einer Gralsrunde hätte, bei der alle gleichberechtigt beitragen.

- Feste mit Tanz. Viele Tänze haben ein rituelles Element, zum Beispiel Reigen und Walzer, ekstatische Trancetänze.
- Pflanzrituale: Samen aussäen, Bäume, Blumen, Sträucher, Hecken (zur symbolischen Abgrenzung) pflanzen, das Wachstum der Pflanzen beobachten und mit dem eigenen in Verbindung bringen.
- Regenerationsrituale: (Unterwasser-)Massagen, (Thermal-) Bäder, Polarity, Shiatsu, Yoga, Tai Chi.
- Besondere Kleidung; rituelles Ankleiden.
- Besonderes Licht. Kerzen rituell entzünden und zum Schluss wieder löschen: das Lebenslicht auf der Geburtstagstorte, die Weihnachtsbaumlichter usw.
- Passende Musik spielen.
- Dem Anlass entsprechende Düfte einsetzen: Aromaöle, Räucherstäbchen.

Mögliche Elemente, Bausteine und Übungsabläufe

1. Rituelles Bilanzmachen bezüglich des vergangenen Lebensabschnittes seit dem letzten großen Übergang:
   - seelisch: sich in Form einer Bilderreise durch die wichtigsten Stationen der Vergangenheit begeben; die Tagebucheinträge der vergangenen Zeit nochmals lesen; alte Fotoalben anschauen; unerledigte Geschäfte und Aufgaben bewusst zum Abschluss bringen; Abschied nehmen von den überlebten zurückbleibenden Themen und Dingen;
   - körperlich mittels einer Fastenzeit.[3]

2. Reinigungsritual bezüglich verunglückter vergangener Aufgaben:
   - im Sinne einer Beichte, die bei den betroffenen Menschen selbst oder auch einer entsprechenden Instanz wie dem Priester abgelegt werden könnte,
   - noch offene Konflikte beilegen durch Verzeihen, Sichstellen usw.
3. Allgemeine Reinigungsübungen:
   - seelisch etwa mithilfe von Elementereinigungsritualen[4] (auf innerer Bilderebene);
   - körperlich: bewusstes Saunaritual (Feuerreinigung: etwas ausschwitzen), bewusste Badekur (Wasserritual), bewusstes Atemritual im Sinne einer Intensivatemsitzung, körperliche Reinigung durch Fasten oder Obsttage zur Entschlackung.
4. Zeremonie, die zum eigenen Lebensgefühl passt (in der äußeren Wirklichkeit): einen besonderen Ritualplatz auswählen, wo absolute Ungestörtheit herrscht; die richtige Tageszeit in Übereinstimmung mit der entsprechenden Lebenskrise aussuchen (also ein Pubertätsritual am Vormittag, ein Lebensmitteritual mittags und ein Heimkehrritual bei Sonnenuntergang); für absolute Exklusivität sorgen; die vier Elemente benutzen, Zeugen beiwohnen zu lassen; inhaltlich geladene Symbole verwenden: Bilder, Formen, Farben, Töne, Bewegungen (Gesten), Gerüche; die gewünschte Choreografie einüben; meditative Vor- und Nachbereitungszeit einplanen.

Weitere Übungen

- Thematische Spaziergänge: Begegnung mit dem Luft- und Erdelement.
- Erdritual: in Mutter Erde ruhen (wie bei Lehmbädern), Vertrauen zurückgewinnen.
- Pilgerreisen zu Orten der Kraft, die mit der jeweiligen Krise in Zusammenhang stehen.
- Medizinradmeditationen: Jede Himmelsrichtung hat eine Bedeutung.

- Symbolsuche in der Natur: ein Symbol für das, was man gerne loslassen will; eines für das, was man bedauernd loslassen muss; eines für das, was man unbedingt bewahren will, und eines für die neue Dimension, die man verwirklichen möchte.
- Steine für unerledigte Geschäfte suchen und rituell verwenden.
- (Endlos-)Briefe schreiben und rituell verbrennen.
- Collagen basteln, die einen Aspekt herausstellen wie die Zukunft oder alle drei Stadien des Übergangs illustrieren.
- Probeleben auf der Bilderebene und in der Realität zum Beispiel im unklaren Niemandsland vor einer (Ent-)Scheidung: einen Tag leben, als hätte man sich getrennt, einen Tag, als wäre man wieder definitiv zusammen; am dritten Tag Rückzug zur Meditation über die Erfahrungen.

4. *Ausblick*

Rituale fremder Kulturen bei uns durchzuführen ist aus vielen Gründen problematisch, wenn auch in unserer diesbezüglich verwaisten Gesellschaft verständlich. Leider haben wir aber weder äußere noch innere Räume für solche Riten, und ihre Symbolik ist den Tiefen unserer Seele unvertraut. Unserem Seelengrund fremde Felder aufzubauen und frisch zu beleben erfordert mehr Zeit und Geduld, als wir meist haben.

Bessere Chancen bestehen, wenn wir die Reiseaktivität nicht nach außen, sondern nach innen verlegen. Auf den Flügeln unserer Gedanken und innerer Bilder sind wir in der Lage, nicht nur in andere Länder und Kulturen zu reisen, sondern auch in der Zeit zurückzugehen. So wird es möglich, Rituale aus verschiedenen, vor allem aber auch den eigenen nahen Kulturkreisen in früheren Zeiten durchzuerleben. In der Reinkarnationstherapie hat sich gezeigt, dass solche Erfahrungen in entsprechenden Krisensituationen leicht und gleichsam wie von selbst aufsteigen, ja geradezu an die Oberfläche drängen. Werden sie bewusst nochmals erlebt, können sie zu einer großen Hilfe bei der Bewältigung gegenwärtiger Krisen werden. Der Mechanismus ist dabei intellektuell nicht leicht nachvollziehbar. Offenbar aktualisiert die alte Erfahrung die momentane Situation im Lebensmandala, wie auch umgekehrt die augenblickliche Lage die alte Situation wieder heraufbeschwört. Es fließt mehr Energie in das Thema, und der Betroffene kann, entsprechende Offenheit und Bereitschaft vorausgesetzt, den Übergang besser annehmen und verdauen. Wie eingangs schon angedeutet, wirkt das Muster unabhängig von Zeit und Raum und hat seine Auswirkungen bis in die Gegenwart. Das Anschauen solcher Muster allein bringt eine verblüffende Wirkung hervor. Möglicherweise bietet die Erkenntnis der neuen Physik, dass jedes Beobachten den beobachteten Prozess beeinflusst, hier eine Parallele.

In der psychotherapeutischen Praxis hat sich zudem gezeigt, wie wichtig eine Verarbeitung der Probleme in der richtigen Reihenfolge ist. Die Krise der Lebensmitte ist auch mit therapeutischer Hilfe nur schwer zu bewältigen, wenn die Pubertät noch nicht verkraftet ist. Die richtige Reihenfolge wieder bewusst zu erleben und damit die Schritte aufeinander aufzubauen wirkt heilend und ermöglicht, aus der Stagnation wieder in Bewegung, in den Weiterentwicklungsprozess, zurückzukehren. Das ist einer der Gründe, warum zu Beginn jeder Reinkarnationstherapie dem Wiedererleben von Empfängnis und Geburt große Bedeutung zukommt. Nach dem Satz »Im Anfang liegt alles« finden sich darin bereits die wesentlichen Grundmuster des späteren Lebens. Wichtiger aber noch ist die Möglichkeit, daran exemplarisch zu erleben, auf welche Weise wir mit Krisen umgehen. Im Grunde genommen ist das weitere Leben eine unausgesetzte Kette von Geburten, und nicht umsonst sagen wir nach vollbrachter schwieriger Aufgabe: »Das war eine schwere Geburt.«

Durch die Beschränkung unserer äußeren Möglichkeiten kommt den inneren noch größere Bedeutung zu. Auf dem Feld der inneren Bilder sind wir zum Glück vergleichsweise wenig behindert. Selbst Menschen, die ihre Träume schon lange nicht mehr erinnern und weitgehend den Zugang zum weiblichen Pol verloren haben, können im Allgemeinen im Laufe einer Woche wieder Anschluss an ihre inneren Bilder gewinnen. Therapie ist sicher nur ein Ersatz für funktionierende Rituale, aber der im Augenblick beste, vor allem wenn sich darüber Anschluss an alte wirksame Rituale gewinnen lässt.

Eine Hilfe im Sinne eines ersten und zweiten Schrittes kann in dieser Hinsicht die zum Buch gehörige Kassette[5] sein, die über geführte Bildermeditationen einerseits die Situation im eigenen Lebensmandala erhellt und andererseits mit dem Muster eines allgemein gültigen Übergangsrituals vertraut macht. Aus solch einem vorgegebenen Anfang eigene Strukturen aufzubauen kann leichter sein, als ohne alle Hilfe zu beginnen. Noch einfacher mag es sein, sofern der Zugang nicht zu lange verschüttet oder zu viel Emotion gegen die dahinter stehende Institution aufgebaut ist, bestehende Rituale, wie etwa die Beichte, für sich wiederzubeleben.

Die mit Abstand beste Lösung wäre, das tägliche Leben zum Ritual zu machen. Wer getragen von Bewusstheit durchs Leben geht, wird die notwendigen Übergänge rechtzeitig erkennen, und ihm werden sich Wege eröffnen, sie rituell zu bewältigen. Sein Leben wird im Einklang mit inneren Bildern und äußerer Symbolik voller Erkenntnismöglichkeiten sein. Die Umwelt wird ihm zum Spiegel und das Schicksal zum Therapeuten.

Anmerkungen

Einleitung/Teil 1

1 Rüdiger Dahlke: *Herz(ens)probleme*. München 1992; Rüdiger Dahlke/Robert Hössl: *Verdauungsprobleme*. München 1992; Rüdiger Dahlke: *Gewichtsprobleme*. München 1989; Rüdiger Dahlke/Margit Dahlke: *Psychologie des blauen Dunstes*. München 1992.

2 Siehe hierzu Kapitel 2 in Rüdiger Dahlke: *Krankheit als Sprache der Seele*. München 1992.

3 Vielfach geht es in der Praxis nach dem Muster: für zehnmal onanieren fünf Vaterunser und fünf Gegrüßet-seist-du-Maria. Dass Christus das Vaterunser, das einzige direkt von ihm gegebene Gebet, als Strafübung im Zuge der Beichte verstanden wissen wollte, ist schwer vorstellbar.

4 Jürg von Ins: *Ekstase, Kult und Zeremonialisierung*. Dissertation. Zürich 1979.

5 Rupert Sheldrake: *Das schöpferische Universum*. München 1991.

6 In diesem Zusammenhang wäre an das zu denken, was der Religionswissenschaftler Mircea Eliade die heilige Zeit jenseits der Polarität nennt. Eliade unterscheidet zwischen unserem modernen linearen Zeitverständnis und der kreisförmig verlaufenden Zeit in alten Kulturen. Diese kreisförmige Zeit ist immer auf den Mittelpunkt des Mandalas bezogen und tendiert damit aus der Polarität hinaus. Die entscheidenden Punkte im Jahreskreis erlebt der archaische Mensch in ritueller Form, wobei er meist in Trance ist und so die Polarität von Raum und Zeit transzendiert hat. In dieser heiligen Zeit ist er in seinem Erleben völlig frei von den Einschränkungen der Polarität. Diese Situation ist mit dem Erleben des Lebensfilmes in todesnahen Situationen zu vergleichen, wo Raum und Zeit ebenfalls keine Rolle mehr spielen.

7 Paul Rebillot/Melissa Kay: *The Call to Adventure. Living the Heros Journey in Daily Life*. San Francisco 1993.

8 Eine Einführung in das Polaritätsverständnis findet sich sowohl in Margit Dahlke/Rüdiger Dahlke: *Die spirituelle Herausforderung*. München 1994 als auch in Rüdiger Dahlke: *Der Mensch und die Welt sind eins*. München 1991.

9 Das diesbezüglich bekannteste Monument ist der gigantische Steinkreis von Stonehenge in Südengland, der offenbar unter anderem als Kalender diente und mit dessen Hilfe sich die vier Eckpunkte des Jahres festlegen ließen.

10 Äquinoktium steht für die Tagundnachtgleiche am Punkt des Frühlings- und Herbstbeginns, Sommersolstitium für den Sonnenhöchststand zur Sommersonnenwende und Wintersolstitium für den Sonnentiefststand zur Wintersonnenwende.

11 Eine ausführliche Einführung in diese Gesetze der Esoterik findet sich in Rüdiger Dahlke: *Der Mensch und die Welt sind eins*. München 1991.

12 In der esoterischen Tradition wird von Frühlingsäquinox, also 0 Grad Widder, ausgegangen, weil ab hier das Licht seinen unwiderruflichen Siegeszug beginnt. Tatsächlich eignet sich symbolisch aber der 1. Januar in der Nähe des Wintersolstitiums (21. Dezember) ebenso. Letzteres entspräche der Empfängnis, Ersteres der Geburt. Im Prinzip kann man natürlich beides als Neubeginn bezeichnen, so wie wir auch oft sagen, das Leben beginne mit der Geburt, obwohl wir wissen, dass es mit der Empfängnis eigentlich schon da ist. Letztlich ist beides kein echter Beginn, da es sich um ein zyklisches Geschehen handelt. Schwierig mag an diesem Punkt noch sein, dass für Christen Weihnachten immer mit Geburt assoziiert ist, wobei wir bei genauer Betrachtung an Weihnachten Jesu Geburt feiern. Christos, der Gesalbte, kommt erst später nach der Einweihung in sein Werk ins Spiel. Man könnte also symbolisch Jesu Geburt als Christi Empfängnis sehen. Ab hier wächst er weitgehend im Verborgenen seiner Aufgabe entgegen. Tatsächlich ist uns außer der Erwähnung des zwölfjährigen Jesus im Tempel von dieser Zeit auch nichts überliefert.

13 Siehe hierzu ausführlicher: Miranda Gray: *Red Moon*. Shaftesbury 1994.

Teil II

1 Neophyt – »der Neugepflanzte«; tatsächlich ist mit der Einweihung die Vorstellung verbunden, in neues Land gepflanzt zu werden, um auf dieser Ebene weiterzuwachsen.

2 Das bezieht sich sowohl auf durcherlebte Erfahrungen in früheren durch Abtreibung abgebrochenen Inkarnationen als auch auf von Patienten als Embryo erlebte und überlebte Abtreibungsversuche.

3 Aus naturwissenschaftlicher Sicht beruht die Häufung von Erbschäden darauf, dass die weiblichen Eier, die von Anfang an im Körper der Frau vorhanden sind, bei älteren Müttern einfach zeitlich länger allen möglichen schädigenden Einflüssen ausgesetzt waren.

4 Nach dieser Anschauung fragt man sich allerdings, wofür »Antwort« in »Verantwortung« stehen soll, denn wir wollen ja gerade auf möglichst nichts mehr antworten müssen. Noch deutlicher bekommen es Engländer sprachlich mitgeteilt: »Responsibility« heißt wörtlich übersetzt: *Fähigkeit* zu antworten (*ability* to respond).

5 Anregungen und Hilfen ließen sich diesbezüglich dem Bilderbuch

von Bruno Blum/Rüdiger Dahlke: *Die vier Elemente.* München 1995, sowie den dazugehörigen Kassetten (Bauer Verlag, Freiburg 1995), entnehmen.

6 Die Schädlichkeit schulmedizinischer Maßnahmen stellt sich häufig erst recht spät heraus. Es gibt wenig Grund, sich oder sein Kind als Versuchskaninchen zur Verfügung zu stellen, zumal weniger Untersuchungen auch reichen. Insbesondere wenn man eine Abtreibung sowieso ablehnt, erübrigen sich viele gynäkologische Schwangerschaftsuntersuchungen von selbst.

7 Siehe hierzu das Buch von Rüdiger Dahlke: *Reisen nach innen.* München 1994.

8 Leon Chaitow belegt in seinem Buch *Natürliche Wege zu einem langen Leben.* München 1994, dass die Lebenserwartung von Versuchstieren, die mit der »normalen Ernährung« eines Zivilisationsmenschen gefüttert werden, um ein Drittel reduziert wird. Die Tiere gehen zumeist frühzeitig an entsprechenden Krankheiten ein.

9 Das Festhalten am Rauchen trotz Schwangerschaft geschieht ja nie aus bösem Willen, sondern beruht auf den psychologischen Mustern, in denen sich die Eltern verfangen haben. Diesbezüglich könnte das Buch von Rüdiger und Margit Dahlke: *Die Psychologie des blauen Dunstes.* München 1992, weiterhelfen, indem es über die entsprechenden Hintergründe informiert.

10 Frauen so genannter Naturvölker, die wir auch so gern und so falsch als Primitive hinstellen, können den Empfängnisakt meist wahrnehmen, und hin und wieder sind sensible Frauen auch bei uns dazu in der Lage.

11 Beim Fasten verschwindet nur Unwesentliches, und wenn einem danach auch einige Pfunde abhanden gekommen sind, fehlt einem doch nichts. Insgesamt wird man dadurch nur wesentlicher.

12 Nach der Entdeckung der Röntgenstrahlen hat man aus lauter Lust und Laune durchleuchtet – bei jeder Schuhanprobe, routinemäßig einmal im Jahr alle Schulkinder usw. Es ist einfach ein Gebot der Intelligenz, geboren aus Erfahrung, wenn wir in der Medizin im Zweifelsfall lieber vorsichtig sind und bereits erste Hinweise auf Gefahren ernst nehmen.

13 APGAR steht für Atmung, Puls, Grundtonus, Aussehen, Reflexe: Wenn das Kind brüllt, wird es rot und atmet tiefer, was beides mit Punkten bedacht wird. Außerdem kann es auch im Pulstest noch ein paar Pünktchen herausholen. Wird es durch die Tortur richtig wütend, kann das bei Tonus und Aussehen (wegen der gezeigten Vitalität) mit Pluspunkten zu Buche schlagen.

14 Tatsächlich handelt es sich bei der Geburt um den Eintritt in die polare Welt, und deren Herr ist der Teufel, wie Christus beim letzten Abendmahl ausdrücklich feststellt. Insofern arbeiten die Ärzte, wenn auch etwas übertrieben, mythologisch stimmig. Es geht zudem nicht darum, nie mehr Blut aus der Ferse zu entnehmen, sondern darum, es vielleicht nicht gleich zur Begrüßung zu tun.

15 Selbst bei der Urschrei- oder Primärtherapie, wo man Schreien auf den ersten Blick als Training und Übung sehen könnte, geschieht der wirkliche Urschrei nur aus einer Situation tiefster innerer Spannung und Not heraus, das heißt, es entlädt sich mit ihm seit langem aufgestaute innere Bedrängnis. Diese Erleichterung kann dann auch mit Freude und Triumph erlebt werden. Solche Schreie muss man aber nicht durch Schläge auf den Po provozieren.

16 Dieses Phänomen ist nicht so erstaunlich und betrifft nicht isoliert die Gynäkologie, da praktisch überall, wo sich Ärzte zu Streiks hinreißen lassen, die Sterblichkeit der Bevölkerung sofort deutlich abnimmt.

17 Rebirthing heißt übersetzt Wiedergeborenwerden. Die eigene Geburt (englisch: *birth*) erleben mit Hilfe dieser Technik vor allem Menschen, deren unverarbeitetes Geburtstrauma ins Bewusstsein drängt. Beim Rebirthing ist nur insofern Vorsicht geboten, als sich inzwischen auch sehr viel Eigenartiges hinter diesem Namen verbirgt. Informationen über geeignete Möglichkeiten: Heil-Kunde-Zentrum in D-84381 Johanniskirchen.

18 Dass der erreichbare Wehendruck in der Hocke wesentlich größer ist, belegt Dr. Robert Mendelsohn in seinem Buch *Mal(e) Practice*. Chicago 1981.

19 Hinterher stellt das Fachpersonal dann manchmal erstaunt fest, dass das Blut des Neugeborenen kein bisschen übersäuert ist. Das wiederum ist verständlich, da es ja durch die Tiefatmung der Mutter die ganze Zeit über mit Sauerstoff bzw. Lebensenergie geradezu überschwemmt wurde.

20 So ungern Schulmediziner bereit sind, den Anspruch auf eigene Unfehlbarkeit im konkreten Fall aufzugeben, so schnell sind sie oft mit Schuldzuweisungen bei alternativen Ansätzen zur Hand. Das viele, was in der Schulmedizin misslingt, wird geflissentlich übergangen. Kaum etwas ist so schwer, wie in diesem Land einem Arzt einen (Kunst-)Fehler nachzuweisen. Es gehört geradezu zum ärztlichen Selbstverständnis, unfehlbarer Künstler zu sein, und was von der Kunst nicht abgedeckt wird, kann mit dem letzten Stand der Wissenschaft gedeckt werden, oder schlimmstenfalls lässt sich einfach kein Gutachter finden.

21 Das Beispiel ist insofern nicht ganz stimmig, als wir bei der Geburt ja umgekehrt aus dem Wasser ins Luftelement streben müssen.

22 Ein ähnliches Phänomen ergibt sich im Bereich der Chirurgie, wo jeder Chirurg bestimmte Operationszahlen erreichen muss. Tatsache ist, dass in keinem Land der Welt mehr Blinddarmoperationen gemacht werden als bei uns.

23 Al Siebert, *The Survivor-Personality*. Portland 1993; die deutsche Übersetzung erscheint im Hugendubel Verlag München.

24 REM steht für englisch Rapid Eye Movement, was übersetzt schnelle Augenbewegung heißt und die Traumphasen bezeichnet, die durch dieses Phänomen gekennzeichnet sind. Mit einer einfachen Augenwinkelelektrode lassen sich diese Phasen registrieren. Wird der Pati-

ent jedes Mal zu Beginn der Phase geweckt und darf anschließend weiterschlafen, so kann er durchaus die Nacht über schlafen, ohne je in eine REM- oder Traumphase einzutauchen, weil diese jeweils die Vorbereitung durch eine Tiefschlafphase benötigt.

25 Medizin und Biologie kennen dieses Phänomen und sprechen davon, dass die Phylogenese der Ontogenese entspricht. Die Esoterik sieht in der Wiederholung des großen Evolutionsprozesses durch jedes Individuum eine Illustration des Pars-pro-toto-Gesetzes, das davon ausgeht, dass in jedem Teil das Ganze liegt.

26 Tatsächlich sind das doppelte Fußgewölbe und die aufrechte Wirbelsäule das Menschlichste an uns. Meeressäugetiere wie Delphine und bestimmte Wale haben zum Teil größere und differenziertere Gehirne als wir.

27 Hier fehlt der Raum, auf die Thematik der Reinkarnation ausführlich einzugehen, trotzdem wird von der Existenz einer langen Kette von Leben ausgegangen, wie sie sich zwanglos und selbstverständlich aus den Erfahrungen mit der Reinkarnationstherapie ergeben. Nähere Informationen hierzu in Margit Dahlke/Rüdiger Dahlke: *Die spirituelle Herausforderung*. München 1990.

28 Manchmal wird »zahnen« allerdings auch für »lachen« gebraucht, wobei lachen und weinen nicht nur im Volksmund nahe beieinander liegen.

29 Zu diesem ganzen Themenbereich sind die Bücher von Irina Prekop sehr zu empfehlen wie etwa *Der kleine Tyrann*. München 1992, oder *Unruhige Kinder*. München 1994.

30 Siehe hierzu das entsprechende Kapitel in Rüdiger Dahlke/Robert Hössl: *Verdauungsprobleme*. München 1992.

31 Eine ganze Reihe von Einstiegsmöglichkeiten und Kniffen, um schneller und erfolgreicher in die Tiefen der inneren Fantasiewelten zu gelangen, finden sich in dem Buch von Rüdiger Dahlke: *Reisen nach innen*. München 1994.

32 Dabei handelt es sich um ein besonders in Norddeutschland verwendetes Esswerkzeug für Kinder, um widerspenstige Happen auf den eigenen Löffel zu *schieben*.

33 In dem Gymnasium, wo ich noch ein relativ friedliches Abitur ablegen durfte, haben Jahre später zwei Schüler in der Vorabiturklasse einen Herzinfarkt erlitten.

34 Das wird allerdings auch für öffentliche Schulen kleinere Klassen bedeuten, wo Pädagogen es sich leisten können, auf die Persönlichkeit ihrer Schüler einzugehen. So etwas wird Geld kosten, das wir aber an sich hätten.

35 Das Rhythmische, Wechselhafte gehört wesentlich zum weiblichen Archetyp. Dass es bei uns als Launenhaftigkeit und Unberechenbarkeit herabgesetzt wird, liegt an unseren männlichen Idealen. In allen Religionen und Heilslehren finden wir Warnungen davor, alles verlässlich berechnen zu wollen, und werden auf die Wichtigkeit hingewiesen, den jeweiligen Augenblick spontan zu (er)leben.

36 Aufgeschreckt von dieser Not, gründete Adolf Kolping die Kolpinghäuser als örtliche Gesellenvereine.

37 In beiden Wörtern steckt die Bestärkung im Glauben (lateinisch *firmus* = stark), in der Kommunion (*communio* = Gemeinschaft) die Betonung der Gemeinschaft mit Christus und seiner Kirche.

38 C. G. Jung: *Grundwerk, Band 3*. Olten, Freiburg 1984, S. 122.

39 Siehe Marie-Luise von Franz: *Der ewige Jüngling*. München 1992.

40 Wenn die Zeitschrift in letzter Zeit auf den absteigenden Ast geraten ist, zeigt sich darin nicht unbedingt eine Entwicklung der Leserschaft, denn sie verliert ihre Marktanteile an Pornomagazine.

41 Hier handelt es sich um eine Verbindung von moderner Computertechnik mit Mindmachine-Effekten, die Zugang zur so genannten virtuellen Realität ermöglicht. Mit Helmen und Handschuhen voll empfindlicher Elektronik angetan, erlebt der Cyberspace-Reisende über Minibildschirme und simulierte Empfindungen eine künstliche Welt, die in den USA viele Menschen bereits mehr fasziniert als die richtige.

42 Leider geschieht das durchaus nicht bewusst, denn die Wiederentdeckung des eigenen inneren Kindes könnte entwicklungsmäßig einiges bringen und eine verlässliche Grundlage für Versuche des Erwachsenwerdens bieten.

43 Viele Kulturen kennen heilige Berge. In Indonesien gibt es mit der Barabadur Stupa sogar einen ursprünglich natürlichen Berg, der, künstlich terrassiert, als heiliger Berg dem Lebensweg nachgebildet ist. In spiraligen Windungen führt der Weg hinauf an unzähligen Buddhastatuen vorbei, die für verschiedene Stationen des Weges stehen. Ziel ist der Gipfel des Berges, die Mitte des Mandalas mit einem besonderen Buddha. Bei uns kommen manche Kreuzwege dieser Idee noch nahe.

44 Andererseits leben sie, symbolisch gesehen, in der Mitte des Mandalas, und es wäre möglich, dass sie den ganzen Weg hinaus noch vor sich haben. Insofern sind sie für uns als Bild, nicht aber als Vorbild wichtig.

45 Die Problematik des Rauchens als Ersatzhandlung ist ausführlich in Rüdiger Dahlke/Margit Dahlke: *Die Psychologie des blauen Dunstes*. München 1992, beschrieben.

46 Wenn diese Schilderung Fußballanhängern hart erscheint, wäre zu bedenken, dass doch auch nach Meinung von Moderatoren und Trainern die meisten Spiele insgesamt nicht sehr gut, sprich nicht interessant sind. Bei den guten sind in Wirklichkeit auch immer nur ein paar wenige in Sekunden ablaufende Szenen interessant, genau jene, die dann im »Kinderfernsehen« des kommenden Tages unendlich oft wiederholt werden.

47 Zu dem Thema Mannbarkeitsrituale empfiehlt sich das lesenswerte Buch *Vom Mannwerden* (München 1993), in dem der US-Amerikaner Ray Raphael den diesbezüglichen Versuchen moderner Männer nachgeht und gleichermaßen spannendes und ernüchterndes Material zu Tage fördert.

48 Allein der jährliche Mitgliederverlust der beiden christlichen Amtskirchen ist Beleg für diesen Niedergang, aber auch die zunehmende Schwierigkeit großer Bevölkerungsteile, Kirchen zu akzeptieren, deren ganze Geschichte ein Hohnlied auf die eigene Heilige Schrift ist. Im Augenblick sind es vor allem noch die Frauen, die die Kirchen füllen. Mit deren stetigem Erwachen wird sich wohl auch hier eine Absetzbewegung ergeben, denn die Frauen waren es ja vor allem, die unter der Kirchenpolitik gelitten haben und heute noch leiden. Die Amtskirchen geben sich freimütig als dermaßen verknöcherte patriarchalische Machtstrukturen zu erkennen, dass sie selbstbewussten Frauen keine Heimat mehr bieten. Würden zuletzt noch die Frauen massenhaft davonlaufen, bliebe niemand mehr, um die Rituale zu erhalten. Hinzu kommt, dass wir generell in einer Zeit der Profanisierung und Entzauberung leben, eine Tendenz, die die Kirchen besonders hart trifft; nicht umsonst werden aus Kultstätten zunehmend Kunststätten.

49 Hier könnte Ray Raphaels Buch *Vom Mannwerden* (München 1993) in positiver wie negativer Hinsicht Hinweise geben.

50 Wer aus gesundheitlichen Gründen vor einer solchen Maßnahme zurückschreckt, sollte sich klarmachen, dass diese erste Zigarette praktisch in jedem Fall geraucht wird und die eine nicht gefährlich ist, verglichen mit dem, was einem Raucher droht. Wer mehr Informationen zu diesem Schritt wünscht, sei auf das Buch von Rüdiger Dahlke/ Margit Dahlke: *Psychologie des blauen Dunstes*. München 1992, verwiesen.

51 Marihuanazigaretten, die geteilt, das heißt unter den Rauchenden weitergereicht werden, worauf der Name anspielt.

52 Laut Umfrage kennen über 60 Prozent der erwachsenen Deutschen Rausch und Ekstase durch das Trinken von Alkohol und weniger als 20 Prozent durch ihr Sexualleben.

53 Diese Betrachtung bezieht sich auf Jugendliche in Zivilisationsgesellschaften, denn in den archaischen Gemeinschaften sind sie bei viel geringerer Lebenserwartung zum Teil noch früher geschlechtsreif als unsere Jugendlichen trotz Akzeleration.

54 Selbst wenn es lächerlich durchsichtig ist, kann bei genügendem Druck eine Ehe, wie etwa die von Prinzessin Caroline von Monaco, als nicht vollzogen eingestuft und mit päpstlichem Segen geschieden werden. Diese Möglichkeit besteht für normalsterbliche Katholiken aber kaum. Sie sind zum Durchhalten verurteilt oder durch die verbotene weltliche Scheidung von der religiösen Praxis ausgeschlossen.

55 Adolf Guggenbühl-Craig: *Die Ehe ist tot, lang lebe die Ehe*. München 1990.

56 Siehe hierzu die ausführliche Ableitung der Resonanz als Grundlage der Liebe in Rüdiger Dahlke: *Der Mensch und die Welt sind eins*. München 1991.

57 Kinder spielen ja gern und häufig die auf sie zukommenden Rollen. Wenn sie Vater, Mutter und Kind oder andere Rollenspiele trainie-

ren, gibt es meist ein Gerangel um die zukunftsträchtigen Erwachsenenrollen.

58 Der Begriff geht auf Christina und Stan Grof zurück, die auch ein Buch zu diesem Thema herausgegeben haben: *Spirituelle Krisen. Chancen der Selbstfindung*. München 1993.

59 Hier ist jene naive Methode gemeint, die versucht, vor allem mit Affirmationen (positiven Sprüchen) Schattenbereiche wie Krankheitsbilder zuzudecken. Diese Methode funktioniert wie die Allopathie, auf deren Denkansatz sie beruht, leider recht gut. Die Symptome werden zugedeckt und vergrößern so den Schatten. Siehe Näheres dazu in Margit Dahlke/Rüdiger Dahlke: *Die spirituelle Herausforderung*. München 1994.

60 TM steht für Transzendentale Meditation, die bei uns vor allem in den Siebziger- und Achtzigerjahren von dem Inder Maharishi Mahesh Yogi propagiert wurde und immer noch viele Anhänger hat.

61 Hier ist jene eigentlich fälschlicherweise »Tantra« genannte Sexvariante gemeint, wo man den Orgasmus zu vermeiden sucht – fälschlich insofern, als Tantra viel mehr meint.

62 Sprachlich ließe sich diese Aufforderung allerdings auch anspruchsvoller verstehen. »Sich etwas untertan machen«, meint ja auch, sich darüber zu erheben. So könnte der Bibelsatz auch bedeuten, sich über die Polarität der Welt zu erheben, das heißt, in Richtung Einheit zu wachsen.

63 *Das C. G. Jung Lesebuch*. Olten, Freiburg 1983, S. 156, 158.

64 In diesem Zusammenhang fällt auf, dass einige Lehrer aus dieser Szene ihr Midlife-Problem schlicht dadurch zu lösen suchen, dass sie sich selbst zum Guru und damit zum Maß aller Dinge machen. Hier wird der eigene Machtschatten nicht durchschaut und bearbeitet, sondern zum Programm erhoben. Die Ergebnisse sind leicht durchschaubar peinlich. Unter Menschen, deren Suche nach Autorität aber verzweifelte Züge angenommen hat, finden selbst solche »Gurus« noch Anhänger, eben Menschen, die im wahrsten Sinne des Wortes hängen geblieben sind.

65 Max Frisch: *Gesammelte Werke, Band 6, Tagebuch 1966–1971*. Frankfurt am Main 1986, S. 246.

66 Hier wäre zu überlegen, ob die von Sozialforschern beobachtete Zunahme von Gewaltbereitschaft bis zur Brutalität unter Jugendlichen nicht damit zusammenhängt, dass diese freiwillig immer seltener bekommen, was ihnen an Entfaltungsraum zusteht. Die ältere Generation kann dann auch noch diese Gewaltneigung als Argument benutzen, um noch weniger Verfügungsgewalt an die nachrückende Generation abzugeben.

67 Hier wird die Ähnlichkeit zu »Primitiven« deutlich. Indianer oder Tibeter gehen mit ihren Mandalas um wie Kinder mit ihren Sandburgen: Das in einem Moment mit Hingabe Geschaffene wird im nächsten mit Schwung zerstört – wie gewonnen, so zerronnen.

68 Hier liegt die riesige Gefahr, wenn in der Alternativmedizinszene sol-

che Mittel ohne Kompetenz abgesetzt werden. Lässt die stimmungsaufhellende Wirkung vor der antriebssteigernden nach, wird der Patient geradezu in den Selbstmord getrieben, zu dem ihm ohne die künstliche Antriebssteigerung die Initiative fehlen würde. Wenn man dem »Therapeuten Schicksal« ins Handwerk pfuschen will, muss man schon sehr gut über die eingesetzten Mittel Bescheid wissen, was bei den meisten Schulmedizinern immerhin der Fall ist. In der Psychiatrie wird heute routinemäßig beides zugleich ein- und abgesetzt.

69 Ist, aus welchen Gründen auch immer, das körperliche Wachstum be- oder gar verhindert, kommt es manchmal kompensatorisch zu ungewöhnlichen Wachstumsschüben auf geistig-seelischer Ebene.

70 Hier hätte höchstens eine Sportart, die das archetypisch saturnine Thema Alter mit einbezieht wie der Marathonlauf, eine gewisse Chance, eine Lösung kann er natürlich auch nicht liefern.

71 Medizinisch kann es sich dabei um einen gutartigen Tumor im Sinne des Prostata-Adenoms handeln oder auch um einen bösartigen Tumor, also ein Karzinom. In letzterem Fall kämen all die Überlegungen, die in Rüdiger Dahlke: *Krankheit als Sprache der Seele*. München 1992, zum Thema Krebs und Prostata angestellt wurden, zum Tragen.

72 Eine ausführliche Deutung der Haare und der symbolischen Bedeutung ihres Ausfalls findet sich in Rüdiger Dahlke: *Krankheit als Sprache der Seele*. München 1992.

73 Miranda Gray: *Red Moon*. Shaftesbury 1994.

74 Siehe hierzu das einschlägige Kapitel in Rüdiger Dahlke/Robert Hößl: *Verdauungsprobleme*. München 1992.

75 Zur Be-Deutung des Herzinfarktes: Rüdiger Dahlke: *Herz(ens)probleme*. München 1992.

76 Ganz verrückt wird die Sache, wenn den Frauen, die den Wechsel längst hinter sich haben, im gnadenlosen Kampf gegen die Osteoporose Östrogene verschrieben werden. Aber selbst wenn Siebzigjährige wieder anfangen zu menstruieren, geht manchen Gynäkologen noch immer kein Licht auf.

77 Die Tatsache, dass uns die Medizin auch viel Segensreiches gebracht hat, besagt noch nicht, dass alles, was sie neu propagiert, sinnvoll ist und schon gar nicht, dass früher alles schlecht war.

78 Siehe hierzu das Kapitel IX.2 in Rüdiger Dahlke/Robert Hössl: *Verdauungsprobleme*. München 1992.

79 Zitat von Prof. Dr. Friedrich Husmann in: *Gyne – Fachzeitschrift für praktische Frauenheilkunde und allgemeine Medizin*, S. 5.

80 Ebenda.

81 Ebenda.

82 Die Argumente gehen dabei in die Richtung, dass die direkte Zunahme durch die biochemischen Östrogenwirkungen wie Wassereinlagerung lediglich ungefähr ein Pfund ausmacht. Die weitere und erheblichere Gewichtszunahme gehe auf die veränderte Gesamtsi-

tuation zurück. Die so entstandenen Pfunde wiegen deswegen allerdings nicht weniger.

83 Zitat von Prof. Dr. Friedrich Husmann in: *Gyne – Fachzeitschrift für praktische Frauenheilkunde und allgemeine Medizin*, S. 5.

84 Näheres zur Be-Deutung dieser Fettpolster ist in Rüdiger Dahlke: *Gewichtsprobleme*. München 1989, zu finden.

85 Ausführliche Deutung in Kapitel 15 von Rüdiger Dahlke: *Krankheit als Sprache der Seele*. München 1992.

86 All diese und noch weitere alterstypische Krankheitsbilder werden ausführlicher in Kapitel 15 von Rüdiger Dahlke: *Krankheit als Sprache der Seele*. München 1992, behandelt.

87 Siehe hierzu Rüdiger Dahlke: *Herz(ens)probleme*. München 1992.

88 Im Osten gehen die Menschen davon aus, dass alles in der konkreten Schöpfung Täuschung oder Maya ist. Raum und Zeit sind auch nach Aussagen der modernen Physik lange nicht so objektiv und sicher, wie der wissenschaftlich orientierte Westen noch in den letzten beiden Jahrhunderten dachte.

89 »Schleier der Isis« ist der ägyptische Ausdruck für Maya.

90 Max Frisch: *Gesammelte Werke, Band 6, Tagebuch 1966–1971*. Frankfurt am Main 1986, S. 107ff., 126ff.

91 Mit den häufigen Aussprüchen »zu meiner Zeit« oder »zu unserer Zeit« offenbart der Redende, dass die Gegenwart seine Zeit nicht mehr ist, dass er sich also in der Vergangenheit verloren hat.

92 Das gilt jedenfalls für all jene amerikanischen Patienten, die ihren Körper oder in der Billigvariante nur ihren Kopf einfrieren lassen in der Hoffnung, dass die Medizin in ferner Zukunft ein Wundermittel finden wird und sie dann, frisch aufgetaut, vor dem Tod rettet. Abgesehen von der grotesken Angst vor dem Tod zeigt dieses Beispiel, wie man genau das bekommt, was man am meisten fürchtet, in diesem Fall den Tod. Das Drama wird noch dadurch verstärkt, dass die betroffenen Seelen sich wohl besonders schwer von ihren auf Eis gelegten Hoffnungen bzw. Leichen trennen können.

93 Der Gesetzgeber betont extra, dass nicht die Ärzte vom Entnahmeteam, die also am raschen Tod des Spenders »interessiert« sein könnten, die Bestimmung des Gehirntodes durchführen dürfen. Mit anderen Worten, man traut den Ärzten auch von offizieller Seite nicht mehr, was den Tod angeht.

94 *Das C. G. Jung Lesebuch*. Osten, Freiburg 1983, S. 162.

95 Hierbei wird im mittelalterlichen Stil in bewegenden Bildern der Kampf der Engel und Teufel um die Seele des Sterbenden dargestellt.

96 Claude Chabrol hat zu diesem Thema seinen beeindruckenden Film Alice gedreht, der, wie das ganze Thema erwarten ließ, zwar kein Erfolg wurde, aber eine wunderbare Einführung in die für Unvorbereitete schwierige Welt des Nachtodzustandes bringt.

97 In ihrem Buch *Durch die Tore des Todes zum Licht* (Neuwied 1990) bringt Dion Fortune eine ausführliche Betrachtung der Nachtodsituationen aus okkultistischer Sicht.

Teil III

1 Im englischen »break-fast« (= Brechen des Fastens) wird das noch deutlich.
2 Siehe hierzu die Kassette *Angstfrei leben* von Rüdiger Dahlke, Edition Neptun, München.
3 Siehe hierzu: Rüdiger Dahlke: *Bewusst Fasten*. München 2002.
4 Siehe hierzu die Meditationskassette *Elemente – Rituale* von Rüdiger Dahlke und Shantiprem, Goldmann Verlag, München 2002.
5 CD von Rüdiger Dahlke: *Lebenskrisen als Entwicklungschancen*. Goldmann Verlag München 2002.

Literatur

Ariès, Philippe: *Studien zur Geschichte des Todes im Abendland*. München, Wien 1976.

Die Bibel. Altes und Neues Testament. Einheitsübersetzung. Freiburg, Basel, Wien 1980.

Blum, Bruno/Rüdiger Dahlke: *Die vier Elemente*. München 1995.

Chaitow, Leon: *Natürliche Wege zu einem langen Leben*. München 1994.

Champdor, Albert: *Das ägyptische Totenbuch. Vom Geheimnis des Jenseits im Reich der Pharaonen*. Freiburg 1993.

Dahlke, Margit/Rüdiger Dahlke: *Die spirituelle Herausforderung*. München 1995.

Dahlke, Rüdiger: *Bewusst Fasten. Ein Wegweiser zu neuen Erfahrungen*. Neuhausen 1993.

Dahlke, Rüdiger: *Der Mensch und die Welt sind eins. Analogien zwischen Mikrokosmos und Makrokosmos*. München 1991.

Dahlke, Rüdiger: *Gewichtsprobleme. Be-Deutung und Chance von Übergewicht und Untergewicht*. München 1989.

Dahlke, Rüdiger: *Herz(ens)probleme. Be-Deutung und Chance von Herz- und Kreislaufsymptomen*. München 1992.

Dahlke, Rüdiger: *Krankheit als Sprache der Seele. Be-Deutung und Chance der Krankheitsbilder*. München 1992.

Dahlke, Rüdiger: *Mandalas der Welt. Ein Meditations- und Malbuch*. München 1994.

Dahlke, Rüdiger: *Reisen nach innen. Geführte Meditationen auf dem Weg zu sich selbst*. München 1994.

Dahlke, Rüdiger/Margit Dahlke: *Psychologie des blauen Dunstes. Be-Deutung und Chance des Rauchens*. München 1992.

Dahlke, Rüdiger/Robert Hössl: *Verdauungsprobleme. Be-Deutung und Chance von Magen- und Darmsymptomen*. München 1992.

Dethlefsen, Thorwald/Rüdiger Dahlke: *Krankheit als Weg. Deutung und Bedeutung der Krankheitsbilder*. München 1992.
Eliade, Mircea: *Geschichte der religiösen Ideen*. 4 Bände. Freiburg 1994.
Fortune, Dion: *Durch die Tore des Todes ins Licht*. Neuwied 1990.
Franz, Marie-Luise von: *Der ewige Jüngling. Der Puer Aeternus und der kreative Genius im Erwachsenen*. München 1992.
Fremantle, Francesca/Chögyam Trungpa (Hrsg.): *Das Totenbuch der Tibeter*. München 1993.
Frisch, Max: *Gesammelte Werke, Band 6: Tagebuch 1966–1971*. Frankfurt am Main 1986
Garritzmann, Hermann u. a.: *Durch das Jahr – durch das Leben. Handbuch der christlichen Familie*. München 1988.
Gibran, Khalil: *Der Prophet. Wegweiser zu einem sinnvollen Leben*. Olten, Freiburg 1992.
Gray, Miranda: *Red Moon*. Shaftesbury 1994.
Grof, Stan/Christina Grof (Hrsg.): *Spirituelle Krisen. Chancen der Selbstfindung*. München 1993.
Guggenbühl-Craig, Adolf: *Die Ehe ist tot – lang lebe die Ehe*. München 1990.
Jung, C. G.: *Grundwerk*. 9 Bände. Olten, Freiburg 1984.
Das C. G. Jung Lesebuch. Ausgewählt von Franz Alt. Olten, Freiburg 1983.
Klein, Nicolas/Rüdiger Dahlke: *Das senkrechte Weltbild. Symbolisches Denken in astrologischen Urprinzipien*. München 1993.
Kübler-Ross, Elisabeth: *Interviews mit Sterbenden*. Gütersloh 1992.
Kyber, Manfred: *Die Lichter der kleinen Veronika. Der Roman einer Kinderseele in dieser und jener Welt*. München 1983.
Leboyer, Frederick: *Geburt ohne Gewalt*. München 1992.
Mendelsohn, Robert: *Mal(e) Practice. How Doctors Manipulate Women*. Chicago 1981.
Miller, William A.: *Der Goldene Schatten. Vom Umgang mit der dunklen Seite unserer Seele*. München 1994.
Moody, Raymond A.: *Leben nach dem Tod*. Reinbek 1977.
Podvoll, Edward M.: *Verlockung des Wahnsinns. Therapeutische Wege aus entrückten Welten*. München 1994.
Popul Vuh. Das Buch des Rates. Mythos und Geschichte der Maya. München 1993.
Prekop, Irina: *Der kleine Tyrann. Welchen Halt brauchen Kinder?* München 1992.
Prekop, Irina/Christel Schweizer: *Unruhige Kinder. Ein Ratgeber für beunruhigte Eltern*. München 1994.
Raphael, Ray: *Vom Mannwerden. Übergangsrituale in der Welt der Männer*. München 1993.
Rebillot, Paul/Melissa Kay: *The Call to Adventure. Living the Heros Journey in Daily Life*. San Francisco 1993.
Sheldrake, Rupert: *Das schöpferische Universum*. München 1991.

Sichert, Al: *The Survivor-Personality*. Portland 1993.
Stevenson, Jan: *Reinkarnation. Der Mensch im Wandel von Tod und Wiedergeburt*. Braunschweig 1992.
Wall, Kathleen: *Lights of Passage*. San Francisco 1994.
Wickland, Carl: *Dreißig Jahre unter den Toten*. St. Goar 1989.

Register

Veröffentlichungen von Ruediger Dahlke

Bücher

Dahlke, Ruediger: *Die Leichtigkeit des Schwebens – Beschwingte Wege zur Mitte.* München 2002.

Dahlke, Margit/Dahlke, Ruediger/Zahn, Volker: *Der Weg ins Leben. Schwangerschaft und Geburt aus ganzheitlicher Sicht.* München 2001.

Dahlke, Margit/Dahlke, Ruediger/Zahn, Volker: *Frauen-Heil-Kunde. Be-Deutung und Chancen weiblicher Krankheitsbilder.* München 1999.

Dahlke, Ruediger: *Krankheit als Symbol. Handbuch der Psychosomatik. Symptome, Be-Deutung, Bearbeitung, Einlösung.* München 2000.

Dahlke, Ruediger: *Krankheit als Sprache der Seele. Be-Deutung und Chance der Krankheitsbilder.* München 2000.

Dahlke, Ruediger: *Lebenskrisen als Entwicklungschancen. Zeiten des Umbruchs und ihre Krankheitsbilder,* München 1999.

Dahlke, Ruediger/Preiml, Baldur/Mühlbauer, Franz: *Säulen der Gesundheit. Körperintelligenz durch Bewegung, Ernährung und Entspannung.* München 2000.

Dahlke, Ruediger: *Bewußt Fasten. Ein Wegweiser zu neuen Erfahrungen.* München 1996.

Dahlke, Ruediger: *Der Mensch und die Welt sind eins. Analogien zwischen Mikrokosmos und Makrokosmos,* München 1991.

Dahlke, Ruediger: *Arbeitsbuch zur Mandala-Therapie.* München 1999.

Dahlke, Ruediger: *Gewichtsprobleme. Be-Deutung und Chance von Übergewicht und Untergewicht,* München 2000.

Dahlke, Ruediger: *Herz(ens)probleme. Be-Deutung und Chance von Herz- und Kreislaufsymptomen,* München 1992.

Dahlke, Ruediger: *Mandalas der Welt. Ein Meditations- und Malbuch,* München 1994.

Dahlke, Ruediger: *Reisen nach Innen. Geführte Meditationen auf dem Weg zu sich selbst.* München 1994. (mit zwei Begleitkassetten)

Dahlke – Papus – Paracelsus: *Hermetische Medizin.* AAGW-Verlag H. Frietsch, Sinzheim 1998.

Dahlke, Margit/Dahlke, Ruediger: *Der Meditationsführer.* Darmstadt 1999.

Dahlke, Ruediger/Dahlke, Margit: *Das spirituelle Lesebuch.* München 2000.

Dahlke, Ruediger/Dahlke, Margit: *Die Psychologie des blauen Dunstes. Be-Deutung und Chancen des Rauchens.* München 2000.

Dahlke, Ruediger/Ehrenberger, Doris: *Wege der Reinigung. Entgiften, Entschlacken, Loslassen.* München 2000.

Dahlke, Ruediger/Hößl, Robert: *Verdauungsprobleme. Be-Deutung und Chance von Magen- und Darmsymptomen.* München 1999.

Dahlke, Ruediger/Neumann, Andreas: *Die wunderbare Heilkraft des Atems.* München 2000.

Klein, Nicolaus/Dahlke, Ruediger: *Das senkrechte Weltbild. Symbolisches Denken in astrologischen Urprinzipien.* München 1998.

Vorträge auf Audiokassetten von Ruediger Dahlke

(Bezugsquelle: Carpe Diem, Brucker Allee 14, A-5700 Zell am See
Telefon und Fax +43 (0)65 42 5 52 86

- Der Mensch und die Welt sind eins
- Fragen und Antworten
- Gesunder Egoismus – gesunde Aggression
- Gesundheit in eigener Verantwortung
- Heilung durch Fasten
- Krankheit als Sprache der Seele
- Krankheit als Symbol
- Krankheit als Weg
- Krankheitsbilder der Zeit
- Krankmachende und heilende Rituale
- Lebenskrisen als Entwicklungschancen
- Medizin am Scheideweg
- Medizin der Zukunft
- Möglichkeiten ganzheitlicher Heilung
- Reinkarnationstherapie – Psychotherapie
- Reisen nach Innen – Heilung durch Meditation
- Spirituelle Herausforderung
- Sucht und Suche
- Wege der Reinigung

CDs und Kassetten in der Reihe »Heil-Meditationen«

(Goldmann Arkana Audio im Goldmann Verlag, München)

- Allergien
- Angstfrei leben
- Der Innere Arzt I
- Der Innere Arzt II
- Entgiften – Entschlacken – Loslassen
- Frauenprobleme
- Gewichtsprobleme
- Lebenskrisen als Entwicklungschancen
- Mandalas – Wege zur eigenen Mitte
- Mantras der Welt
- Niederiger Blutdruck
- Partnerbeziehungen
- Schlafprobleme
- Schwangerschaft und Geburt
- Tiefenentspannung
- Tinnitus und Gehörschäden

CDs zum Thema Rituale
(Goldmann Arkana Audio im Goldmann Verlag, München; Musik: Shantiprem)

- Elemente-Rituale
- Heilungs-Rituale

CDs für Kinder
(Goldmann Arkana Audio im Goldmann Verlag, München)

- Ich bin mein Lieblingstier
- Märchenland

Kontaktadressen
Informationen zu Seminaren, Ausbildungen, Psychotherapien

DEUTSCHLAND
Heil-Kunde-Zentrum Johanniskirchen
Margit und Ruediger Dahlke
Schornbach 22, D-84381 Johanniskirchen
Telefon: +49 (0)85 64-819
Fax: +49 (0)85 64-1429
E-Mail: hkz-dahlke@t-online.de
Internet: www.dahlke.at

ÖSTERREICH
Heil-Kunde-Institut Graz
A-8151 Hitzendorf
Telefon: +43 (0)316 719 88 85
Fax: +43 (0)316 719 886
E-Mail: info@dahlke.at
Internet: www.dahlke.at